解決志向アプローチ再入門
臨床現場での効果的な習得法と活用法

テリー・ピショー，イボンヌ・M・ドラン著
三島徳雄訳

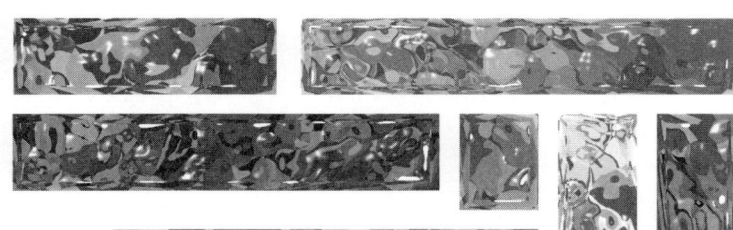

Solution-focused brief therapy :
Its effective use in agency settings

Teri Pichot & Yvonne M. Dolan

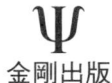
金剛出版

SOLUTION-FOCUSED BRIEF THERAPY
Its Effective Use in Agency Settings
by
Teri Pichot & Yvonne M. Dolan

Copyright © 2003 by The Haworth Press, Inc.
Japanese translation rights arranged with The Haworth Press, Inc.
through Japan UNI Agency, Inc., Tokyo.

日本語版への序

　私の足元で安らかに眠っている2匹のコリー犬の側で，コンピュータの前に座ってこの文章を書きながら，私の仕事が大陸を横断して別の国に伝わるという興奮で私はわくわくしている。とても多くのことが異なる一方で，とても多くのことが同じでもある，ある国。私たちの本が日本語に翻訳されるのは，本当に光栄である。ソリューション・フォーカスト・ブリーフセラピーは，人々をとてもエンパワーするアプローチであり，あらゆる文化において人々の心を動かす。一人ひとりをその人自身の文脈で受け入れるという基本的な教え，つまり，人は誰でも自分自身の答を持っていると信じているということは，文化間の相違やニュアンスの差違を超越している。私が望むのはただ，組織に対するソリューション・フォーカスト・ブリーフセラピーの活用が，インスー・キム・バーグとスティーブ・ディ・シェイザーによるオリジナルの仕事と同様に，文化的にみても重要な価値があると分かることである。読者が本書を読まれるときには，ここで説明されたソリューション・フォーカスト・ブリーフセラピーの活用は，アメリカのいろいろな組織，セラピスト，そしてクライエントが日々直面している制度や慣習そして苦闘を取り扱うために，アメリカ文化の中で発展してきたことを心に留めておいてほしい。その概念や状況の多くは，読者が所属する組織の中で遭遇するものと類似していると確信してはいるが，読者がこれらの概念や考え方を応用して，自分自身の環境にそれらが最もよく適合するように修正することを勧めたい。このように創造的に適応することによって，ソリューション・フォーカスト・ブリーフセラピーは世界中のすべての人々に恩恵を与え続け，私たちはお互いから学びあうことができるのである。

　　　　　　　　　　　　　　　　　　　コロラド州レイクウッドにて
　　　　　　　　　　　　　　　　　　　　　テリー・ピショー

序　文

　本書は，薬物乱用治療の領域に対する重要な貢献である．そして，ひどく苦しんでいるクライエントと協働作業する方法について，伝統的な治療モデルから，より効率的，効果的で，敬意を払うやり方に移行することを熟考している治療プログラムやそのスタッフにとって，特に重要である．

　テリー・ピショーが管理しているのは公的資金によるプログラムで，そこではもっぱら，重篤な診断カテゴリーの疾患や一部の難しい，ときには生命にかかわる問題を持つクライエントのみを扱っている，ということを思い出すのが困難なときがある．テリー・ピショーは驚くべき能力を持っており，それにより，クライエントが初期に示す，多くのカウンセラーの心を遠ざけるような特有の「態度」だけでなく，彼らの問題も見通して，クライエントが自分の生活を軌道に戻すのに役立つ創造性，善意，豊かな資源を明らかにすることができる．クライエントの能力に対する，彼女の楽観的で，希望に満ちた，敬意を示す見方の底には，非常に現実的で実用的かつ強靭なバックボーンがあるが，それは，資金提供元や資格認定団体が説明責任を要求するという現実を処理するために彼女が必要とするものである．彼女は，あらゆる障害を，問題を超えてそれから学ぶための有用な機会に変える方法を知っている．そのようなバックボーン，専門家としての直観，そして英知を身につけるには，長年の人生経験を必要とすると，私はいつも思っていたが，テリーは例外であることを証明してみせた．

　イボンヌ・ドランの優しく，美しく物語を語るスタイルは，もしかするとどこにでもありそうな材料を，魅惑的で生き生きとした物語の本に変えてくれる．いったん読み始めると，私は途中で本をおくことが難しかった．

　この本は，ミラクル・クエスチョン，スケーリング・クエスチョン，コーピング・クエスチョン，例外探しの質問などの，ソリューション・フォーカスト・ブリーフセラピーでなじみの深い道具を含むだけでなく，集団療法セッションの構成方法，スーパービジョンの方法，紹介元との関係作りや共同作業の仕方，さらには問題志向の資格認定団体を満足させるようなセッション記録の書き方に至るまでの，細かい記述をも含んでいる．

　薬物乱用治療プログラムで働く専門家向けに書かれてはいるが，本書は，地域精神保健センター，居住治療プログラム，デイケア施設，学校，社会復帰施設，

その他多くの対人サービス提供者やその機関といった，多くの他のプログラムで仕事をしている人々のための有益な資源でもある。私は，本書をプログラム管理者やコンサルタントにも推薦する。

ウィスコンシン州ミルウォーキー
インスー・キム・バーグ

まえがき

　私（YD）〔訳注：以下ではテリー・ピショーを意味する場合はTPが，イボンヌ・ドランを意味する場合はYDがイニシャルとして使用されている〕はソリューション・フォーカスト・セラピーやエリクソンの催眠療法に関する研修で指導しているので，我々の領域の人々と数多く出会う。私は，1969年から全米中および海外でこのような研修を行ってきた。そして，ここ10年間，仲間が明らかに消耗し，疲労し，燃え尽きているとの説明を，ほとんど決まり文句のように聞かされてきたので，次第に心配になっていた。

　私は読者に保証するが，これらの人々はいわゆるすぐに泣き言を言う人ではなかった。それどころか，彼らの多くは，実際に出会う可能性のある専門家の中では，最も献身的で勤勉な専門家の部類に入る人々だった。しかし多くの場合に，彼らは仕事を辞めることを考えていた。何故なら，彼らが言うには，「私が働いている機関では，今がこれまでで一番，士気が落ちている。何かが変わらなければいけない。さもないと，私はもう続けていくことができない」からだった。

　これを聞くたびに私はいつも，デンバーの私の故郷の近くのある機関のことを必ず思い出した。そこでは，セラピストたちは常にエネルギッシュで創造的であるように思えた。スタッフの離職率はこれまでで最も低く，そして，彼らのクライエントは，薬物やアルコール乱用からの回復において，顕著で永続的な進歩を一貫して示していた。これらのクライエントたちの大部分は，初めは治療に来たいとは思っていない，不本意ながらも裁判所に命令されて来たクライエントだった！　私は，同僚のテリー・ピショーと彼女のチームについて考え続けた。複数の問題を抱えて，裁判所に命令されて来たクライエントを，彼女らが効果的に治療するのを，私はすでに繰り返し何度も観察していた。スタッフはいつも生き生きとして健康に見えたし，チームは高い臨床水準を維持するとともに，多くのユーモアや熱意で特徴づけられる環境をも維持していると評判になっていた。私は，「彼女（TP）はどうやってそれをしているのだろうか？　そして，彼女のチームはどうやってそれをしているのだろうか？」と自問し続けた。この本にはいろいろな意味があるが，中でもとりわけ，この疑問に答えようとする試みである。

　複数の問題を抱え，裁判所から命令されて来たクライエントを，テリーと彼女のチームが来る日も来る日も，地域のサービス機関の環境で治療してきたことか

ら学んできた，解決志向アプローチ活用の非常に実際的な側面の一部について，その接近方法を我々は仲間に提供したいとも思った。もちろん，テリーと私は二人とも，心の奥では，ある意味で反逆者であるという事実もあった。我々は，この仕事を始めた頃に教えられた臨床的なアドバイスの一部について，あえて，疑ってかかってみた。その結果，我々はずいぶん多くのことを学んだ。そして，我々はこれまで学んできたことを他の人々に伝える準備ができた。

　当然，最も難しいケースや状況が，我々を最も鍛えてくれた。そして，この本はそれらを反映している。この本全体を通して，読者がチームの検討会に参加し，さらにときには我々が個人的に真夜中に考え込んでいるところを立ち聞きできるように，読者を我々のオフィスに招待しよう。そして，素晴らしいクライエントたちや同僚たちから我々が学んできた最高のものを，読者と共有しようと思う。

謝　辞

　何よりもまず私（TP）は，この旅路の間に，薬物乱用カウンセリング・プログラム（the Substance Abuse Counseling Program：SACP）のクライエントが我々に教えてくれたことすべてに対して，彼らに感謝したい。変化が持つパワーと，時間をかけて彼らの知恵を聞くために「専門家」の役割を脇に置くことの重要性を，彼らは示してくれた。彼らは我々すべてにとって真の教師である。
　第二に，管理監督者で私の上司のエリース・ルベルとマーク・ジョンソン博士に特に感謝したい。二人の存在と二人の変化を受け入れる態度がなかったなら，ソリューション・フォーカスト・アプローチが，この機関でこれまで行われてきたほどに実践されることはなかったであろう。彼らは間違いなく，私が共に仕事をするという名誉を得た，最も支持的な管理監督者である。彼らは私の考え方を歓迎し，そして，薬物乱用カウンセリング・プログラムにおいて引き起こされた変化を受け入れてきた。彼らは革新を受け入れる一方で，適度に懐疑的でいることで，新しい考え方が間違いなく健全であることを保証するというアートを成し遂げた。この移行に伴う悲しみや喜びを通して，彼らは私のそばにいてくれた。私は，そのことに対して今後もずっと感謝し続けるであろう。
　私は特に，次にあげる私の治療チームに感謝したい。マーク・コウルター，ケイリン・クロウ，ブライアン・ダンカン，ジョナサン・ハイツスミス，カレン・ニールセン，ダーラ・オグレヴィー，メーガン・シェイ，ダイアン・ストラウズ，およびシャーリーン・ウィルソン。チームでともに活動した期間の長短にかかわらず，ソリューション・フォーカスト・セラピーに移行する過程で，誰もがユニークな役割を果たしてきた。このすばらしく有能で献身的なセラピストからなるグループは，私に大変多くのことを教えてくれた！　このアプローチに対する彼らのユーモア，献身，好奇心，そして愛情のおかげで，チームは困難な時期を乗り越えることができた。私はこのすばらしい人々からなるグループとともに時間を過ごし，そして，私は彼らのすべてを愛し，感謝するようになった。さらにメーガンは，（彼女自身が多く仕事を持っていたにも関わらず）数え切れないほど多くの機会に私のそばにいて，私のコンピュータの問題を解決するのを手伝い，私が彼女からいろいろな考えを引き出すことを許してくれた。彼女とケイリン，ジョン，シャール，ダーラは，原稿が確実に理解可能なものとなるために，そし

て，こういったプロジェクトを悩ますことになる多くの誤植を見つけるために，時間をかけて繰り返し原稿の校正をしてくれた。

さらに，次にあげる我々の管理サポートチームに感謝したい。トゥワイラ・ハッスル，リサ・グレイ，ジェニファー・ドゥレイゴー，およびリサ・エマニュエル。締め切りと無数の日常的な仕事に対する彼女たちのサポート，柔軟性，そして援助は，このプログラムの成功にとって測り知れないほど貴重なものであり，このプロジェクトの間に私が精神的に安定した状態を保つ助けになってくれた。

私は，スティーブ・ディ・シェイザーとインスー・キム・バーグに対して特に謝意を表したい。というのも，私の考え方や世界観に対する彼らの広範な影響なくしては，この本が生まれる可能性はなかったと思うからである。彼らは，おそらく，彼らが私の仕事にどれほど強い影響を与えたかに気づいていないであろう。さらに，私の考えに挑戦して吟味するために私の「面倒をみる」（特にチャーリー・ジョンソン）ことをしたり，クライエントと取り組む新しい方法を私に紹介してくれたりした人々に，ありがとうと言いたい。私は一生感謝する。

最後に，私は，薬物乱用カウンセリング・プログラムの顧問委員会のメンバーに対して感謝したい。ルビー・マルティネズ博士，トレイシー・トッド博士，マイケル・フェラガー博士，コニー・ビーラー博士，ドン・エイブラム判事，イボンヌ・ドラン，ジーン・ジュロン，そしてリック・シーハン長官。コロラド州の薬物乱用中のクライエントのために献身的に考え方を提供し指導してくれたことに対して，そして，あらゆる選択肢がクライエントに利用可能であることを保証するために，献身的，自発的に自分の時間を提供してくれたことに対して，本当に感謝したい。

いつものように，私（YD）は，私のすばらしい同僚であり親愛なる友であるインスー・キム・バーグとスティーブ・ディ・シェイザーに対し，彼らのインスピレーション，教え，そしてサポートに感謝している。この本にふさわしい場所を与えてくれたことと，彼の心の寛大さに対して，テリー・トレッパーに強い抱擁を捧げる。ジェファーソン郡のSACPチーム，特にテリー・ピショーに対し，彼女の仕事を観察するという名誉と喜びを与えてくれたことに多大なる感謝の意を表す。このプロジェクトの中で早くからチャーリー・ジョンソンが与えてくれた激励とサポートに感謝する。読者一人ひとりに，心の底から感謝する。

目　　次

日本語版への序 …………………………………………………… 3

序　　文　インスー・キム・バーグ ……………………………… 4

まえがき …………………………………………………………… 6

謝　　辞 …………………………………………………………… 8

序　章　なぜ，機関全体の焦点をソリューション・
**　　　　 フォーカスト・セラピーに変えるのか？** ………… 15

　　　　本書に何を期待するか　20

第1章　解決志向の基本 ……………………………………… 23

　　　　ソリューション・フォーカスト・セラピーの基本　23／ミラクル・クエスチョン　28／例外の質問　29／スケーリング小史　32／スケーリング・クエスチョン　33／違いの質問　36／関係性の質問　39／介入としての賞賛　41／解決志向になることによって得たもの　42／まとめ　43

第2章　個人セッションの流れ ……………………………… 44

　　　　けんか腰のクライエント　44／個人セッションの流れ　45／まとめ　60

第3章　解決志向グループ …………………………………… 61

　　　　クライエントが以前に経験した問題指向グループの影響　61／グループ・セッションの流れ　65／グループでの共同治療の重要性　93／まとめ　93

第4章　たくさんのミラクル：
**　　　　 ミラクル・クエスチョンの適応と応用** ……………… 95

　　　　問題解決の危険に注意せよ　95／ミラクル・クエスチョンの背後にあ

る原則　97／ミラクル・クエスチョンの要素を応用する　101／まとめ　110

第5章　ミラクルを持続させる　111

焦点を変える　112／緊急時用車載工具セット　113／嫌々ながら訪れたクライエントの再発予防　117／いつ緊急時用車載工具セットを使うか　120／まとめ　124

第6章　「こんなのはくだらない，私にこんなことは必要ない，私はここにいたくない」：青年期の人々と協働作業をする　125

逆説的な人々　126／青年期の人々に関する我々の古い前提に挑戦する　128／限界設定と解決志向アプローチ　131／青年期の人々に対する関係性の質問　137／家族と協働作業をする方法としての関係性の質問　140／希望の火を燃え上がらせるためのスケーリングと治療的アナロジー　144／低年齢の子どもたちとの協働作業　145／まとめ　148

第7章　「フランス語」会話術：他機関に対する外交的手腕　150

他の専門家たちとの協働作業　151／解決志向ケース・マネジメント　157／クライエントが成功する潜在的な可能性を示す証拠を確認する　160／解決志向治療計画　165／終　結　169／クライエント記録は解決志向セラピストにどう役立つか　173／監督機関をクライエントとみなす　174／まとめ　179

第8章　解決志向スーパービジョン：一歩後ろから導く　180

なぜ，解決志向スーパービジョンか？　180／解決志向スキルをスーパーバイズの文脈に適応させる　181／解決志向スーパービジョンの実際の構造　186／既存の機関において解決志向スーパービジョンを開始するための原則　191／スタッフをとどまらせる　199／まとめ　200

第9章　チームのミラクルを維持する：我々の解決志向チームからの観察　メーガン・シェイ／ダイアン・ストラウズ／ケイリン・クロウ　202

スーパービジョンの強い影響　203／チームの標準　206／チームの奇跡を維持する　210／まとめ　216

- 第10章 自分の人生と我々の取り組み方を
         変えたクライエントの事例集 ……………………… 217

    静かな造反の事例　217／ジム　219／トレーシー　221／ジュリー
    223／コニー　226／ケリー　228／エレイン　231／まとめ　233

- 終　章　遊牧民の寓話 ……………………………………………… 235

- 付　録　我々の解決志向治療チームから出てきた感想 ………… 240

　訳者あとがき ……………………………………… 248
　文　　献 ………………………………………… 254
　索　　引 ………………………………………… 259

解決志向アプローチ再入門

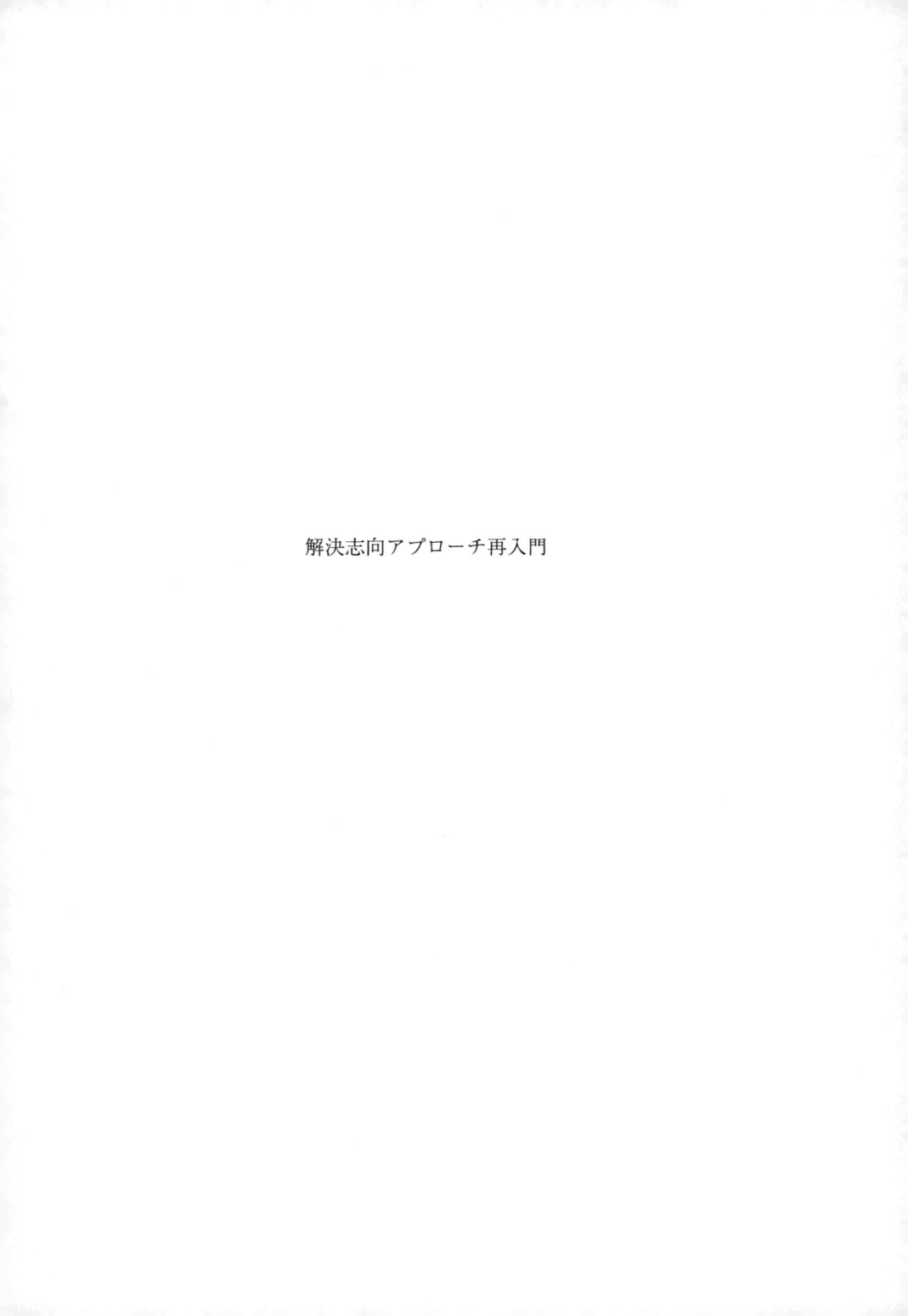

序　章

なぜ，機関全体の焦点をソリューション・フォーカスト・セラピーに変えるのか？

　セラピストとして訓練を受けていたとき，ある教授が私（TP）に，セラピーはアートであり，このアートを媒介するものとしてその概念を使うことができるようになるために，多くの理論を学ぶことになっているのだ，と言った。私は興奮した！　アートと言えば，創造性，目的を伴う自発性という感覚，そして，そのプロセスを楽しむことを暗示していた。人間性の予測不可能性を理論構造と融合するという考えは，まさに私が望んでいたもののようだった。しかし，薬物乱用治療の領域で働きはじめるとすぐに，理論がセラピーのプロセスの推進力ではない場合が多いことを知った。支配的な理論的基礎を持っている機関もいくつかあったが，それでもセラピストは，自分自身の人生で自分にとってうまくいったことをよく利用したし，クライエントの変化を援助しようとして，自分自身の回復の物語を進んで伝えた者も多かった。これが効果的な場合は多かった。しかし，効果的ではない場合もあった。なぜ，ある介入が選ばれたのか，そして望まれた結果は何であったのかを確かめるのは，困難だった。介入の背後にある推論の説明を私が求めると，セラピストは困惑した様子をみせることが多かった。「自分がなぜそれを尋ねたか，わからない。ただ，直感でしょう」とよく言われた。どんな理論を使っているかを尋ねられると，彼らは「折衷主義的」であると主張することが多かった。

　多少落胆したが，私は，これらのセラピストが薬物乱用の評価を完成する様子を観察すれば，評価の仕方や，（薬物使用の中止はもちろんのこと，それ以外の）望む結果が何であったかについて啓発されるであろう，と期待した。残念ながら，そのような洞察は得られなかった。というのは，セラピストの評価が，クライエントが報告した内容や証拠に基づくのではなく，セラピストが持つ前提に基づくことが多いように見えたからである。明確な情報がないときに，セラピストはなぜ，クライエントの行動と意図について最良のことを仮定するのではなく，最悪

のことを仮定するのだろうか，とたびたび不思議に思った。

　ベテランの仲間から学び続けていくうちに，クライエントの問題は何か，そして，クライエントの解決はどうあるべきかについて，クライエントとセラピストの意見が食い違ったときに，両者が主導権争いしているのを知った。同じように多くのセラピストが，クライエントの行動について不満を述べ，クライエントの変化の可能性について希望を失い，そして，薬物乱用の領域の仕事から去っていくのを，私は見た。高率にスタッフが離職し，燃え尽きていくのは予期されていたようで，機関とチームに安定性が欠けるのは当然のことであった。クライエントの成功は，問題を探り出して解決しようとする努力の中で，見過ごされたり，軽視されたりすることが多かった。回復は生涯続くプロセスとみなされ，クライエントが示した小さな変化はとるに足らないことで，長期的な成功の前ぶれにはならないと見られた。セラピストとクライエントの両者が，絶望感により，無力感を味わい，落胆し，打ちのめされているようだった。この領域で誠実に仕事をしてきたセラピストでさえ，「若いうちに他へいきなさい」と警告することが多かった。クライエントの変化に対する私の熱意と信念は，世間知らず——初心者に共通する誤り——と見なされた。

　年月がたちセラピストとして成熟し，経験をつむにつれて，薬物乱用の領域での私の初期の経験は例外ではないことがわかってきた。セラピストであることのアートと達成感を見つけるには，自分で積極的にそれを捜す必要がある，と私は決断した。ドメスティック・バイオレンスを経験しているカップルへのソリューション・フォーカスト・セラピー（solution-focused therapy）（de Shazer, 1985）〔訳注：以下ではSFTと記載〕の適用に関する，物議をかもしていたワークショップに出席したときに，私はSFTに初めて出会った。ワークショップの講師は，安全な家庭を持ちたいという両当事者の希望について語り，暴力問題に集中するあまり，この共通のゴールを専門家がいかに見過ごしてきたかを語った。クライエントが持つ自分の人生への期待にセラピストが焦点を合わせるとき，クライエントの問題は自ら解決することが多いことが説明された。私には，このアプローチは理屈に合うように思われた。そこで，できる限り情報を吸収し，敬意を払ってクライエントと協働作業〔訳注：「治療」を意味するwork withは「協働作業する」と訳す〕する方法を熱心に学んだ。このアプローチのシンプルさと，私が目撃した短時間でのクライエントの驚くべき変化に，私はとても興味を引かれた。私と議論をして，これらの概念についての私の理解に磨きをかけてくれる先輩（メンター）たちが身近にいた。私は熱中した！　薬物乱用カウンセリング・プログラム全体で，クライエントとの協働作

業にこのアプローチを適用したら，このアプローチはどれほど強力だろうか，と私は思い始めた。スタッフとクライエントへの影響は非常に大きいだろう。臨床部門のスーパーバイザーになったときに，私は自分の考えを試してみた――自分のキャリアへのリスクが最小になるように，最初は密かに試して成り行きをみようと思った。成功を積み重ねて自信が増すにつれて，私は，理論と目的に根ざした薬物乱用セラピストの強力なチームを作ろうと決心した。残念ながら，私がそのとき新しく獲得したセラピストのチームは，このビジョンを共有してくれなかった。

　自分の役割はチーム内に好奇心を育むように頑張ることだ，と私は考えた。もし，これらの伝統的な訓練を受けたセラピストたちが好奇心をもつことができたなら，彼らは変化を尊重し，明確な意図を持って介入するようになる可能性があった。私は，彼らの考えを変える唯一の方法は，証拠を示して彼らを教えることだ，と判断した。そこで，私はあらゆることについて質問し始めた。なぜ彼らがその介入を選んだのか，そして，それが有効であるという証拠はどこにあるのかを教えてくれるように，彼らに頼んだ。クライエントに，何が有効で，ある介入がどのように適用されたかを尋ねたとしたら，クライエントは私に何を教えてくれるだろうか？　セラピストたちが疑問を持ち始めるのを見るのは驚きだった。基本的な前提が明らかにされ，検討された。そして，セラピストたちは興奮し始めた。驚くべき旅路が始まった。

　このプロセスが痛みを伴わず，容易であったように聞こえたとしたら，それは私の不注意である。スタッフの何人かは去り，途中で多くの予期しない問題が表面化した。最初の問題は，伝統的な薬物乱用治療法の概念がスタッフの中にいかに深く浸透していたかということだった。ミラーとバーグ（Miller & Berg, 1995）は，「アルコール依存を治療する典型的なカウンセラー……は，全般的に『三つのD』――病気（disease），否認（denial），機能不全（dysfunction）――に限定された情報で攻めたてられる」（p. 12）と述べている。セラピストは，自分が伝統的な介入をついうっかり始めていたことに気づいていないことが多かった。SFTを使うには，その技術を使うための初歩的な理解と能力以上のものが必要である。そのためには基本的な原則を統合することを必要とする。これがなければ，セラピストは，自分が初期に訓練された方法に頼ってしまうことが多い。セラピストは，自分が気づかずに自動的に選んでいる判断，前提，話題に気づくようになる必要があった。SFTの基本的な教えは本当に簡単であるが，このアプローチは，セラピストが心から好奇心を持って，クライエントが自分の人生の専

門家であることを信頼することを必要とする。これを習得するのは大変難しく，すぐに我々の旅路の主要なテーマになった。セラピストが自分の仮定に疑問を持ち，自分の臨床上の判断に説明責任を持ち，そしてクライエントの中にポジティブな結果を認め始めるにつれ，チームが自分たちのものだという感覚とコミットメントが現れた。スタッフの離職と燃え尽きは減り，スタッフのやる気は飛躍的に増大した。

　我々が気づいた第二の問題は，他のセラピストや管理組織は我々のアプローチを受け入れていないということだった。別の専門家で，自分自身は解決志向だと信じているが，実際はこのアプローチの基本原則を忠実に守っていない人々に，我々はたびたび出会った。さまざまな機関が解決志向の発想を要求しようとした。しかし，これらの要求が実は本質的に問題志向であり，クライエントが話し合いたいことは見過ごされているのが多いことに，我々は気づいた。問題志向であり続けることを求める要求のまっただ中で，解決志向アプローチを維持するために我々も苦闘した。例えば，コロラド州のすべての認可機関は，その機関がどのような理論的アプローチを用いようとも，問題志向の観点からクライエントを評価するように要求されている。以下は，各クライエントについて評価しなければならない要素のリストである。

> 　心理学的パターンと身体的，精神的，性的虐待の既往歴を含む家族および社会構造の機能的側面と機能不全的側面；現在の身体的および精神的健康とクライエントと家族の健康に関する既往歴を含む生物学的システム；クライエントと家族のアルコールおよび他の薬物の使用／乱用の既往歴；クライエント，家族，および地域の安全に影響する要因；余暇の活動；教育と職業の履歴；宗教的または精神的生活；法的地位；生活スキル習得；過去の治療経験からの情報；人種と民族的背景，年齢，性，性的嗜好，および言語能力を含む文化的要素；身体的，精神的障害；個人的な強さ；そして治療への動機付け（コロラド州対人サービス部門（Colorado Department of Human Services[CDHS]），1999, p.5）

　クライエントが女性ならば，治療サービスと治療計画において次の問題を確実に具体的に取り扱うように，コロラド州の認可機関は命じられている。すなわち，アルコール／他の薬物の乱用，精神的・身体的・性的虐待，人間関係，精神衛生，そして，子育て（CDHS, 1999）。要求されたこれらの要素の多くが関連していることについては疑問はないが，これらの問題を評価したり，含めたりするのは，

明らかに，クライエント側ではなく専門家側の課題である。どのような問題が重要であるかについてのクライエントの認識を評価したり，クライエントの解決の見方を評価したりするための提言は何もない。これは，我々がコロラド州の認可を維持するためには，問題を評価し続け，それから，さらに解決構築のアプローチを実践しなければならなかった，ということを意味する。

第三の問題は，SFTの微妙な概念，特に機関での我々の仕事において，その概念を説明する助けになる文献がないことであった。アプローチそのものは，シンプルだと説明されてきた（de Shazer, 1938；Berg & Reuss, 1998；Metcalf, 1998）。しかしながら，クライエントとの協働作業にこのアプローチを統合するのは非常に難しい。セラピストは，利用可能な文献を読み，記述された介入を試みたが，予期された結果が得られないことで，落胆することが多かった。彼らは，自分のクライエント集団に対してこのアプローチが有効か，たびたび疑問を持った。文献には，問題志向から解決志向へパラダイム・シフトする中でセラピストが耐え忍ぶことになる個人的苦闘に関する情報が欠けているように思われた。

我々はまた，入手可能な解決志向の文献が問題解決の概念で汚染されていることが多いのにも気づいた。解決志向セラピストは，文献では，問題解決の介入を勧めていると説明されることが多い（Metcalf, 1998；保健福祉省（Department of Health and Human Services [DHHS]），1999）。問題が存在しないところへ到達するためにミラクル・クエスチョンを活用する（de Shazer, 1988, 1994；Berg & Miller, 1992；Berg, 1994；Berg & Reuss, 1998）よりもむしろ，強さと例外を探すことに焦点が合わされている場合が多い（Metcalf, 1997, 1998；Selekman, 1997；DHHS, 1999）。文献の多くは，問題の正面から解決の構築にアプローチしている。これが，SFTと問題解決の違いについて，セラピストをますます混乱させる結果を招いている。

この混乱を軽減するために，我々はウィスコンシン州ミルウォーキーにあるブリーフ・ファミリー・セラピー・センターから出ている訓練用ビデオテープをとても頼りにした。さらに，スティーブ・ディ・シェイザーの著作（de Shazer, 1985, 1988, 1994），インスー・キム・バーグの著作（Berg, 1994）や，インスー・キム・バーグとスコット・ミラーの共著（Berg & Miller, 1992；Miller & Berg, 1995）およびインスー・キム・バーグとノーム・ロイスの共著（Berg & Reuss, 1998）を頼りにした。

最後の問題は，このアプローチについて学べば学ぶほど，さらに多くのことを学ばなくてはいけないという気づきであった。これは，人が簡単に学び，適用し，

そして習得することができるようなアプローチではない。基本的概念を我々のチームのすべての領域に適用しようとすればするほど，そして，より多くの成功例を経験すればするほど，自分自身に対する期待が高くなることに気づいた。このアプローチの可能性と影響力はともに無限であることを知った。そして，我々がSFTを理解するということを，最終目的地としてではなく，旅路として見なすのが最善であるらしいことがわかった。ときどき，このことでイライラすることはあるが，我々の興奮，好奇心，熱意という炎に油が注がれた。このアプローチを適用し，我々の介入のための構造として基本的概念を使うときに，我々は創造的であり，自発的であることができる——これをアートと呼ぶ人がいるかもしれない。こうして，我々は元気づけられ，チームは団結することになった。

　旅路が始まって今や7年間が過ぎたが，読者に対して，我々の物語を読み，我々の挫折と成功から学び，我々が発見した適用方法を実験し，そして，我々の旅路に加わるように招待したい。それは，クライエントの問題を超えた先を見ること，つまりさまざまなミラクルが現実であるところに向かう旅路である。我々の好奇心が読者に伝染し，我々のビジョンが読者の人生に触れることを期待している。読者が目的を伴う自発性の喜び——心理療法というアート——を体験されるように祈っている。

本書に何を期待するか

　本書は，個人，グループ，そして組織の環境において，解決志向（solution-focused：SF）〔訳注：SFは原著に使用されている略語〕アプローチを実践したいと思っている人々（セラピスト，スーパーバイザー，および管理者）に向けた実践的解説書として書かれている。示された例は外来患者対象の治療環境に関するものだが，このアプローチは，複数の問題を持つクライエントを含む，無数の他の治療状況において活用可能である。我々の機関の主要な対象集団は，薬物乱用と苦闘しているクライエントである。しかし，以下の頁で説明される概念と方法は，薬物やアルコールの乱用，保護サービスの問題，または，嫌々やってきたクライエントや法廷の命令で来たクライエントを裁判所の命令により治療する仕事に限られるわけではない。我々の希望は，これらの概念と考え方が，すぐに一般化されて読者が働く機関や環境で使用可能となり，読者が自分の対象集団と協働作業するのに役立つことである。

　以下は本書の各章の概要である。

序章　なぜ，機関全体の焦点をソリューション・フォーカスト・セラピーに変えるのか？

第1章：解決志向の基本
　この章では，解決志向アプローチのための「マスター・レシピ（達人の秘訣）」を提供し，主要な伝統的アプローチと対照的な点に光を当てながら，その基本的な教えをレビューする。サービス機関の環境におけるこのアプローチの実践について，特に考察を加える。

第2章：個人セッションの流れ
　この章では，薬物乱用中のクライエント，裁判所の命令で来たクライエント，その他のクライエントに対して，サービス機関が解決志向アプローチをどのように個別に導入することができるか，そのやり方についての段階的な「流れ」を提供する。腹を立てているクライエントや，嫌々やってきたクライエントの治療についても，特に考察する。

第3章：解決志向グループ
　この章には，我々の機関の薬物乱用治療グループでのSFTの活用方法についての詳細な説明が含まれる。グループ・セッションの段階的な流れが提供され，問題志向のグループ治療アプローチにおいて治療がうまくいかなかった経験を持つクライエントに対する考察も含まれる。

第4章：たくさんのミラクル——ミラクル・クエスチョンの適応と応用
　「解決する必要がある問題ではなく，解決されている問題」に焦点を合わせることが，解決志向アプローチの中核にある。この章では，ミラクル・クエスチョンの背後にある原則を検討し，さらに未来への焦点合わせの応用を提供する。

第5章：ミラクルを持続させる
　この章では，再発予防という問題志向の概念を解決志向の取り組みに統合する方法を示す。ストレスや危機のときに，クライエントが治療効果を維持するのを手助けするための実際的な提案も含む。

第6章：「こんなのはくだらない，私にこんなことは必要ない，私はここにいたくない」——青年期の人々と協働作業する
　この章では，SFアプローチを青春期対象の薬物乱用治療プログラムにおいて効果的に使うことが可能となる方法を示し，このアプローチがこの対象集団に特

によく適合する理由を説明する。青春期クライエントの解決に向かう旅路に我々が一緒に参加したときに学んだ，さまざまな教訓についての考えも含む。

第7章：「フランス語」会話術――他機関に対する外交的手腕
　解決志向セラピストは，問題志向の治療世界の中で効果的なコミュニケーションをとる必要がある。この章では，解決志向モデルに忠実であり続けながら，我々の哲学とは異なる哲学を持つ同僚との間で，敬意を払いつつ協調的にコミュニケーションをとる方法を我々が見つけた様子を説明する。

第8章：解決志向スーパービジョン―― 一歩後ろから導く
　この章では，スーパービジョンに対する，解決志向アプローチでの構造と原則を説明する。

第9章：チームのミラクルを維持する――我々の解決志向チームからの観察
　効果的なチーム環境を作り出し，維持することは，挑戦しがいのあるプロセスかもしれない。多くの機関では，管理監督者はチーム環境をサポートしていると主張している。しかし，それにもかかわらず，機能している関係を損なう可能性がある落とし穴に対して彼らは脆弱である。この章では，効果的なチーム環境を創り出す方法を記述し，落とし穴を避けるための戦略を提供する。

第10章：自分の人生と我々の取り組み方を変えたクライエントの事例集
　クライエントたちは，自分のミラクルを実現するための資源を彼らが持っていることを示してきた。この章は，悩みをかかえたクライエント，腹を立てたクライエント，裁判所の命令で来たクライエントに対する解決志向アプローチの適用について，教訓的であったケースから選ばれた事例集で構成されている。

第1章

解決志向の基本

> 我々は、あるがままに物事を見るのではなく、自分があるように物事を見る。
> アネイス・ニン

ソリューション・フォーカスト・セラピーの基本

この章はSFアプローチの基本的な教えを概観し、それを実践するための「マスター・レシピ（達人の秘訣）」を提供する。このアプローチが他の治療モデルと劇的に異なっている理由やその様子を明らかにするために、より伝統的なアプローチと対照的な点に光を当てる。それから、サービス機関の環境での実践について特に配慮しながら、我々のプログラムの基礎である基本的な解決志向の質問を説明する。

「上等なスープのように」

何年も前に、初めて調理を学んでいたとき、私（YD）は上等なスープを作るための「マスター・レシピ」を扱った本を読んだ。その本は、基本的な調理法と、季節の食材を利用するように工夫された一連の調理法の変法を含んでいた。基本的な調理法で作った後に、私は、慎重にすべての変法を試すことを始めた。うまく行ったり、ときには印象に残る失敗をしたりした後で、ある日私が気づいたのは、原法に忠実でありながらも、手元にたまたまあったものは何でも使いながら、ときには新しい材料を取り入れたりさえして、自分がかなりの期間きちんとしたスープを作ってきたことだった。

以下の著者はこの章の内容に多大な影響を与えた、ここに彼らの功績を記したい。Berg, 1994 ; Berg & Dolan, 2001 ; Berg & Miller, 1992 ; Berg & Reuss, 1998 ; DeJong & Berg, 1998 ; de Shazer, 1985, 1988, 1991, 1994 ; Miller, 1997.

SFの「基本」を学ぶのは，上等なスープを作るためにマスター・レシピを学ぶことに似ている。スープのベースを作り，調味料や他の材料の下ごしらえをしたり，追加したりして，基本原則を一度理解すれば，どんな日でも，その日入手可能なもの次第で多種多様な材料を用いて，同じ一般的な調理法を使うことができる。調理法の基本原則に従っている限り，柔軟で，創造的な方法で調理しても，何とかひどい料理を作らずに済むことができる。出来上がったスープの種類は，料理人の個人的なスタイルと入手可能な材料の種類によって影響されるかもしれないが，その結果は，明らかにスープだとわかる。同様にSFアプローチは，セラピストとクライエントの性格や，治療環境の全体的な雰囲気に依存し，さまざまな環境において違って見えるかもしれないが，その方法は，解決構築という全体的なパターンと原則で首尾一貫している。この章を読み終わるときまでに，読者はSFTの「基本的なレシピ」に精通しているだろう。そして，それから後は，それをクライエント，目標，環境に適合するように調整することができる。

解決志向アプローチを「実践する」ということが本当に意味するのは何か？

長年にわたって我々が出会った人の中には，実際は，伝統的で問題志向（problem-focused）の治療アプローチに，単に一，二の解決志向のテクニックを組み入れているだけなのに，初対面のときに自分はSFTを実践していると言う人が多かった。例えば，最近，私（YD）は町外から来たあるグループの仲間とおしゃべりをしていた。彼女らは私に，治療グループでSFTを使っていると言った。そして，彼女らにとってそれは，非常に伝統的で医学的志向性のある治療プログラムの経験の中ですでにやってきたことと大した違いはないようであった。解決志向アプローチは伝統的なやり方と大変異なるので，私は困惑した。そこで，彼女らの仕事を説明してくれるように頼んだところ，彼女らの説明は明らかに問題志向アプローチであった。彼女らに，そのプログラムで解決志向アプローチを使っている様子を私にわかるように教えてくれるように頼んだ。彼女らはイライラしながら，「サイコエデュケーション，認知療法，行動療法を提供しながら，私たちはすべてのセッションで解決志向の質問（スケーリング）をするのよ」と答えた。

彼女らの返答を読んだ読者は，ひょっとすると「どうしてそれが間違っているの？」と疑問に思うかもしれない。それに対する答は，やり方がやや限定的であることを除けば全く何も間違ってはいない，ということである。確かに，解決志向テクニックを問題指向（problem-oriented）アプローチに組み入れることで，

新しい治療的可能性が結果として生まれるかもしれない。しかし，その影響はたぶん限られたものになるだろう。効果の弱いワクチンのように，それは，本物をただ「水で薄めた」バージョンである。そして，多分，ないよりはましだろうが，適量のものと同様の効果を示すことはないだろう。さらに，弱化ワクチンが原ワクチンの代わりに使われたのでワクチン使用法が不適切である，ということを知らない人々は，「ワクチン志向」療法はあまり効果がないと，誤って思いこむかもしれない！

　SFTが（「正規の強力さ」で使われたときに）提供することができる可能性についてセラピストが知ると，それを自分の仕事に組み入れる程度を探究するという困難な課題を考えなくてはならなくなる。解決志向になることへ向かう旅路の過程で，機関だけでなくセラピストにとっても，三つの明確に区別できる段階があることを我々は発見した。

1．解決志向の介入方法を，問題志向の哲学に組み込む（この段階のセラピストはしばしば，多種多様な理論から選択した介入方法を組み込むが，SFアプローチも単に多くの理論の中の一つである）
2．SFの介入方法と哲学の両方をクライエントとの協働作業に取り入れるが，同僚，日常的な仕事，制度・規則・慣習，そして機関の他の職務におけるやり取りでは，問題志向であり続ける
3．SFの介入方法と哲学の両方を，クライエントとの協働作業だけでなく，日常の個人的な仕事や専門的な仕事にも取り入れる

　我々のチームが学んだように，SFTに関連するテクニックを既存のプログラムに組み込むこと（段階1）は，部分的にこのアプローチに移行することにはなりうるものの，アプローチの治療的利点を最大限に生かす（段階3）程度にまで真に解決志向になるには，大きなパラダイムの転換が必要となる。

　他の機関に専門的助言をする仕事で私（YD）が何度も聞かされたのは，「自分たちのプログラムでこれを実践して初めて，この方法で仕事をすることが，これまでとはどんなに違っているかが，本当にわかりました」ということだった。我々の機関のやり方を伝統的な問題志向の薬物乱用治療モデルから解決志向の治療モデルへと移行する際に，我々が引き起こした変化の巨大さを伝えるために，より伝統的なモデルと一緒にSFアプローチを検討しようと思う。そうすることで，これを使うには，考え方とクライエントとの協働作業のパターンを根本的に切り替えなければならなかった様子が，読者にわかるであろう。

問題の解決（Problem Solving）　対　解決の構築（Solution Building）

ディヤングとバーグ（DeJong & Berg, 1998）によれば，解決の構築に必要な活動と考察のプロセスは，「科学」または「医学」モデルとしても知られている伝統的な問題解決アプローチのそれとは，非常に異なっている。例えば，問題の解決は典型的には次のように進む。問題を確認するために，援助する専門家が情報を集める。多くの場合にこれには，最初にいつ，どこで，どのように問題が起こったかを見つけ出し，問題と関連したすべての症状とその影響の詳細なリストを作ることが含まれる。それから，援助専門家はしばらく時間をかけて，問題の基となる隠された原因（ときには複数）について推測する。別の援助専門家を呼んで，彼らの観察と推測について助言してもらうこともある。最終的に，問題の「本当」の原因であると決定されたものに基づいて，問題を解決するか，関連する症状の強さを弱めることを意図して，ある一連の治療が処方される。

問題の解決とはきわめて対照的に，（SFモデルの中で行われるような）解決の構築の最初の一歩は，治療に来た結果として自分の人生がどのように違ってほしいと思うかを，クライアントに記述するように求めることから始まる。解決の構築は，クライエントの問題が始まるところからではなく，彼らの未来の成功の話の最後のところから始まる。我々は解決を作り出して実施するよりも，問題を取り除くように訓練されてきている場合が多いので，SFの方法で取り組むのは，通常，最初はまったく不慣れなことのように感じられる。したがって，クライエントと同様に臨床家も，行動に向かう持続的なゴールを作り出す仕事が，最初に予期していたよりも難しいと思う場合が多いのは，不思議なことではない。我々のチームが学んだように，解決の構築は，規律と練習を要する他の活動と同様に，後天的に獲得する技術である。

解決の構築の第2段階で援助専門家とクライエントは，たとえきわめてわずかなことでも，第1段階で確認された解決の何かの側面を，クライエントが過去に経験していたり，現在経験していたりする例があるのではと，用心深く観察し続ける。解決の現時点での様相に気づくというこのプロセスは，解決の構築の全ての段階を通して続く。

SFアプローチの第3段階は，クライエントをエンパワーして，まさに希望する結果を，きわめて詳細かつ鮮明に記述させることに強烈に焦点を合わせる点で，伝統的なモデルからよりいっそう離れることになる。これを上手に行えば，クライエントは，希望する結果（解決）を達成した後の生活の様子という直接的な「仮想」体験を直ちに経験することになる。

このアプローチの利点は，クライエントの望むポジティブな結果を（予告編のように）試写することである。ゴールがとても鮮明に詳しく記述されるので，結果がより「リアル」に，そしてそれゆえ，より実現しそうだと感じられはじめる。その結果，クライエントは，望む変化を達成する自分の能力についてより希望を持ちはじめる。また，非常に詳細にゴールを記述することで，それに関連した報酬を前もって味わうことになるので，クライエントはより意欲的になる。クライエントだけでなく援助者にも利点がある。我々はその点を，解決志向の基本から始めることで学んだ。これらの原則は次の通りである。

解決志向の原則
1．壊れていないならば，治すな。
2．何かがうまく行っているならば，もっとそれをせよ。
3．うまく行っていないならば，何か違うことをせよ。
4．小さな歩みの積み重ねが大きな変化につながる。
5．解決は必ずしも直接的に問題と関連するとは限らない。
6．解決を作り出すための言語に必要なものは，問題を記述するために必要なものとは異なる。
7．どんな問題も常に起こっているわけではない。利用可能な例外が常にある。
8．未来は，創り出されるし，努力して変えることもできる。

　本書全体をこれらの原則のニュアンスの説明にあてることもできるが，それはしない。しかし，この章の残りでは最後の原則を特に強調したい。そして，我々は，それがSFアプローチの最も中心にあると信じている。**未来は，創り出されるし，努力して変えることもできる。**

未来への焦点合わせ
　問題が解決されている未来に焦点を合わせることは，SFアプローチの中心にあるとともに，すべての他の解決志向のテクニックの力と有効性に貢献している。SFセラピストはクライエントをエンパワーして，とりわけ，彼らが治療に来ることになった問題から自由になっている，高度に個人的でユニークな望ましい未来の姿を想像し，組み立てさせる。これは典型的には，SFのミラクル・クエスチョンをすることにより達成される。

ミラクル・クエスチョン

ピーター・ディヤングとインスー・キム・バーグ（DeJong & Berg, 1998）は次のような言葉でミラクル・クエスチョンを表現している。

> これから変わった質問をします。今夜あなたが眠っていて、家中寝静まっている間に奇跡が起こったとします。あなたがここにいらしゃることになった問題が解決するという奇跡です。でもあなたは眠っていたので奇跡が起こったことを知りません。そこで明日の朝、目が覚めたときにどんな違いから奇跡が起こって問題が解決したとわかるでしょうか。（pp. 77-78, 邦訳102頁）

1980年代の中頃にミルウォーキーのブリーフ・ファミリー・セラピー・センターでインスー・キム・バーグとスティーブ・ディ・シェイザーにより考案されたミラクル・クエスチョンは（Berg & Dolan, 2001）、クライエントに現在は達成不可能のように見えるかもしれない、未来のある姿を想像することを許し、それを促す。ミラクル・クエスチョンをすることで、クライエントに（そして、セラピストにも！）いつもの思考過程からかけ離れた大きな変化がひき起こされることが多いのは、不思議ではない。答える前に少しの間、自由に考えてもよいとクライエントに感じられるように、セラピストはごく穏やかに思いやりをもって質問をし、その後はここちよい間をとらなければならない。

ミラクル・クエスチョンに答えるようにクライエントを誘うことは、変化が可能であるという希望を強化するだけでなく、その変化による恩恵の予告編をクライエントに提供することにもなるが、その一方で、セラピストとクライエントが合意できる言葉で治療のゴールを定義する手段も提供する。

ミラクル・クエスチョンへのクライエントの答を慎重に聞くことで、しばらくの間セラピストがクライエントの目を通して解決を見ることが可能になり、それにより、治療のゴールが文化的側面に配慮したものとなり、クライエントが進んで応じる可能性が確実に高くなる（というのは、それがクライエントのゴールだからである）。さらに、この技術を使うことで、裁判所に命令されたり、そうでなくても嫌々やって来たりしたクライエントにはおそらく役立たないような、問題解決や専門家中心の介入にセラピストが陥る可能性を減らすことにもなる。ケイドとオハンロン（Cade & O'Hanlon, 1993）が指摘するように、

第1章 解決志向の基本 29

- セラピストがクライエントの懸念や経験を理解し，尊重しているとクライエントが感じるときに，セラピストによって彼らが説得される可能性がより高くなる。
- 説得力のあるセラピストの提案と指示は，クライエントの見方，経験，希望とたいてい一致している。
- クライエントは，自分が生み出した変化や，自分自身のものだと信じている変化へ向かう考え方を実践する可能性が最も高い。

例外の質問

　例外の質問はクライエントをエンパワーして，問題が存在していないときや，あまりひどくないときを認識する力を与える。この質問は，クライエントがそれまで気づかなかったり，忘れていたりしたスキルや資源を掘り起こす場合が多い。例外は「……ゴールと解決の先駆けとなるもの」(de Shazer, 1991, p. 90) と考えられる。例外の質問は，未来への焦点合わせと組み合わされたときにとりわけ強力であるが，それがSFTの顕著な特徴である。このようにすると，セラピストは，クライエントがすでに言及した例外を拡大して目立たせることになる。

　ひとたび例外を確認すれば，例外の影響や，結果として違う行動につながるクライエントの潜在的な知恵を，セラピストが探究することができる。この技術を使う際のセラピストの役割は，クライエントの解決につながる例外があるのではないかと，注意して聴くことである。このアプローチを始めたばかりのセラピストは一般的に，善意から，誰か他人の（例えば，紹介元の）解決が正しいことをクライエントに優しく納得させようとして，例外の発見を使う。残念ながら，これは効果的でない場合が多い。クライエントが自分にとって本当に大切なことに近づくことにつながる例外を発見することが，重要な課題である。このようにして発見されたクライエント主導の例外は，セラピストの質問の方向性の指針となる。次の例は，それを行う様子を示している。

　クライエントは，重度のネグレクトにより自分の子どもたちから引き離された後で，治療のために紹介された。子どもたちが連れ出されたときに，数本の空の酒ビンが家で発見された。

クライエント：俺は治療になんか来る必要はない。ケースワーカーが，俺の飲酒に問題があると思っているのは知っているが，もう2年前にやめた。なぜ彼

女が俺の飲み方が問題だと思っているのか，俺にはわからない。彼女は誰でも疑ってかかるんじゃないのか。

セラピスト：私の聞き間違いかしら？　あなたは2年前にやめたのですか？

クライエント：ああ，たいしたことじゃなかったよ。

セラピスト：なぜやめようと決心したのですか？

クライエント：えーっと，飲酒が手におえなくなっていたんだ。俺はよく酔って家に帰ってきていた。何とかしないと，そのうち飲酒運転で捕まったり，もっとひどいことになったりするんじゃないかと，心配だった。

セラピスト：それでやめたの？　すごい！　とても感心しました！　どうやったのですか？

クライエント：付き合う人間を変えたんだが，それが大きかったね。俺は，昔の友達のボブに連絡したんだ。彼はずっと親友だったけれども，俺が飲んでいたころは彼とはあまり付き合っていなかったんだ。

セラピスト：どんなことから，彼を思い出したのですか？

クライエント：仕事に行く途中で，毎日彼の家の側を車で通るんだ。そして，ある日彼の車があるのに気づいた。彼に会いに行った方がいいかもしれない，と思うようになった。

セラピスト：受話器をとって電話するというのは，普段のあなたとは違うのですか？

クライエント：もちろんだよ！　彼はぎょっとしたよ！

セラピスト：でも，とにかくそうしたんですね！　そうするのが自分にふさわしいことだと，どうやってわかったのですか？

クライエント：俺は自分の生活に飽き飽きしていたんだ。それで，そのチャンスに賭けてみようという気持ちになっていたと思う。

セラピスト：そんなに大変なときに，他にどんなことがわかりましたか？

　このクライエントとのやり取りは，臨床のどのような場面においてもセラピストが選択しなくてはならない，会話の道筋の多様な選択肢を示している。セラピストは，なぜケースワーカーが彼にアルコールの問題があると思ったのか，彼が現在どの程度飲むのか，どんなことから自分の飲酒が手に負えなくなっていたのに気づいたのか，なぜ彼が再び飲み始めたのか，といったことを尋ねようと思えば尋ねることもできたであろう。しかし，これらの道筋を選べば，解決を構築するというより，問題を探究することになったであろう。（彼が飲むのをやめたと

きという）例外を探究する道筋を選ぶことにより，セラピストはクライエントをエンパワーして，彼が使った手段と過去の経験から学んだ教訓を発見させた。もちろん，クライエントの言葉を慎重に傾聴することで，セラピストは例外へ向かうこの道筋を認識し，使うことができたのである。この聴き方の結果として，セラピスト主導ではなく，クライエント主導の道筋を引き出すことになった。

例外は，クライエントの会話の至るところに散在している。それを認識し，それが提供するさまざまな機会を正しく評価するには，熟達の傾聴能力を必要とする。セラピストは問題を評価するように訓練されている。そのため，クライエントが話す小さな変化を聴き取る感度が低い。セラピストがこのような例外を探究する価値をひとたび理解すると，聴き方が変わる。クライエントが言及した例外を拡大して，クライエントがこの変化が起こした様子を質問することは，非常に重要である。というのは，例外が規則的ではない，予測ができないと，クライエントが解釈する場合が多いからである。自分がこのような例外をコントロールしていることをひとたび理解すると，彼らは将来再び，例外を創り出すことができる。スティーブ・ディ・シェイザー（de Shazer, 1991）が次のように述べたとき，彼はこのことについて話したのである。「次のように想定するのが，最も良いように思われる。つまり，このような『不規則』な例外が不規則ではなく，実は，まだ記述されてはいないが，ある文脈やパターンの中に埋め込まれているのである。そして，これがもし記述されれば，例外を予測し，その結果，それを処方することもできるだろう」（p. 88）

変化のプロセスは，よく骨が折れることのように見えるが，例外は，変化が足元にあり現実である可能性があるという，かすかな望みを提供する場合が多い。例外が明るみに出ると，クライエントは希望を得る。というのは，自分の奇跡の一部が今起こっていると彼らにわかり始めるからである。セラピストがクライエントの前に進み出て，明らかになった例外にはクライエントが思っている以上に多くの意味と可能性が含まれることを，無理に彼らに納得させようとしてはならない。

クライエントを傾聴し，これらの例外からどんな違いが生じるかを質問することによって，我々は例外の真の意味を知るのである。正しい解決が存在しているときには，クライエントはきっと例外の中に解決の可能性を見るであろうし，逆に，クライエントたちがそれから立ち去ると決めたならば，それはきっと正しい解決ではなかったのだろう，とセラピストは信じなくてはならない。時々，ある解決がもはや効果的でないからと，以前はうまく行っていた解決をクライエント

が捨てることがある。セラピストは，注意深く傾聴することで，このような例外が自分を奇跡の方へと導くときを，クライエントがどうやって知るかを理解することができる。

例外の探究につながる明確な道筋を，クライエントが常にすぐに自発的に語ってくれるわけではない。このため，自然にスケーリング・クエスチョンを使うことになる。それにより，問題があまりひどくないときや問題がないときを確認するもう一つの機会が提供されることになる。

スケーリング小史

スケーリングはSFTに特有のものとして強調されているが，さまざまなアプローチにおいて長年にわたり広く使われてきた。例えば，ウォルピ（Wolpe, 1969, 1973）などの行動主義者はいわゆるセルフ・アンカー（自己端点：self-anchored）スケールを使い，クライエントが自分の不安のレベルを（100はクライエントがこれまでに経験した中で，または，想像することができる中で最も強い不安と等しく，0は完全に落ち着いた状態に等しいとする）0から100までのスケールで評価するのを援助した。このスケールでは，スケール上の特定の点を明確に定義する具体例により「アンカー・ポイントの決定」がなされる（Coulton & Solomon, 1977）。少なくとも，スケールの開始点と終末点は定義される。クライエントは，スケール上のポイント間の差異は等しいことを理解し，認識しなければならない。このスケールは臨床上の必要性に応じて各クライエント向けに個別化されることが多いので，信頼性のデータは入手不可能である。しかし，このスケールを正しく使えば，高い表面的妥当性（face validity）を持ち，他の方法では評価できない情報を評価することができる（Bloom & Fischer, 1982）。

スケールは，（最高100個までの）いろいろな数のアンカー・ポイントを設定して使われてきた。しかし，臨床スケールの大多数では，より大きなスケールでの点数間の違いを区別することが困難なため，10か，それよりも少ないポイント数が使われる。一般的に，セラピストがスケール上で容易に各アンカー・ポイントを決めることができるように，4または5ポイントのスケールが使われる。このようなスケールでは，数値を省略して，直接的なポイント定義に頼ることがあるかもしれない。セラピストはクライエントに，スケールのどこにいるかを明らかにするように求める。このようなスケールはリッカート・スケール（Smith, 1990）と呼ばれ，気分のような一群の項目を評価するために一般的に使われる。

例えばバーンズ（Burns, 1999, p. 701）はこのタイプのスケーリングを使い，次のような質問により，クライエントが自分自身を評価するのを援助している。

私は自分自身を「怠惰」であるとか，何でも先延ばしにする人であると思っている。
＿＿＿＿＿全く違う＿＿＿＿＿ややそうだ＿＿＿＿＿だいたいそうだ＿＿＿＿＿全くそうだ

　スケールで使うポイント数に関係なく，複数の機会に同じスケールを使い，スケール上でクライエントが識別した変化に注目することにより，クライエントの進歩を測定し，記録することができる。リッカート・スケールは，SFTにおけるスケーリングの使われ方にやや似ているかもしれないが，一番典型的な場合には，SFセラピストは質問形式でスケーリングを使う。

スケーリング・クエスチョン

　解決志向セラピストによる最も一般的な使い方では，スケーリング・クエスチョンは10ポイントのスケール（Miller, 1997）を用い，クライエントが自分の人生のさまざまな側面を評価するように求める。この質問は，クライエントが自分の「奇跡」またはゴールとの関係でどのあたりにいるか，ということに関して貴重な情報を提供する。スケーリングは，クライエントをエンパワーして，例外自体と例外を作り出した方法を自分で探求する絶好の機会を提供する。次の例は，どうやってスケーリングで例外を目立たせる機会を広げることができるか，その様子を示している。

　これは家族セッションからの抜粋である。この家族の息子は暴力的で攻撃的な行動のために家から引き離されていたが，最近，家族は息子を週末に訪問することをはじめた。次のやり取りは，セラピストと息子の間で起こったものである。

セラピスト：それでは，1から10の物差しで（10が，あなたが望む関係をご両親との間で持っている状態とし，1が，これまでで関係が最も悪かった状態だとして），あなたは関係がどのあたりだと思いますか？
クライエント：4ぐらい。
セラピスト：どんなことから，4だとわかるのですか？
クライエント：えーっと，私たちはそれほど怒鳴りあっていません。実際，昨夜は，家族で一緒に揃って夕食を食べました。本当に話したりはしなかったけど，夕食は食べました。

セラピスト：すごい！　あなたたちは一緒に夕食を食べ，怒鳴るのを抑えたのね。どうやって，そうしたのですか？

クライエント：先生と前回話したことについて，考えるようになったんです。あのう，先生が私の奇跡について尋ねたときがありましたよね？　以前は，毎晩，家族で一緒に夕食を食べていました。それで，そうしたらママが喜ぶのではないかと考えたんです。

セラピスト：そうなりましたか？

クライエント：ええ。ママは私がそこにいたのに驚いたと思います。彼女はうれしそうにしていました。

　スケーリングは，他の方法では評価することが難しい概念をセラピストが評価する助けになるので，多くのアプローチで用いられる。例えば，スケールは，内的な考えや感情，そして，その考えと感情の強さを定量化するためによく使われる。伝統的な問題志向アプローチで使われるときは，スケールの最高点は問題が最もひどい状態と結び付けられる。この点で，SFスケーリングは大きく異なる。解決志向セラピストは，問題に対するのではなく，希望するゴールに対するクライエントの関係に焦点を合わせるので，スケールの最高点は常にクライエントが望む結果に結び付けられる。この結果としてクライエントは，自分の症状の程度を測るのではなく，現在の進歩の程度を測ることになる。さらに，解決志向スケールでは一般に10ポイントを使う。これにより，クライエントが小さな変化を認識できる程度に十分大きなポイント数でありながら，彼らがスケール上のポイント間の違いを容易に区別できる程度に十分小さな数であることが可能になる。スケールが高い表面的妥当性を維持することが可能となるように，測定する側面に応じて，セラピストは目的を持ってスケールの開始点と終末点を定義する。

　さらに，自殺リスクやメンタルヘルスに関する他の活動性の症状などの，伝統的に問題志向の領域を評価しなくてはいけないときに，スケーリングは，セラピストを補助する点で貴重である。これらの問題を評価する伝統的な方法では，結果的にクライエントがより問題に焦点を合わせるようになることが多く，効果的な解決志向の取り組みを開始することをさらに難しくする。スケーリングは，クライエントが未来に焦点を合わせ続けることを可能にしながら，これらの伝統的に問題志向である領域を評価するのにきわめて有用である。この方法でスケーリングを使う際は，必要な情報を提供するようにスケールを定義することが重要である。例えば，自殺リスクを評価するときにセラピストは，クライエントが差し

迫った自傷の計画を何か持っているのではないかと，とても心配している。抑うつ的なエピソードを経験しているクライエントは，自分自身を傷つけたいような気がすると報告することがよくある。しかし，これらの感情は差し迫った危険性を示してはいないし，セラピストが保護的行動をとる必要があるわけでもない。したがって，スケールの開始点は，保護的行動が必要か否かを示し，終末点はクライエントの望む目標になるであろう。この結果，スケールは評価的ツールでありながら，治療的介入としても使うことが可能になる。次の例は，現在のクライエントの安全を評価するためにスケーリングを使う方法を説明している。

　この事例は，メンタルヘルスのセラピストにより境界性人格障害と大うつ病性障害があると診断されていたクライエントである。彼女には，自殺念慮と複数回の入院の既往歴がある。

セラピスト：ひどく気分が悪い状態が続いているのに，あなたが約束を守ってお見えになったことに，私はとても感心しています。あなたが本当に自分の人生を変えたいと思っておられるのがよくわかります。

クライエント：うん，そうですね。でも，決してそうならないように思うんです。私には，その価値はないと思います。私の家族には，もっとずっと多くのことがあって当然です。

セラピスト：あなたに大切な質問をさせて下さい。あなたの奇跡の日の様子を私に話してくれたときのことを覚えていますか？　あなたは次のように言われました。自分の気分はもはや問題ではないだろう。自分は幸福で，人生にある普通の浮き沈みを何とかできているだろう。そして，夕日を見るような感じで，日々の物事を楽しむだろうと。間違いありませんか？

クライエント：はい。

セラピスト：では，1から10の物差で（10は，あなたが言ったこの奇跡が実現したこととし，1は，今日自殺しようとしていることとすると），この物差しであなた自身はどの辺にいるでしょうか？

クライエント：5くらい。私は，自分を傷つけるつもりはありません。そうすれば家族にとって，すべてが今以上に悪くなるだけだというのはわかっています。

セラピスト：この物差しで，今までに経験した最も低い状態は，どの辺ですか？

クライエント：1.5くらい。私はそれを考えたけれども，実行はしませんでした。

セラピスト：1.5から5まで上がってくるためにどんなことをしたのですか？

クライエント：あのう，それは5年くらい前でした。まだ息子は生まれていませんでした。私には自殺することが出口のように思えたんです。息子が私の人生を変えました。私は，息子にそんな厳しい試練を経験させることはできません。

　このやり取りで，クライエントの現在の安全レベルを評価するために必要な情報がセラピストにわかる。このやり取りからセラピストに，クライエントには自殺未遂の既往はないけれど，5年前に少なくとも1回は自殺念慮のエピソードがあったことがわかる。また，クライエントが現在は自殺念慮を経験していないこと，そして，自殺が家族に与えるネガティブな影響に彼女は気づいていることがわかる。それからセラピストには，クライエントの息子が彼女の人生における重要な人間であり，その子がポジティブな変化を生み出してほしいと思っていることがわかる。これらの情報は全て，未来に焦点を合わせた状態を続け，クライエントが奇跡との関係でどの辺にいて，今は何が違うかを質問する間に得られた。これにより結果として，自分がどうなりたいかということを比較するためのアセスメント情報を，クライエントは自発的に話している。セラピストが，クライエントの安全を保証するために必要で，問題志向の取り締まり機関からよく要求される評価データを注意深く集めてはいるけれども，クライエントは，自分の人生がどうなってほしいか，そして，変化を実現するために自分が何をしてきたかということに焦点を合わせた状態を続けている。セラピストは必要な情報を得ているし，解決に焦点を合わせることが損なわれてはいない。

　内気で無口なクライエントや，セラピストにどの程度話すかということについて明らかに用心深いクライエントと協働作業をするとき，スケーリングは特別な柔軟性を提供する。セラピストがスケールの開始点の具体的な意味を知る必要はない。クライエントにそれがわかっていさえすればよい。解決志向セラピストは，スケール上のポイントを上方へ移動する動きの細部を目立たせ，拡大する。

違いの質問

　違いの質問は，クライエントの変化の効果や変化の可能性を確認して目立たせ，その結果，提案された変化が確実に，現実的で，実現可能で，やりがいがあるものとなるための「エコロジー・チェック」を提供する。違いの質問はまた，気づきを高めたり，提案されたゴールのおかげだとクライエントが思っている意義を深めたりして，さらに別の変化を引き起こそうという意欲を増大させる。これに

より結果として，変化は可能であり，やりがいがあるものだという大きな希望を生む場合が多い。次の事例の抜粋は，前述の家族セッションにおいてセラピストと息子の間に起こったものであるが，これを説明している。

セラピスト：ちょっと，知りたいのですが。あなたが以前，毎晩一緒に夕食をとるようにしていたとき，そのことでご両親との関係でどんなことが違っていたのですか？

クライエント：あのう，私たちはもっと親しかったようです。私がトラブルに巻き込まれていなかったころに，一緒にいる機会があったためだったと思います。両親が，私の間違った行動のことを夕食中に話そうとしたことは一度もありません。それで，夕食時に集まるのはずっと安全なのです。私たちは，夕食中は決して怒鳴りません。

セラピスト：それでは，怒鳴らずに一緒にあの時間を過ごしたとき，そのことで，ご両親と残りの時間を過ごす上で，どんなことが違ってきたのですか？

クライエント：残りの時間もずっとうまく行くようです。ママが日々のちょっとしたことを知ることができることがママにとってどんなに大切な意味があるのか，私には全然わかっていなかったようですね。私の一日や私の様子についてママが聞いているときには，ママは私をもっと自由にしてくれるように思います。

　違いの質問は，クライエントの中に火をともすために必要な，拡大された状態を提供する。典型的には，クライエントが現在，過去，または将来可能性のある具体的な変化を認識した後で，この質問はなされる。セラピストはそこで，この新しい行動の影響を探究することができる。そのことが，クライエントが変化の長期的な影響を明確にする助けとなるだろう。

　過去の変化の影響を探究する違いの質問は，同様な変化が現在の状況において有益と思われるかどうかを，クライエントが決定するのを援助する点で有益である場合が多い。この種の質問法は結果として，以前は忘れられていたスキルや成功体験を認識させることがよくある。現在の変化を探究する質問は，新しい行動が希望するゴールに自分を導くようなものかどうかを，クライエントが決定するのを援助する点で有益である。可能性のある変化（例えば，奇跡の日に起こる変化や，ひとたび問題が解決された後のこと）を探究する質問は，クライエントの奇跡が，関係する全ての人々にとって長期的で持続する利益を結果的に生み出す様子を明確にする点で役に立つ。次の事例の抜粋は，現在の変化と可能性のある

変化に伴う違いの質問の使用例を示す。セラピストは，コカイン中毒と大うつ病性障害で苦闘してきた失業中のシングル・マザーと話している。

セラピスト：過去1週間に起こした変化の全てについて，話してくれましたね。高卒資格（GED：general equivalency diploma）を取得することについて調べ，子どもの面倒を見てもらうことについてお母さんに話し，そして，可能性のある仕事を探して新聞を読み始めたと言われました。ずいぶんされましたね！ 教えていただきたいのですが，全てのこういった変化で，あなたにとってどんなことが違ってきたのですか。

クライエント：あのー，初めて実現しそうに思えるんです。高卒資格をとって仕事に就けるかもしれないと，実際，私は興奮しているの！

セラピスト：そんなふうに興奮すると，どんなことが違ってきますか？

クライエント：元気が出ます。毎朝，書類が来るのが待ち遠しいの。そうしたら，何が利用できるか知るために，書類に目を通すことができるから。高卒資格のための勉強をする時間と仕事をする時間が持てるように，自分の一日をもっとちゃんと管理するにはどうしなくちゃいけないか，私は考え始めているわ。それには，いくらか努力が必要でしょう。でも，初めて力が湧いてきます。これがうまくいくようにしたいと思っています。

セラピスト：これらの変化で，息子さんにとってどんなことが違ってくるでしょうか？

クライエント：息子には何が起こっているのかわからないと思うわ。でも，私がソファーから立ち上がって，彼を注意深く見守っているのが，息子にはちゃんとわかるのよ。今では，彼はそんなに騒ぎたてません。私が高卒資格を取って働くようになれば，将来，息子にとっても大きな違いが生まれるだろうと思っているわ。

セラピスト：どんなふうに？

クライエント：私が，息子のよい手本になるでしょう。彼に学校を卒業して，大きくなったら自分の家族を養ってほしいと思うの。それから彼に，人はいつでも自分の人生の方向転換をして再出発できることを学んでほしいとも思っているの。

セラピスト：それがわかると，どんなふうにお子さんの役に立つでしょうか？

クライエント：いろんなことで真っ暗闇のように見えるときでさえ，こういったことが，息子が希望を持つ助けになるでしょう。きっと，彼が決してあきら

めないようにしてくれるでしょう。

関係性の質問

　5種類目の介入である関係性の質問の使用により，セラピストは，クライエントがさまざまな見方で希望する解決を見るように援助する。関係性の質問はクライエントに，自分の人生における他の人の想像上の視点から反応するように求め，その結果，クライエントの実生活の細部を引き出す。それは彼らにとって非常に鮮明で，個人的な意味に富んでいる。次の抜粋が示すように，関係性の質問は，自分の周囲の人々に対するクライエントの理解と共感も増大させる。次の事例は，アルコールに関連する再三の告発のために，保護観察官から治療を受けるように紹介された女性である。さらに，彼女の飲酒とその結果として生じる法律上の問題のために，結婚生活は緊張状態にあった。

セラピスト：どうやってあなたのご主人に，夜中に奇跡が起こって，あなたの飲酒問題が解決したことがわかるでしょうか？
クライエント：その日の朝は，私がひどい二日酔いで不機嫌でいるようには，主人には見えないでしょう。
セラピスト：その代わりに，あなたのどのような行動にご主人は気づくでしょうか？
クライエント：私はおしゃべりで，よい気分で，一日を始める準備ができていて……
セラピスト：ご主人は，どのように反応するでしょうか？
クライエント：主人は本当に喜んでいるでしょう。彼は私にキスさえするかもしれません！　かわいそうに，主人は，目が覚めたときに私が不機嫌でいるのに，飽き飽きしているに違いないわ。

　関係性の質問は，自分の目標を達成することが自分の人生における重要な人々に与える影響を，クライエントが評価する援助をする。次のやり取りが示すように，これは普通，クライエントが自分の奇跡に向かって努力し続ける意欲を増大させる。
　次の事例は，自分の息子が身体的虐待により重症の脳障害になった後で，子どもを危険にさらしたことで告発された母親である。虐待されたとき，母親は覚醒剤（メタンフェタミン）の影響下にあり，自分の息子を見知らぬ人のもとに一人

で放置していた。

セラピスト：もし，あなたの息子さんがもっと年長で話すことができるとしたら，私に何を話してくれるだろうか，ということが知りたいのです。ひとたびあなたが奇跡に到達したならば，息子さんにとって何が違ってくるでしょうか？

クライエント：息子は安全で安心しているでしょう。こんなことは二度と起こらないと，彼にわかるでしょう。

セラピスト：どうやって，それが息子さんにわかるのでしょうか？

クライエント：なぜなら，息子の世界で起こっていることに，私がもっとよく気がついているでしょうから。見ず知らずの人に息子の世話をさせるつもりはありませんし，私はもっとそばにいるでしょう。

セラピスト：あなたがもっと気づいていて，彼がもっと安全で安心だと感じているとき，そのことで，現在，そして長期的に見て，息子さんにとってどんなことが違ってくるでしょうか？

クライエント：あまり泣かないでしょうし，ずっと楽しそうで，もっと笑うでしょう。そして，人生において将来必要とする自信を息子は持っているでしょう。

セラピスト：それでは，1から10の物差しで（10が，この奇跡が実現した状態で，1が，今までで最悪の状態だとすると），息子さんに尋ねたら，自分は今どの辺にいると言うでしょうか？

クライエント：6くらい。息子はまだ里親のところにいるので，私がいつもそばにいることはできません。でも，そばにいることができるときには，今までよりも私が注意を払っているのが息子にはわかっていると，私にはわかります。私がそばにいると，あまり泣きませんし，よく微笑みます。私が帰るときになると泣くので，私がいないと息子が寂しがっているのがわかります。以前は，そうではありませんでした。

　自分の子どもから見た将来の見通しについて，クライエントの気づきが高まることで，自分が起こしている変化に対して，より深く，より強く心に訴える意味が与えられる。彼女は，自分自身の変化に対する重要なバロメータとして，子どもの行動を使うことができる。そして，子どもの人生における長期的な恩恵を知ることにより，彼女は，よりよい親としての選択をするように動機づけられる。自分の行動が持つ強い影響力を子どもの目を通して見ることは，治療終結後でさ

え続けることが可能な有意義で有益なスキルである。

　家族システムの中の一人の人間の変化に由来する，対人関係へのこの強い影響力は，SFTのシステム論的な性質の結果である。クライエントの変化は，最初は，変化を求める個人的な探求の結果であるかもしれないけれども，この変化は，家族システムの中の他の人々に対して強い影響を与えずにはおかない。この概念は，スティーブ・ディ・シェイザーの次の記述の基礎となっている。「一人の人間の行動上の小さな変化が，関係するすべての人々の行動に，深遠で広範な違いを生むことができる」(de Shazer, 1985, p. 16)

介入としての賞賛

　正の強化と承認が多くの治療方法を特徴づけているが，これらはSFTのセッションでも絶対に欠かせない部分なので，これらをこの章に含めなければ，我々の怠慢になるだろう。解決志向の賞賛はSFTに特有の使われ方をするが，それは，自分のゴールに向かって取り組む上で有益だとクライエントが認識する行動だけを，セラピストが強化したり承認したりして，クライエント主導の状態を維持するという点である。うまくいっているクライエントの行動ではあるが，クライエントの問題があまりに大きいために，他のやり方では覆い隠されてしまいそうなことに光を当てるために，賞賛は使われる。クライエントの行動で何がうまくいっているか，そして，彼らの問題がどれほど大変かを確認し，承認することで，彼らが変化することに許可が与えられ，彼らが新しい行動方針を計画するのが可能になる，と我々は信じている。それはまた，自分の人生が自分自身や他の人々にとってもより満足なものとなる方法を，彼らが考えることを可能にするようである (Berg & Dolan, 2001)。

　賞賛が成功するための鍵は，セラピストの側の純粋さにある。クライエントを賞賛するときに，ひどく熱狂的である必要はない。実際，彼らの文化的背景や個人的な流儀によっては，これにより不愉快になる人もいるかもしれない。より繊細で，多くの場合により効果的でもある賞賛の方法は，私（YD）がインスー・キム・バーグから何年も前に学んだ2段階「プロセス賞賛」である。それは次のように行う。

1．クライエントが成し遂げたさまざまなことの中の一つに反応する際，肯定的な驚きを表現する。
2．クライエントに，どうやってそれをしたかを尋ねる。

典型的な場合，自分がそれをした様子を説明するプロセスで，クライエントはついうっかりと自分自身を賞賛することになる。そこでセラピストは，さらに賞賛する意味で，クライエントが言ったことを承認しさえすればよいのである。この賞賛の仕方は，通常，セラピストとクライエントの双方にとってより自然に感じられる。そして，実際に細部はクライエントから出てくるので，賞賛が正確で敬意を払われていると理解される可能性も高くなる。

次の例は，資源を確認してクライエントの希望の感覚を強化するために，どのように賞賛を使うことができるかを，説明している。

クライエント：50歳代以上まで生きたかったら，タバコと飲酒をやめなくてはいけないだろう，ということはずっと前からわかっていたわ。飲酒運転のために運転免許証を取り上げられる前でさえ，私にはそれがわかっていたわ（クライエントは再三の「飲酒運転」（DUI：driving under the influence）を犯した罪により逮捕された）。肝臓は悪いし，去年，ガン恐怖になったときに，私はタバコをやめたの。

セラピスト：もう禁煙したのですか？

クライエント：そう。やめてから，今日が13カ月と11日目よ。

セラピスト：それはすごいですね——もう1年以上になりますね！　どうやったんですか？

クライエント：そうねぇ，ただそうすることに決めただけよ。最初の2，3日は，本当に大変だったわ。でも，あのう，そう決心したの。

セラピスト：あなたは決心したのですね，そして，今言われたように，それは本当に大変だったに違いない，特に最初はですね。それでも，あなたは，ただ決めたようにやったのですね。どうやって，自分自身をそうするようにもっていったのですか？

クライエント：そうねぇー，本当にそれは大変だったわ。しかし，私は決心したら，変えないんです。私は結構強い女だと思いますよ，心の底では。

セラピスト：私にもそれがよくわかります。

解決志向になることによって得たもの

我々の機関が経験した解決志向への移行は，その時々で興奮，憤慨，短気，欲求不満，そして結局は，驚きと熱狂によって特徴づけられた。この移行について，我々はあまりにバラ色の絵を描くつもりはない。もし，機関が変化することが簡

単であったならば，この本は必要なかったであろう。また，個人的にもシステム的にも，変化を引き起こすために欠くことのできない貴重な教訓の全てを，我々が学ぶこともなかったであろう。我々が最後にはこのドラマチックな変遷から多くのものを得たが，そうなる前に，そして，その途中で多くの時期に，不安，極度の疲労，そして多大な努力の瞬間を経験した。

　それでは，不安と極度の疲労を価値あるものとした利点は何だったのだろうか？　我々（つまりセラピスト・チームとスーパーバイザーであるTP）が，クライエントの見方について元来訓練されていた病理に焦点を合わせる伝統的オリエンテーションから重点を意図的に離して，よりポジティブで解決志向の見方に移行するにつれて，二つのことが起こった。

1．我々は，クライエントを違った目で見はじめた。我々はこれまでよりも彼らに好感を持ち始め，仕事がずっと楽しくなった。
2．観察して気づいた彼らの変化に，我々は驚いた。少しずつ，ほとんどの「抵抗している」，「やる気のない」，「反抗的な」，そして「腹を立てた」クライエントの多くが，明らかにより協力的で，しばしば全く協同的な態度で反応しはじめた。

まとめ

　SFTはミラクル・クエスチョンとスケーリングを使うことでよく知られているけれども，SFセラピストが未来に焦点を合わせること（解決されている問題に焦点を合わせること）を忠実に守り，それを尊重することが，この二つの介入や他の介入をより効果的で独特のものにしている。

　アプローチの「基本」は，最初は，だまされたように思えるほど簡単に見えるが，効果的にそれらを習得するには，広範囲にわたる練習，規律，そして集中力を必要とする場合が多い。しかしながら，それを実践するセラピスト（そして機関）は，クライエント（そして紹介元）が大切に育ててきた希望と奇跡が実現するのを繰り返し見るという経験によって，十分に報われる。

　第2章では，我々の機関に対する法的な要求事項を処理するために，そして，気が進まずに意気消沈した，裁判所の命令でやって来たクライエントの現実生活のニーズを満たすために，我々自身のSFアプローチの応用法を我々が開発した経緯を説明する。

第2章

個人セッションの流れ

干し草の中にまぎれていても，針を見失うな〔訳注：見つかりそうになくても，希望を失うな〕

テリー・ピショー

　この章では，我々の機関において（その多くが裁判所の命令により来た）薬物を乱用しているクライエントと個別に協働作業するやり方の流れを，一歩一歩段階を追って説明する。同時に，腹を立てているクライエントや嫌々やってきたクライエントとの協働作業に関する考察も含んでいる。

けんか腰のクライエント

　我々に紹介されてくるクライエントには，「けんか腰」でドアから入ってくる者が多い。彼らは，紹介元（例：法廷，親たち）から行くように命じられたことに怒っている。彼らはここに来たくないと思っている。さらに，我々の機関に来るクライエントの大多数は，治療を受けるように紹介元から命じられているにもかかわらず，薬物の問題は自分にはないと信じている。

　新しいクライエントは，初回のセッションで「何もしゃべらないぞ」といった態度で腕を組んで座っているだろう。公然と「制度」を攻撃して，自分が不当に告発されたことをはっきりさせておきたい，と言うクライエントもいる。彼らは，問題志向モデルで言うところの「抵抗するクライエント」である（Rosenthal, 1987；Miller & Rollnick, 1991）。このようなクライエントは過去に警察や社会事業機関の職員から厳しく批判された経験があり，さらに，薬物乱用の結果としていろいろな損失を被っている可能性がある。例えば，我々の機関に紹介されたクライエントの多くは子どもの養育権を失うか，失うリスクを負っている。多くの者は仕事を失うか，結婚生活が破綻するか，親友を失うかしている。彼らは，薬物使用中に運転をしたとの理由で，運転免許証をすでに取り消されているかもし

れない。他の機関での治療経験がある者も多い。我々の機関に来るように彼らが命令されたという事実そのものが，彼らが何らかの個人的自由をすでに失っていることを暗示している。

怒りの向こう側を見る

我々が早くから気づいていたのは，クライエントの怒りの表情を過去に遡って調べ，彼らの敵対的な言葉の内容ではなくその意味に耳を傾けると，絶望が見えることである。ほとんどの場合に，クライエントは人生に打ちのめされていたし，限界点に近づいていて，自分の状況がこれ以上によくなることはないと，あきらめようとしていた。

クライエントをエンパワーして生産的なやり方で再び人生に立ち向かう力を与えるために，何か方法を見つける必要があることはわかっていた。そして，強さと例外を認識することが絶望感を打ち消すのに有効だろうということはわかっていたが，おそらくそれだけでは十分ではないであろうということも，我々にはわかっていた。

SFTのこのような要素が重要であると述べた著者ら（Metcalf, 1998）の意見に我々も賛同はしたものの，もし，我々がクライエントの人生で実際に変化を生み出そうとするならば，もっと多くのものが必要であることを我々は強く信じた。我々のプログラムが成功するためには，治療終結後に，生き甲斐があり，健康で，満足な生活をクライエントが送ることができる必要があるだろう。ほとんどの場合にこのことは，彼らをエンパワーして自分の運命に立ち向かう意欲を再発見させること，つまり，彼らが自分の人生を立て直す強さを何とかして見つけることができるように，彼らにとって本当に大切なことを見つけ出すこと，を意味していた。

これは大変な仕事であった。セラピストが次に何をしていいかわからないときに，このモデルの概略を示し指針として役立つような，個人セッションの基本的な流れが，明らかにセラピストに必要であった。以下は，その流れと我々がそれを使って学んだことである。

個人セッションの流れ

1. 治療がクライエントにとって有益であるために，起こる必要があること（クライエントのゴール）を見つける。

SFTを始めたばかりのセラピストにとって，これは気後れしそうな仕事かも

しれない。命令されてきたクライエントは，最初，何も変わる必要はないと言うことが多い。というのは，自分には治療は必要ないと彼らは信じているからである。ねばり強く，何かが違ってほしいとクライエントが思っていると信じることの重要さを，我々は学んだ。そうでなければ，彼らがわざわざ治療命令に従うようなことはなかっただろう。クライエントにとって有意義なことを発見するために，クライエントによる初期のこのような発言にもかかわらず，穏やかに推し進めていくことが役立つ場合が多い。次の抜粋はこのことを説明している。

　この章の中の抜粋は，コカインの使用継続やコカインに関連した再三の告発，そして，その結果として子どもへのネグレクトと危険な生活環境が生じたことにより，息子を引き離された父親とのセッションからである。ケースワーカーは，子どもの福祉に懸念があることと社会事業機関の要求に従っていないことから，彼の親権は停止されるべきだと勧告している。

セラピスト：それでは，ここに治療に来た結果として，どんなことが違ってくればいいなあと，期待されていますか？

クライエント：何も。これまでと変わる必要は何もない。俺には問題はない。

セラピスト：ふーむ〔心から困惑している調子で言う〕。それでは，あなたはどうしてここに来られたのですか？

クライエント：ケースワーカーによれば，俺はここのクラスを修了しなくてはいけないんだってよ。

セラピスト：あなたがクラスを修了した後で，ケースワーカーがあなたについてどんなことを知れば，このクラスにあなたがわざわざ出席しただけの価値があったと彼女にわかるでしょうか？

クライエント：俺がクラスを終わったってこと。

セラピスト：そのことが，どのように役立つのでしょうか？

クライエント：ええっと，以前にいくつか始めたことがあるんだけど，最後までしなかった。俺がやり終えなかったことをケースワーカーは心配しているんだろう。

セラピスト：そこで，あなたがこれを修了し，やり終えたことがケースワーカーにわかると，どんなことが違ってくるでしょうか？

クライエント：俺が発言通りに実行するだろう，そして，コカインを今後使用しないだろうってことで，ケースワーカーはもっと安心するんだろうね。

セラピスト：そして，ケースワーカーがあなたについてこのことがわかっている

ときには，あなたにとってどんなことが違ってくるでしょうか？
クライエント：俺が本当にいい親で，息子の子育てが薬物で妨げられることはないだろう，ってケースワーカーにわかるだろう。

　彼が「よい親」であるとケースワーカーに証明するのは，このクライエントにとって本当に重要なことである。クライエントは，自分が今でもよい親であると信じているが，過去のコカイン使用歴のために，ケースワーカーは明らかにクライエントを信頼していない。このことがクライエントの問題である。クライエントが最初にした発言にもかかわらず，クライエントは変化を求めるカスタマーである（de Shazer, 1988）と信頼することにより，セラピストは，クライエントにとって重要なことを明らかにすることができるのである。

2．違いの質問か，または，スケーリング・クエスチョンをすることにより，ゴールについてのセラピストの理解が正確であることを確認する。ゴールが不明瞭ならば，第1段階を繰り返す。

　セラピストがこの最初の会話を通して発見したことが，本当にクライエントにとって大変重要なことであるということを，時間をかけて確認することは，見過ごされることの多いステップである。クライエントが違ってほしいと思っているように見えることを自分が発見したことで，善意のセラピストは安心して，変化の旅路でクライエントと自分がずっと並んで歩いているかを確かめようともせずに，性急に前へ進んでいく可能性がある。次の例はこの段階を示している。

セラピスト：それで，ケースワーカーに，あなたがどんなに良い親かが本当にわかり，薬物はもうあなたの人生の一部ではないことが本当にわかったとき，そのことで，あなたにとってどんなことが違ってくるだろうか，ということを知りたいのですが。
クライエント：そのことですべてが変わるだろうよ！　息子を取り戻して，私と息子はこんなばかばかしいことがない生活を送ることができるだろう！
セラピスト：わかりました。それはかなり大切なことのように聞こえます。それでは，1から10の物差しで（10が，ここで取り組んだことで，あなたの時間が有意義なものになるだろうということとし，1がその反対だとすると)，あなた自身はどの辺にいるでしょうか？
クライエント：10！　俺たちがそれを実現できれば，すごいと思うよ。

このスケールでの大きな数が，クライエントが違ってほしいと思っていることをセラピストがきちんと聞くことができたことを示している。低い数は，セラピストが中心となる道筋を外れて「わき道」を通ってきたこと，そして，クライエントが治療から得たいと期待していることをまだ発見していないことを示しているであろう。その場合は，セラピストは第1段階に戻り，治療の結果としてクライエントが違ってほしいと思っていることを探究し続けることになる。

3．ミラクル・クエスチョンをして，奇跡について可能な限り詳しい細部を得る。

前の例においてセラピストが用いる可能性のあるミラクル・クエスチョンの一例は，次の通りである。

> 今晩，あなたが眠っている間に奇跡が起こる，と想像して下さい。その奇跡とは，あなたがよい親であり，薬物はもう過去のものであることを，ともかく今ではケースワーカーが確信しているということです。しかし，あなたもケースワーカーも眠っていたので，お二人ともこの奇跡が起こったことを知りません。ケースワーカーが最初にあなたについて，どんなことに気づいて，この奇跡が起こったことがわかるでしょうか？

クライエントが問題のない生活を説明し，この問題が解決されている場所の詳細を探究するとき，セラピストには彼らの身体的変化がよく見える。クライエントは微笑み，より生き生きしたりリラックスしたりして，視線を合わせることが増え，話し合いが有意義であることを意味する他の非言語的な手がかりを示すことが多い。奇跡の詳細を生き生きと探究することをしなければ，変化の考えはそのパワーを失い，ただの別の会話になる。その結果，情緒的な魅力がなくなり，会話の結果生じる，変化が有意義で可能であるという確信も欠くことになりかねない。

我々の例では，クライエントには最初，自分がやり方を変える必要があることは何も見えていない。彼のゴールは，自分が現在していることにケースワーカーが気づくことであるが，それについて彼は信用されていないと信じている。このため，この例における奇跡の言い回しにケースワーカーを含めている（このことは，クライエントのニーズに合うように調整できる，この質問のもつ非常に大きな柔軟性を示している）。駆け出しのセラピストたちは，このような言い回しで表現されたミラクル・クエスチョンを聞いたときに懸念を表明した。彼らは私

(TP) に，自分がやり方を変える必要があるということをクライエントが理解しないのではないかと心配だ，と言った。彼らは，クライエントが解決を，自分の行動に「責任をとる」こととしてではなく，ケースワーカーが違ってくることとして考えるのではないかと，心配していた。

SFT はシステム論的なアプローチであり，一人の人間による小さな変化がシステム全体の変化を結果として生じるであろう，という確信に根ざしている。したがって，ケースワーカーの中に気づかれる変化から始めることで，セラピストは巧みに，クライエントの中に生じる変化を探究することができる。次の抜粋はこのことを明示している。

クライエント：うゎーっ！　そうなれば奇跡だね！……　ケースワーカーに，俺がクラスに出席して参加していたよ，という先生からの電話があるだろうね。おそらく俺からのメッセージも受け取って，住む家を見つけて，ケースワーカーが俺に要求していたことを全てやるつもりだ，という俺の計画を知ることになるだろうね。

セラピスト：そして，こういった電話があれば，彼女を納得させる上で，どんなふうに違ってくるのでしょうか？

クライエント：えーっと，俺はこれまで少し頭にきていたので，ずーっとやってきたことを全てケースワーカーに見せていたわけではないんだ。

セラピスト：この奇跡の日には，そのことがどんなふうに違っているでしょうか？

クライエント：ケースワーカーは，俺がしていることを全て何でも耳にしているだろうね。奇跡の日には，俺はケースワーカーにわかってほしいと思うだろうね。

セラピスト：ケースワーカーにはどんなことが見えて，自分が聞いていることすべてが本当だとわかるのでしょうか？

クライエント：たぶん，俺の態度が以前とは違うだろうよ。

セラピスト：どのようにして，ケースワーカーにはそれがわかるでしょうか？

クライエント：ああ，彼女にはわかるだろうよ！〔笑いながら〕

セラピスト：どんなふうに？

クライエント：あのう，俺は自分から進んでやっているだろう。どうせする必要があるとわかっていることは全て実行しているだろうし，するように命令されていたからという理由だけで，そういったことを先に延ばすことはしない

だろう。

　セラピストは違いの質問をすることで，起こる可能性がある変化の意味を拡大させることができる。第1章にあるように，この質問は，奇跡の日を探究する際にクライエントを励まして，気づいた変化が生み出す違いを探究させるものであることを思い出してほしい。このことで，以前は問題の大きさで圧倒されるように感じていたクライエントが，大いにやる気を出すようになる場合が多い。スティーブ・ディ・シェイザー（de Shazer, 1988）は「ひとたび何か違うことに気づくと観察者は同じような出来事やパターンを捜すので，それからさらに興奮が高まるのである」と述べている（pp.2-3）。例えば，

セラピスト：この奇跡で，あなたと息子さんにとってどんなことが違ってくるでしょうか？

クライエント：ずいぶん変わるだろう！　俺は，ケースワーカーとけんかするのではなく，仕事を大切にして，息子を取り戻すことに自分のエネルギーを注ぐだろう。たぶん，もっとリラックスしていて，あまりストレスを感じていないんじゃないかな。

4．例外があるのではと耳を傾け，それから，可能な限り詳しくその詳細を知ることで，例外を徹底的に追求する。例外が何も確認されないならば，次の第5段階に進む。

　第4段階での話し合いは，**ほんのわずかでも**奇跡が起こっているときへと進んでいく。小さくてポジティブな行動で，自分が現在実践しているものや，再び始めることがそれほど難しくはないと思われるものをクライエントが発見しはじめるのは，多くの場合，この話し合いを通してである。これらは，問題が存在していないときに彼らがしていると思われるのと同じ行動であり，奇跡の一部が現在起こっていることを示す徴候であることに，彼らは気づきはじめる。

セラピスト：奇跡の際には，あなたは息子さんを取り戻すためにしなくてはいけないことをしているようですね。あなたは，ここのグループに来て，物事に取り組んでいるでしょう。

クライエント：そう。俺は今でもそうしているけどね，ただし，ある態度でね。

セラピスト：それで，奇跡の日には，あなたの態度は違っているだろうと。

クライエント：そう！　今ではもうここではそんな態度を俺は見せていないので，先生には，たぶん，わからないんじゃないかな。最初にやってきたとき，俺がどんなだったか覚えてますか？
〔思い出しながら，二人とも笑う〕
セラピスト：それじゃ，いったいどうやって，それをやめたのですか？
クライエント：うーん，わからないな。ここでされる質問が，今重要なことに俺がちゃんと焦点を合わせるようにしてくれたし，あの態度は俺が欲しいものを得る助けにはならないと思う。
セラピスト：それでは，息子さんを取り戻すことが本当にとても重要なので，あの態度が出ないようにする，ということをどうやって忘れないようにしているのですか？

5．クライエントのゴールに対する，彼らの現在の進歩の程度を明確にするために，スケーリング・クエスチョンをする。

　ひとたびクライエントが，問題がない生活の様子について明確な考えを持ち，この新しい生活が自分や周囲の人々にポジティブで強い影響を与えるだろうという感覚を持つならば，5番目の段階，すなわちスケーリングに進む時期である。セッションの流れのこの部分でのセラピストの役割は，クライエントの奇跡（つまり達成目標）との関係においてクライエントが今いる位置を明確にすることである。これはスケーリングにより行う。次の例は，クライエントと共にこの課題を達成するためにスケーリングを使う様子を示している。

　　それでは，1から10の物差しで（10は，奇跡が実現していることとし，1は，ケースワーカーが全くあなたを信用していないこととすると），ちょうど今は，どこにいますか？

　これはクライエントを奇跡の文脈に置いて，奇跡のうちどの程度が今の彼の現実の一部であるかを明確にするように，クライエントに求めている。これにより，問題が今存在していないとき（例外）や，"ほんの少し"であっても問題を克服することができているときをさがす探索が始まる。これは，問題でひどく消耗した状態か，問題を解決した状態のいずれかしかないという，全か無かの思考様式からクライエントを引き離してくれる。このことは，小さな一歩ずつの歩みが，希望する奇跡に向かう旅路で予想される不可欠の部分であるという状況を作り出す。クライエントは，自分がすでに取り組みの一部をしてきたことに気がつくに

つれて，期待感を表明することが多い。彼らはしばしば，自分が有意義な変化を引き起こしていたのだと初めて明確に理解する。このことが，希望をふくらませ，奇跡に向けて取り組み続けるのに必要な新たなエネルギーを再び供給するのに役立つ。ときには，このスケール上でクライエントが選んだ数を，セラピストが強固なものにすることが役立つ場合がある。これは主に，クライエントが小さな数で落胆していたり，二つの数の間を揺れ動いていたりするように見えるときに行われる。次の例は，セラピストがクライエントの数を強固なものにする課題を達成する方法を示す。

クライエント：おそらく，まあ，4しかないだろうね。ときには5ぐらいかもしれないけど，ちょうど今は4かな。

セラピスト：どんなことから，それが3ではなくて確かに4だとわかるのですか？

クライエント：そうだね，電話しなくちゃいけないときには，電話をかけることができるしね。ケースワーカーに電話をしないでおこうと思えばそうできるときもあるかもしれないけど，俺はそれでもちゃんと電話をするし，やらなくちゃいけないことはするよ。

　スケール上のクライエントの位置を強固なものにすることで，セラピストはクライエントを援助して，自分が何をすることができているので，このスケール上でさらにもっと低い数にならないようにできているかを明らかにした。これにより，スケール上の位置と違いを生んでいる自分の行動が本当にクライエントにわかっている，と明らかにすることで，クライエントはエンパワーされている。

6．前述のスケーリング・クエスチョンに言及して，現在の進歩のレベルまでクライエントが到達し，維持するために，何をしてきたかを見つけ出す。

　クライエントが，ポジティブな変化は偶然に起こったのだという信念に負けてしまうことがある。この信念により何もしない状態に陥りかねない。というのは，クライエントは，成功を創り出した際に自分が果たした役割を認識していないからである。流れのこの部分は，自分が起こした変化をクライエントがどのくらい実際にコントロールできているか，そしてその結果，将来，変化を維持することを自分がどのくらいコントロールできるかを，クライエントが発見する援助をするのに役立つ。これがクライエントの中に達成感を創り出すが，このことは長期的な成功に不可欠である。より伝統的なアプローチでは，この作業は，クライエ

ントが外部から内部へとコントロールの座（Locus of Control）を移行するのを援助すること（Greene & Ephross, 1991）として言及される場合が多い。以下で，これを行う様子を説明する。

セラピスト：4は，かなり高いですね。ほとんど中央ですね。しないで済ませることに決めようと思えばそうできたときに，あなたは電話をしていたということですね。他にどんなことをしてきたので，結果的にケースワーカーがあなたをそんなに信頼することになったのでしょうか？

クライエント：そうだね，このクラスや親業クラスなどのいろいろなクラスに俺が参加してきたことだろうね。

セラピスト：時々まだ例の態度が出てくることがあるにもかかわらず，あなたは参加し続けることができたのですか？

クライエント：そう！　俺はそうするのが大嫌いなんだけど，それが大切だとわかっているから，とにかくこれまでそれを続けてきたんだ。

セラピスト：それが大嫌いなのにもかかわらず，どうやって前に進んでいくことができたのですか？

クライエント：それが俺の息子のためだということを思い出すことによってだね。

セラピスト：それで，そのことがあなたをやる気にさせて，困難なときを切り抜けているのですね。

クライエント：そう。それは本当に役立つんだ。俺があれやこれやしている理由を自分に思い出させるために，息子の写真を持ち歩いているんだよ。そうすりゃ，あまり難しいことだとは思わないね。

7．クライエントの考えでは，彼らの人生における他の人々（保護観察官，ケースワーカー，子どもたち，配偶者かパートナー，ペット，雇用主など）が，前に言及したスケール（第5段階）でどの辺にクライエントがいると評価すると思うかを見つけ出す。

　関係性の質問もこのプロセスにおいて役に立つ。この質問は，重要な人々が自分を今どのくらい信頼しているか，重要な人々にどのくらい信頼してほしいと思っているか，そして，他の人々が自分をもっと信頼する結果になるように，将来，自分がどんなことを違ったやり方でしているであろうか，ということをクライエントが評価する助けとなる。我々はこの部分ではペットも含めている。なぜなら，

ペットについての関係性の質問が，他のやり方では見逃されるかもしれない繊細な観察結果をクライエントから引き出すことが多いからである。

　（我々の説明におけるクライエントのように）クライエントがこの段階で変化のプロセスを始めることがある。自分はすでに必要な変化を起こしたのに紹介元は依然として自分が治療を受けるように要求していると言いながら，彼らは治療にやって来る。その時点でこの取り組みを始めて，紹介元がこの信頼スケールで10であるときに紹介元に何が見えるであろうかを，クライエントが明確にするのを手伝うことが非常に有益であるのに我々は気づいた。これにより，要求されている治療の目的をクライエントが確認することが可能になり，クライエントは紹介元の信頼を増すためにすぐに取り組みはじめる。この同じクライエントが，他の人々の自分に対する信頼を増大させるような変化を自分で作り出すことが個人的に役立った，と報告することがよくある。次の抜粋は，セラピストが関係性の質問を使う様子を説明している。

セラピスト：ケースワーカーの信頼を得ることというこの物差しで，どこにあなたがいるとケースワーカーは言うでしょうか？
クライエント：ケースワーカーは，3だと言うだろうね。
セラピスト：ご自分の親業スキルについてあなたにはわかっているけれども，彼女にはまだ見えていないものは，何でしょうか？
クライエント：昔は毎晩息子に物語を読んでやっていたこと，そして，脅えているときにはそばについていることは，ケースワーカーは知らないだろう。俺は息子を愛しているんだ！
セラピスト：もし，ケースワーカーがあなたのそんな側面を見ることができたとしたら，どんなことが違ってくるでしょうか？
クライエント：たぶんとても違ってくるだろうね。俺の態度のせいで，俺のもっと優しい側面がケースワーカーに見えなくなっているのかもしれないね。

　この時点で違いの質問を関係性の質問と組み合わせると，（現在の，または，将来可能性のある）変化がクライエントの人生における他の人々にもたらすと思われる違いの内容について，クライエントが確認する援助をするのに有益であるかもしれない。例えば，

セラピスト：それでは，ケースワーカーがあなたのそのようなもっと優しい側面を見ることができたとしたら，彼女にとってどんなことが違ってくるでしょ

うか？
クライエント：俺が本当に息子を愛していることと，息子のニーズを他のどんなことよりも優先させることができることが，ケースワーカーにわかるだろう。
セラピスト：そうなると，どんなことが違ってくるでしょうか？
クライエント：それを知ったらケースワーカーは驚くだろうよ。ケースワーカーは俺が怒りっぽい人間だと思っていて，多分，そのことで彼女は心配しているだろうから。

8．第7段階で確認された重要な人々が，第7段階で記述されたレベルにクライエントがいると評価することになったのは，どんなことをクライエントがしているからだと言うだろうとクライエントが思っているかを見つけ出す。

　この段階は，クライエントが他の重要な人々の視点から具体的な行動を認識するのを援助するという点で，重要である。これはクライエントを促して，ポジティブな違いを生むために自分が現在している小さな事柄を認識させる。よくあるのは，問題の大きさとその結果として生じる絶望感のために，クライエントがこれらの努力を見落とすことである。この段階が，問題を総体的な見方の中に位置づけることに役立ち，クライエントに自分が現在行っていることを認識させる。次の対話はこの良い例である。

セラピスト：もしケースワーカーがここにいたならば，あなたを2ではなくて3だと評価するのは，どんなことが今あなたの中に見えるからだと，私に教えてくれると，あなたは思われますか？
クライエント：俺の尿のスクリーニング検査がずっと陰性だった，と言うだろうね。俺が薬を使ってきたことを示す証拠や，彼女が言ったことを俺がしてきたということを示す証拠を，ケースワーカーは何も持っていないんだ。
セラピスト：それで，そういったことで，あなたに対するいくらかの信頼をケースワーカーが持つことになるのですね。
クライエント：そう。そういったことで違ってくると思うよ。

9．第8段階において認識された行動により，どんな違いが生まれていると他の重要な人々が言うだろうとクライエントが考えているか，を彼らに尋ねる。

セラピスト：そういった行動でどんな違いが生まれると，あなたは思われますか？

クライエント：ケースワーカーが，そういう基本的なことさえしないクライエントを受け持っているのは，間違いないだろう。おそらく，俺よりもずっとひどいケースを見たことがあるんだろう。

セラピスト：それで，そういったことがケースワーカーに，あなたの場合は他の事例ほどひどくはないということをわからせるのですね。

クライエント：そう！　こんなことはしたくないと俺ははっきり言ってきたけれども，それでも，俺がこうしてがんばっているので，ケースワーカーはいくらか希望をきっと持つんじゃないかな。

セラピスト：あなたががんばっているのを見ることで，他にどんなことがケースワーカーにわかりますか？

クライエント：息子が俺にとって大切であるということ。やめてしまえば，ずっと簡単だろうと思ったりはするが，息子はとても大切なんで，そんなことはしない。

10. 次のセッションまでに（第5段階の）スケールでクライエントが到達していたいのはどのあたりかを，彼らに尋ねる。引き続いて，クライエントがスケールでこの特定の場所にいることが彼らにどのようにしてわかるか，そのときにはどんなことが違っているだろうか，等を質問する。

　流れのこの部分は，クライエントがスケール上のさらに先の進んだ位置にいるときに，何が違っているだろうかを彼らが認識するのに役立つ。ここが，未熟な解決志向セラピストがいつの間にか問題解決へと陥ってしまうことがよくあるところである。流れのこの部分がトラブル処理に関するものではないことを覚えておくのは重要である。そうではなくて，セラピストは，問題が存在していない場所から質問をし続けなければならない。これによりクライエントは，スケール上でほんの少しだけ上がった場所を想像し，それから再びその場所から後ろ向きに見て，そこでの知恵を発見するように促される。次の例がこれを説明している。

セラピスト：それでは，私たちが次回お会いするとき，奇跡についての物差しであなたはどのあたりにいたいと思いますか？

クライエント：5のあたり。

セラピスト：以前5だったことがあると前に言われましたね。そういったときに

は，どんなことが違っているのに気づきましたか？
クライエント：ケースワーカーが俺にこんなことをさせているのを，ほとんど忘れかけていた時期が何度かあったんだ。俺はそれにはまり込んでいて，そのことがどんなふうに自分と息子の利益になる可能性があるかが，わかっていたように思うね。
セラピスト：こういった時期には，他にどんなことに気づきましたか？

　この流れで会話を続けることにより，クライエントは徐々に，望む数に関連する内容を形作り，そして，関連する行動が自分と周囲の人々の双方にどんな違いを生むであろうかということを確認する。クライエントは，問題を解決するために何を「実行する必要があるか」を理解しようとするのではなくて，（彼らは未来の状態から想像しているので）自分が何を「実行したか」を明確にできる可能性が高くなる場合が多い。セッションごとにこの種の質問をすることにより，クライエントは望むポイントに向かってスケールを上がっていくであろう。クライエントが歩みの速さを決め，そして，観察して気づいた，変化が持つ強い影響力を報告するであろう。関係性の質問をすることにより，彼らの人生に存在する，こういったさまざまの現実を包含する変化をクライエントは生み出すことができるのである。

11．スケーリング・クエスチョンを使って，変化を持続させる自分の能力に対するクライエントの自信の程度を評価する（か，または，クライエントが変化を持続できることへの紹介元からの信頼の程度を評価する）。自信や信頼に関するスケーリング・クエスチョンをこの段階でリストアップしたが，我々は，全治療プロセスのどの段階でも，必要に応じてこの質問を用いる。
　クライエントが第5段階のスケールで自分の「奇跡」に向かって上がっていき，このスケールで大きな数になったら，流れのこの部分に進むときである。これまでの治療が有益であったし，自分のゴールは完了したという感覚をクライエントが持てば，ここでの方法を用いる（流れのこの段階は，第11段階で起こることもあれば，そうでないこともある。というのは，クライエントが，確認されたゴールを完了していなかったり，第5段階で記述されたスケールで高い所にいなかったりした場合は，セラピストはこの段階を省略して，第12段階に進むと思われるからである）。流れのこの部分でのセラピストの仕事は，起こした変化を維

持する自分の能力に対する自信を，クライエントが評価する手助けをすることにある（この段階は，伝統的な薬物乱用の治療環境では，再発予防として言及される）。スケーリングは，この課題を達成する際にも役立つ。次の例は，スケーリングの使い方を説明している。

> 1から10の物差しで（10は，起こした変化を維持することができると，あなたが完全に自信がある状態とし，1は，全く自信がない状態とすると），この物差しであなたはご自分がどのあたりにいると思いますか？

紹介元からの信頼を得ることが自分のゴールであるというクライエントと協働作業をするときは，スケーリング・クエスチョンは次のような言い回しになるだろう。

> 1から10の物差しで（10は，ケースワーカーに見えた変化をあなたが維持するだろうと，ケースワーカーが完全に信頼している状態とし，1は，ケースワーカーが全く信頼していない状態とすると），この物差しでケースワーカーはあなたがどのあたりにいると言うだろうと，思いますか？

セラピストはそれから第10段階と第11段階で説明された手順を使って，このスケール上で数が十分に大きくなるまで，クライエントと協働作業をするであろう。

12. 第1段階から第11段階までの質問に対する反応に基づき，クライエントを促して自分自身に宿題を出すようにさせる。

自分の人生に有意義な変化を引き起こすような何かをすべきである，とクライエントに言いたいという誘惑にかられることがよくある。セラピストとして，これが我々の役割の一部とみなされる場合も多い。残念ながら，我々の善意にもかかわらず，我々が熟慮して与えた宿題にクライエントがいつも同意するとは限らない。ときには，我々の宿題があまりに野心的にすぎることもある。ときには，クライエントの解決についての我々自身の理解や自分がクライエントだったら役立つだろうと思うことにより，宿題の出し方が限定されてしまうこともある。

何がうまくいっているか，彼らが人生にどのように期待しているか，彼らが奇跡のスケールでより高い所にいるのがどのようにして彼らにわかるか，ということを確認するプロセスを通して，クライエントはたいていの場合に，自分の人生で重要な違いを生み出すと思われることを発見する。その歩みが小さいこともあれば，それがかなり大きいこともある。しかし，いずれにしても，歩みの大きさ

は彼らに完全にフィットしている。クライエントが次のセッションまでの間にしたいことを自分で確認するのを我々は傾聴してきたが，我々はクライエントの知恵にいつも驚かされてきた。宿題が，我々が出そうと思っていたことと全く同じである場合もあるが，一方で，クライエントが示す創造性に我々が驚かされる場合もある。クライエントが宿題として自分自身に何を出すかに関わらず，二つの指針を守るべきであろう。

1. 宿題がどんな違いを生み出し，自分のゴールに近づく助けとなるかを説明するように，クライエントは求められる。
2. どんな時点でも，もし，宿題がうまくいかない場合には，クライエントはそれを止めて，何か違うことをするようにする。

これらの指針は，確実に宿題が有意義なものとなるようにクライエントに説明責任をはたさせる一方で，彼らに柔軟性と創造性を与える。さらに，2番目の指針は，クライエントはうまくいっていることに注意を払うこと，そして，ポジティブな変化を創り出すのに必要であれば微調整をしてもよいこと，という無言のメッセージを伝えている。私（TP）のクライエントの一人がかつて私に，この宿題の出し方が，治療において最も多くの違いを生んだ要因であった，と言ったことがある。「何が自分にとって最善であるかを知る能力が私にあると先生が信じてくださったことが，まさに，私が治療に来ることで獲得したかったことでした。そのことが，自分自身を信頼し，自分自身の答を見つけることを，私に教えてくれました」と彼女は述べた。

時々，宿題を自分自身に出すことを快く感じないクライエントに出会ったことがある（これは普通は最初のセッションだけである）。その場合によく，セラピストは，次のセッションまでの間に自分がどんなことをすると，ポジティブな変化を生んだり，状況がより悪くなることを防いだりするかに注目するように，クライエントに求めた。この種の「注目する」宿題を使うことにより，以後のセッションでは自分自身に何を宿題として出せば役立つかを，クライエントは容易に確認することができる。次の抜粋では，クライエントが宿題を出すのをセラピストが援助する様子を説明している。

セラピスト：私たちは今日，たくさんお話をしました。気になっているのですが，あなたの物差しであんなふうに5であるということを考えると，あなたが前回からこのセッションまでの間にしたことで，そうなることに役立った，最

も重要なことは何でしょうか？
クライエント：毎日，目が届くところに俺の息子の写真を飾っておき，俺がこんなことをしている理由に集中して，ボンヤリしないようにしていることだと思うね。
セラピスト：来週お会いして，あなたがどうやってこれを達成したかを私に教えてくれているとしたら，どんな行動が，そんなふうに集中した状態でいるのに役立った，とあなたは言われるでしょうか？
クライエント：俺が出席するように強制されているクラスの全てにおいて，俺と息子に本当に役立つ三つのことを見つけたと言うだろう。出席するように強制されてはいるが，そうやって，俺がクラスから何かを学ぶことができることを忘れないでいるだろう。そうだ。それが，俺がこれからやろうとしていることなんだ。

まとめ

　我々のクライエントの大多数は，他の人々からの要求により我々のところにやって来る。しかし，これらのクライエントでさえも，彼らは何かを望んでいるので，これらの命令に従うのである。彼らもまた，自分の人生がこれまでとは違ってほしいと思っている。治療が成功するためにセラピストは，クライエントにとって重要なことを発見し，問題が存在しない場所を発見する旅路において，彼らと並んで歩かなければならない。この基本的な原則に従うことにより，セラピストは重要なことに焦点を合わせた状態を続け，途中にある数多くの気を散らすような事柄で迷うことなく，旅路において上手にクライエントを導くことができるのである。

　第3章では，我々がこの個人セッション用の流れを拡張して，グループ・セッションでSFTを応用し，グループ・セッションでもたらされるさまざまな声を聞き，活用する方法を説明する。

第3章

解決志向グループ

>　最もシンプルな質問が，最も深遠な質問である。
>
>　　　　　　　　　　　　　　　　　　　　リチャード・バッハ

　この章は，問題指向のグループ治療のアプローチを経験したクライエントに関する考察，我々の機関の薬物乱用の治療グループにおいてSFTを適用する方法の詳細な記述，段階的なグループ・セッションの流れ，そして共同治療のチームを使うという我々の決定についての説明を含んでいる。

クライエントが以前に経験した問題指向グループの影響

　クライエントは，以前に出席したグループでは感情を確認し表現するように求められたので，ここでもそうされるであろうという先入観を持って治療にやって来る。この考えを喜んで受け入れた人がいるかもしれないが，自分の感情を抑えようと決心した人もいる。残念なことに，グループの中で「発散する」ようにクライエントが繰り返し励まされると，ネガティブな文化が標準になることが多い。クライエントは，自分の不平不満やネガティブな感情が他の人と共通していることを頻繁に発見する。これを許すことでセラピストは，「悲劇の個人史を創造する危険を冒す」ことになり，その結果，クライエントの「犠牲者としての地位」を確認することになる（Miller & de Shazer, 1998, p. 370）。

　主流となっている考え方に反して，多くのクライエントはこのカタルシスのプロセスがなくても著しい変化を実際に起こす。ディヤングとバーグ（DeJong & Berg, 1998）は，「クライエントが理解されたと感じたり，進歩したりするために，自分自身の感情（特にいわゆる抑圧された感情）に焦点を合わせ，それを自分のものとするのが常に必要だとは思われない」と述べている（p. 34）。治療前の変化を報告するクライエントの多くは，そのときの自分の現実に飽き飽きした

ときに自分が変化を引き起こしたことを観察している。嫌になったときには，彼らは自発的に自分の焦点を，自分の人生がどうなってほしいか，ということに向けていた。問題は解消されてはいなかったが，それでも彼らは自分の焦点を変えた。この未来への焦点合わせが，変化の分岐点であった。

　SFTはクライエントがこの未来への焦点合わせを獲得するように援助し，その結果，変化のための好機を作り出す。ひとたびクライエントが問題のない生活を想像することができると，自分のそのときの未解決の感情を解消してくれる解決が，彼らに見えてくる。多くの場合に，これらの解決は問題解決アプローチによって示唆されたもの（例えば，儀式，会話で自己主張すること，自己養育的な活動）に似ているが，解決はクライエント主導であり，状況に特異的である。クライエントが自分の人生がどうあってほしいかに焦点を合わせはじめると，長年にわたる怒りや苦痛が解消されることを彼らはよく報告する。この未来への焦点合わせは，感情が自分の人生で不釣合いなほどに大きな場所を占めることを許すのではなく，彼らがこれらの強い感情を総体的な見方の中に位置づけることを可能にする。要するにこれが，グループの中で発散することを，我々が奨励しない理由である。

　セラピストが解決志向アプローチを学ぶにつれて，彼らは時々誤って，この方法では感情を取り扱わないと思い込んだ。私（TP）は，解決志向セラピストは「感情恐怖症」だと誤って評されているのを聞いたことさえある。すべての治療的アプローチと同じように，解決志向セラピストは，あらゆるクライエントとの会話の間に，いろいろな言葉の道筋に直面する。このアプローチの基本的な原則が，セラピストがクライエントとともにどの道筋を選んで探求するかを指し示している。SFTは，解決されている問題に通じる道筋を識別することに焦点を合わせる。この理由のために，クライエントのそのときの感情が希望する解決の一部としてクライエントにより認識されていない限り，解決志向セラピストはその感情を探究することはしない。ディヤングとバーグ（DeJong & Berg, 1998）は，「ネガティブな感情を拡大するのを避ける」ようにセラピストに勧めている（p. 37）。彼らはさらに，「そのような発言が，クライエントの生活で，ポジティブな変化を作り出すのに最も役に立たない側面へと，彼らをさらに追いやる傾向があるのに気づいた」と述べている（p. 37）。解決志向セラピストは，これらの感情に対して疑い深いからではなく，そのような探索が自分の目的に有用ではないから，そのときのつらい感情を探究するのを避けるのである。

　SFTをグループ・ワークに統合する我々の旅路の間にセラピストは，クライ

エントが非常につらい感情を経験しており，セッション中に抑えきれずに泣く場合に，どのように協働作業すればよいか，を知りたいと思った。セラピストは，クライエントのネガティブな感情を拡大したくはなかったし，クライエントの苦痛に鈍感であるように見えるのも望まなかった。しばしば古い教えと格闘し，「クライエントはただ，それを外に出すのが必要なだけだ」とセラピストが言っているのが時々，ふと聞こえてきた。我々はすぐに，彼らがクライエントに発散するのを許したのは，他に何をすればよいかがわからなかったからであったことに気づいた。クライエントの苦痛は，彼らを麻痺させる効果を持っていた。

　こういったときには，クライエントは何かが違ってほしいと思っているから治療に来ているのだ，ということを思い出すのが役立つことに我々は気づいた。一般的に彼らは，自分の感情を表現する場所がないから治療に来るのではなく，むしろ，苦痛が解消される場所に到達する方法はっきりしないから治療に来るのである。セラピストが，苦痛が解消される場所をクライエントが想像するのを援助することの重要性と，その結果として生じる同情心を理解すると，セラピストは，それからは援助者の役割に焦点を合わせ続けることができた。彼らは，クライエントが治療に来て何を獲得しようとしているかを尊重して，それに焦点を合わせ続けながら，クライエントの感情を優しく承認することを学んだ。やがて彼らは，苦痛を，クライエントの対処スキルと資源を探究する機会とみなすことを学んだ。クライエントが自分の感情を過去に遡って，これらの感情が首尾よく彼ら自身に統合された場所へと振り返るように援助することで，クライエントは自分の未解決の感情に対する解決を発見した。

　クライエントは，「問題」について話さなくてはならないこと，そして，問題があると認めるように強いられることを予期しながら治療に来ることが多い。このシナリオはさまざまなメディアに描かれており，（強さに基づくモデルを使う治療法も含めて）過去に受けた治療においてクライエントが経験したものである場合も多い。例えば，強さに基づくグループ・モデルは伝統的に，クライエントの問題を解決するために，クライエントの強さと成功体験の上に築かれるが，（問題を定義し，その問題を解決するために，解決をトラブル処理として行うという）基本的な問題解決原則に強く依存している。こういったグループや他の問題志向グループに出席したことのあるクライエントは，未来に焦点を合わせる立場から問題に取り組むことが生み出す違いに，心地よい驚きをよく感じる。彼らは，問題を認識する段階がまったく省略されることに，当惑することが多い。

　クライエントはよく，「『私はサムです。私はアルコール中毒患者です』と言わ

なくてはいけないのだろうと思っていました」と認める。他にも，薬物を使うのは「悪いこと」だと我々が彼らを納得させようとしないことに驚いている，と書き留める者もいる。これらの内に秘めた予期のために多くのクライエントが，腹を立て，防衛的な態度でグループに来るのである。それにもかかわらず，グループ・セラピーは伝統的に薬物乱用治療に用いられてきたし，これによりクライエントが，必要とする仲間のサポートからだけではなく，臨床的介入からも利益を得ることができる，強力な治療様式であり得るのは疑いの余地がない。我々の挑戦は，クライエントをエンパワーして自分の人生でポジティブな変化を起こさせるようなグループを彼らに提供することであり，必要もないのに憤りと抵抗をクライエントから引き出すことはしない。

　我々の主要な治療様式はグループ・セラピーである。クライエントに個人セッションを提供することも実際にはあるが，これらは主として危機対処，初期の治療ゴールの確立，または，他のケース・マネジメント目的のために使われる。我々が最初にSFTをグループ・セッションに適用しはじめた頃は，チーム・セラピストはやや圧倒された。（グループの話題と直面化を使うこと，解釈を与えること，グループ・メンバーからフィードバックを引き出すこと，感情を探究すること等の）集団構造を提供する，彼らが慣れ親しんでいた伝統的な方法は，SFTの一部ではないのである。

　その代わりに彼らは，クライエントを傾聴して，グループ・セッションでの各クライエントのニーズに対して目的を持って反応する，という挑戦的な課題を突きつけられた。彼らは，同様の状況におかれた全てのクライエントが議論して理解する必要があると専門家が決めていた，あらかじめ決定された話題からなるカリキュラムに頼ることはできなかった。各クライエントは，有意義で各個人に特有のゴール，欲望，ニーズを持っているものとみなされた。また，セラピストは，グループの他のメンバーからのフィードバックに頼ることもできなかった。というのは，グループは世界の縮図であり，そこでクライエントが人生の問題を通して取り組むことになる，という概念を我々は今や捨てたからである。我々はさらに，治療グループは，確認された問題に集中したり，洞察を深めたり，意識されていない要因を目標にしたりする必要がある（Corey & Corey, 1987；Brown, 1991）という一般的な観念を捨てた。

　我々が仮定したのは，最も重要な作業はクライエントがセッション外で行う取り組みであり，グループの役割は，グループ・メンバーが自分の人生がどうあってほしいかを探究することができる安全な環境を提供すること，であった。我々

がセラピストの主要な仕事として決めたのは，安全な環境を維持すること，問題のない人生はどのようなものであり，そこへ到達するのにはどんな段階が必要かをクライエントが確認する助けになるような質問をすること，そして，それからクライエントをエンパワーして，この想像上の人生に近づくことが現実となるのに必要な歩みを進めるようにさせることであった。我々は，これを取り扱うために，実用的なグループの形式的な流れをデザインする計画に着手したが，その結果，次のようなものが得られた。

グループ・セッションの流れ

1. 導入の質問をする。グループ・メンバーを促して，自分の名前を言い，導入の質問に答えるようにさせる。
2. グループ・リーダーは，声には出さずに，グループの答から共通するテーマを認識し，共通テーマの全てを含むより幅広いテーマを見つける。これは，何がクライエント全員にとって重要であるかをセラピストが聞きとる助けとなる質問を，声には出さずに，セラピストが自問することを通して行われる。
3. グループ・リーダーは，グループ・メンバーの応答の間にある類似性を（声に出して）繰り返しながら，すべてが含まれるようになるまで，共通のテーマを要約する。それから，幅広い包括的なテーマを一つ提案する。
4. グループ・リーダーは，取り組む必要がある別の（緊急の）問題がない限り，第3段階で確認されたテーマをグループで取り扱うために，グループからの許可を求める。
5. 第3段階で確認されたテーマに基づいて，ミラクル・クエスチョン（または同様の未来指向の質問）をする。
6. ミラクル・クエスチョン（または，第5段階で尋ねられた同様の質問）について，可能な限り詳しい細部を得る。
7. 例外があるのではと耳を傾け，それから，可能な限り詳しくその詳細を知ることで，例外を徹底的に追求する。例外が何も確認されないならば，次の段階に進む。
8. クライエントのゴールに対する，彼らの現在の進歩の程度を明確にするために，スケーリング・クエスチョンをする。
9. 前述のスケーリング・クエスチョンに言及して，現在の進歩のレベルまでクライエントが到達し，維持するために，何をしてきたかを見つけ出す。

10. クライエントの考えでは，彼らの人生における他の人々（保護観察官，ケースワーカー，子どもたち，配偶者かパートナー，ペット，雇用主など）が，前に言及したスケール（第8段階）でどの辺にクライエントがいると評価すると思うか，そして，自分が何をしているのでそのような評価を引き出すことになると思うかを見つけ出す。
11. グループ・メンバーに，自分の奇跡に向かって取り組む場合に，グループ・テーマについてのこの（第1段階から第10段階までの）話し合いがどんな役割を果たすかを尋ねる。（奇跡に近づくのに，この話し合いがどのように役立っていたか？）
12. クライエントを促して，1から11までの質問への自分たちの応答に基づいて，宿題を自分自身に出すようにさせる。
13. グループ・メンバーにフィードバックを与える。

以下は，これらの段階のそれぞれについての詳細な記述である。

1．導入の質問をする。グループ・メンバーを促して，自分の名前を言い，導入の質問に答えるようにさせる。

グループの流れの最初の部分は導入の質問をすることであるが，そのことが，クライエントの考えを未来への焦点合わせに向け，グループの焦点は「問題」以外のものにあることを示し，そして，クライエント間に快適さと親しみの感覚を作り出すのに役立つ。セラピストは，座席順にクライエントが自分の名前を言ってから質問に答えるように求めてもよいし，全員が質問に答えて自己紹介をし終わるまでの間に，座席には関係なくクライエントが楽に感じるときに答えるのを許すようにしてもよい。導入の質問の例は次の通りである。

- 「前回ここに来てから今日までの間に皆さんがしたことで，ご自分のゴールに近づくのに役立ったことを一つあげると，それは何でしょうか？」
- 「皆さんのご家族に尋ねたら，皆さんが持っている最も重要な資質は何であると，私に教えてくれるでしょうか？」
- 「皆さんの人生において最も重要な人は誰ですか？ そして，その理由は？」
- 「皆さんが最も高く評価している人は誰ですか？ そして，その理由は？」
- 「現在，皆さんが持ってない資質を一つ持つことができるとしたら，それは

何でしょうか？」
- 「皆さんが人生で成し遂げたことで，これまでで最も重要なことは何でしょうか？」
- 「ご自分について，他の誰も知らないことで，皆さんが誇りにしていることを一つあげると，それは何でしょうか？」

　この種の導入の質問は，グループ・メンバーにとって重要なことに入っていく窓口を提供する。セラピストの役割は，慎重にグループ・メンバーそれぞれの答に耳を傾け，各人がその日最も重要だと言うことのリストを頭の中で作ることである。その一方で，後ほど再び触れる必要のある個人，または，グループの問題を確認する。この短い導入期間の間に，重要な個人的問題は何でも確実に言及するクライエントの能力に，我々はこれまで驚かされてきた。クライエントは，グループ・セッション中に取り扱う必要がある危機や個人的問題は何でも，それをセラピストに知らせるような直接的な説明をする場合が多い。クライエントが実際にこれらの差し迫った問題に言及するときには，セラピストは，簡単な自己紹介という形式から外れないようにしながらも，その問題の重要性を承認する。以下でこの点を説明する。

　サラは，メタンフェタミン，コカイン，そしてマリファナを大量に使用したとの理由で，社会事業機関からの強い要求を受けて治療にやってきた。薬物使用の結果として，子どもに対するネグレクトととりまく環境の安全性についての懸念が生じていた。彼女はすでにいろいろな機会に治療を受けていたが，依然として，生活上の問題が起こったときにはいつも薬物使用に戻っていた。

セラピスト：サラ，あなたはどうですか？　前回ここに来たときからこれまでにあなたがされたことで，自分が行きたいと望んでいるところに近づくのに役立ったことを一つあげると，それは何でしょうか？
サラ：あのう，それを言うのはむずかしいです。私のお祖母さんがこの間の日曜日に亡くなりました。それで，計画通りに実行するがむずかしくなったんです。
セラピスト：それは，大変お気の毒に思います。亡くなられたことに何とか対処するために，どんなことをされたのですか？
サラ：家族のそばにいて，忙しくしているようにしました。そのことは，たいへん役に立ったみたいです。私には本当にいい家族がいるんです。本当に大変

な週だったわ。
セラピスト：あなたは，この状況を切り抜けるためにする必要があることを，しっかりと実行されたように聞こえます。一通り皆さんのお話を聞き終わったら，このことに戻りましょう。それでよろしいですか？
サラ：ええ。それでいいです。

　この例ではセラピストは，サラにとって最も重要であったのは祖母を失うというこの危機を切り抜けることであった，ということを覚えておいた。さらにセラピストは，サラが確実に必要なサービスとサポートが得られるように，（個人セッションかグループ・セッションのいずれかで）この喪失体験について後で再び触れるようにすることを心に留めた。この精神的な作業を終了するとセラピストは，グループ・セッション中にグループ・メンバーが問題を話し始めても，グループの焦点は「問題」以外のことにあることを，グループとサラに示すためにフォローアップの質問をした。このフォローアップの質問がさらにサラを促して危機を越えた先を見させて，その質問がなければ見過ごされたかもしれない自分の現在の対処スキルを探究させた。未来への焦点合わせを優しく維持しながら，共感と純粋な関心を示すセラピストの能力は，グループの成功に不可欠である。このスキルなしでは，グループ・メンバーは自分のことを割引いて受け止められたと感じ，自分の問題はここでは受け入れられる話題ではないと思うかもしれない。こうなると結果的に，不満を持つグループ・メンバーからなる表面的なグループになってしまうであろう。

　各グループ・メンバーにとって重要なことに注意して耳を傾け，明確化や必要な集団構造の提供のために必要となる追加の質問のみを尋ねることにより，導入期間を短いながらも有意義な状態に保つことができる。セラピストは，各人の応答に焦点を合わせることが可能であり，それから，個人的なクライエントの問題に再び戻ってきて，クライエントが言及するテーマを確認することができる。セラピストが本題から脱線するような会話を許したり，グループのこの初期段階で個人的な問題を取り扱いはじめたりすると，このプロセスは非常に困難なものとなる。

　我々はまた，セラピストが集団構造を忠実に守り，グループ・セッションの作業段階まで個人的な問題をとっておくようにクライエントを方向づければ，グループでの規範（約束事）に関連する問題（Brown, 1991）が減ることに気づいている。ただしこれは，セラピストがこれらの問題を覚えていて，約束通りに後で

再び戻ってきてその後の対処を行う場合に限り，有効である。解決志向セラピストは，グループの規範を設定し，守らせるといった基本的なグループ・スキルを捨てはしない。グループは開放型であり，それに応じてグループ力学は変動する。しかし，セラピストがクライエントを傾聴することや，彼らにとって重要なことを知ることに本当に興味をもっていることがクライエントにわかると，グループに関連した伝統的な問題の多くは存在しなくなる。

2．**グループ・リーダーは，声には出さずに，グループの答から共通するテーマを認識し，共通テーマの全てを含むより幅広いテーマを見つける。これは，何がクライエント全員にとって重要であるかをセラピストが聞きとる助けとなる質問を，声には出さずに，セラピストが自問することを通して行われる。**

　クライエントが導入の質問に答えるときにセラピストは，その日，各クライエントにとって何が重要であるかが聞きとれるように，注意深く耳を傾けている。何が一人ひとりにとって重要であるかを聞くこのプロセスを通して，グループのテーマが浮かび上がってくる。その「テーマ」は，グループに参加しているクライエント全員が自分にとって大切だと言っている，非常に幅広い内容からなる領域として理解するのが最もよい。クライエントは一人ひとり異なっており，彼らの生活も日々異なっていることから，テーマは常に各グループに特有のものになるであろう。各グループ・メンバーの話を傾聴しながら，次の質問をセラピストが自問自答してみると有益である。

- このクライエントは私に，今日は何が一番重要なことだと言っているのだろうか？
- このクライエントにとって本当に重要なことと今の答がどのように関連しているかを，私は本当に理解しているだろうか？（もしそうでなければ，明確化する質問が必要である）
- このクライエントや他のクライエントたちとの直前の会話に基づいて，本当に重要なことを自分は理解していると，私は思いこんでいるのだろうか？それとも，クライエントが本当に私にそう言ったのだろうか？（もし，あなたが思いこんでいるのなら，クライエントにそれを確かめて下さい）
- このクライエントにとって一番重要なことと，その前に他のクライエントたちが自分にとって一番重要だと言及したことの間に，どんな類似点が存在し

ているのだろうか？
- このクライエントが違ってほしいと思っていることについて，このことが私に何を教えてくれるだろうか？
- 言葉の背後にある意味は何だろうか？（クライエントが使っている形容詞が，言葉の背後にある感情や意味を理解する手掛かりを与えてくれるだろうか？）

次の抜粋がこのプロセスを説明している。
　ジョーは，メタンフェタミンの実験室が自分の家で発見され，それに伴う危険性により子どもたちが引き離された後で，治療のために紹介された。ジョーには長期間のコカイン使用歴もあった。

セラピスト：ジョー，前回ここに来たときからこれまでにあなたがされたことで，自分が行きたいと望んでいるところに近づくのに役立ったことを一つあげると，それは何でしょうか？

ジョー：私は，いろんなクラスに出席してきたし，ケースワーカーが自分に要求していることをやってきた。仕事も探した。

セラピスト：それでそういったことが，自分が行きたいと望んでいるところに近づくのに，どのように役立っているのでしょうか？

ジョー：そうしたら，子どもたちは家に戻ってくるし，このめちゃくちゃな状態を全て過去のことにすることができる。

セラピスト：（心の中で：自分がする必要があることを実行する一方で，ジョーにとって一番重要なことは，社会事業機関とのこの危機的状況を切り抜けて，自分の子どもたちが家に戻れるようにすることである）

セラピスト：サラ，あなたはどうですか？　前回ここに来たときからこれまでにあなたがされたことで，自分が行きたいと望んでいるところに近づくのに役立ったことを一つあげると，それは何でしょうか？

サラ：あのう，それを言うのはむずかしいです。私のお祖母さんがこの間の日曜日に亡くなりました。それで，計画通りに実行するがむずかしくなったんです。

セラピスト：それは，大変お気の毒に思います。亡くなられたことに何とか対処するために，どんなことをされたのですか？

サラ：家族のそばにいて，忙しくしているようにしました。そのことは，たいへ

ん役に立ったみたいです。私には本当にいい家族がいるんです。本当に大変な週だったわ。

セラピスト：あなたは，この状況を切り抜けるためにする必要があることを，しっかりと実行されたように聞こえます。一通り皆さんのお話を聞き終わったら，このことに戻りましょう。それでよろしいですか？

サラ：ええ。それでいいです。

セラピスト：（心の中で：家族や組織のサポートが役立っているように思われるが，サラにとって一番重要なことは，祖母の死というこの危機を切り抜けることである）

セラピスト：ビッキー，あなたはどうですか？

　ビッキーは，精神保健センターより治療のために紹介された。彼女は双極性障害と診断されていたが，マリファナとメタンフェタミンを使っているため，彼女の向精神薬治療が妨げられている。

ビッキー：あのう，私の家が水浸しになったのよ。本当に，めちゃくちゃだったわ！

セラピスト：うわーっ！　それは大変そうですね。それで，どうやってそれを切り抜けたのですか？

ビッキー：兄に電話して，掃除するのを助けてもらったわ。

セラピスト：そして，あふれた水とかを掃除することが，あなたが自分にとって大切なことに近づくのに，どんなふうに役立ったのですか？

ビッキー：以前はそういったことで，私はいつも圧倒されてきたのよ。そういったことが起きたときに，何とかできるようになりたいわ。

セラピスト：（心の中で：ビッキーにとって一番重要なことは，不測の事態を切り抜ける能力である。ビッキーの兄のサポートが重要であったけれども，最も有意義な要因は，その状況を切り抜ける彼女の能力であった）

セラピスト：マックス？

　マックスは，保護観察官から治療のために紹介された。マックスは，自分の家の裏庭でマリファナを栽培したことで逮捕された。コカインも彼の家で警察により発見され，マックスが保護観察官に何度か提出した尿サンプルはコカイン検査で陽性と判明した。

マックス：特に何もない。裁判所が行けと言ったので，やって来ただけだ。

セラピスト：これまで，具体的にあなたがされてきて役に立ったのは，どんなことですか？

マックス：木曜日に裁判所に行くので，弁護士に電話をして一緒に計画を立てた。こういった法律のいろんなことに飽き飽きしている。早く終わってほしい。

セラピスト：（心の中で：マックスもまた，彼がする必要があることをちゃんとしているが，彼にとって重要なのは，差し迫った裁判所出廷日と彼の法律上の問題を切り抜けることである）

セラピスト：私は，まだあなたとお会いしたことがないと思いますが。あなたは……？

スーザン：スーザンです。社会事業機関から行けと言われて，ここに来ています。私がしてきたのは，離婚について調べてきたことかな。私は離婚のことでずっと迷っていますが，そうする必要があるのはわかっています。

　スーザンは，アルコールが関係したドメスティック・バイオレンス事件の後で社会事業機関により紹介されてきた。夫とは別居していたが，彼女は彼と連絡を取り合っていた。彼女のケースワーカーは，二人の関係が続いていること，そして，その結果として二人が一緒にいるときにおこる暴力沙汰のために，家庭環境の安全性についての懸念を表明していた。

セラピスト：それでは，あなたは決心して，今では，それを終わりにしようとしているのですか？

スーザン：ええ。ずーっとうまくいきませんでした。私たちは3年間別居しています。私は前に進む，つまり，法律的にもそうする必要があります。

セラピスト：（心の中で：スーザンに一番重要なものは，離婚という形式的な手続きをやり終えることにある。彼女は決心したが，それを実行するのは大変そうである）

　各クライエントにとって一番重要なことを正確に聞きとり，それから上手にグループのテーマに発展させることは，グループが作業段階に進むのを援助するために不可欠である。テーマに焦点を合わせると，確実に，その後の会話が有意義なものになり，テーマが持つ個別性と包括性のバランスにより各クライエントの変化を促進する。

　話題とテーマの違いを強調することは重要である。話題はしばしばプロブレ

ム・トークにつながる。テーマは，ソリューション・トークをお膳立てする上で助けになる。グループで話し合いたいことについて尋ねられると，クライエントは話題に言及することが多い。セラピストは（いろいろな）話題を広げてテーマにつなげるべきである。話題は狭く，会話を制限する傾向がある。テーマは幅広く，より包括的である。話題は，モザイク中の一枚一枚小さく着色されたタイルのようなものである。それらはより大きな絵を作成するのに必要である。タイルのそれぞれのユニークな組み合わせが，異なる絵，すなわち，テーマを作り出す。

　人が個々の着色されたタイルに焦点を合わせると，その芸術作品の美しさを見逃してしまう。話題がグループの話し合いの中心になると，クライエントの中には，自分は直接そこで話されていることに関連がないために疎外感を感じる者が出てくるであろう。これは結果として，セラピストが，全グループ・メンバーが含まれるテーマを提案するというより，話に加わっていないクライエントを話題に参加させようとする状態を生む場合が多い。他の場合に，クライエントが進んで参加し，話し合われている話題を語ることもある。ただし，話題がクライエントの具体的なゴールの一部ではないならば，これは何ら有意義な変化には移行していかないかもしれない。

　セラピストは，より狭い範囲に焦点を合わせるようにこれまで訓練されてきたので，テーマを認識するという考え方に苦労することがよくある。例えば，抜粋中のグループ・メンバーたちは話題になる可能性のあるいろいろなことに言及した。

- 悲嘆と喪失（サラ，ジョー，スーザン）
- サポート（サラ，ビッキー）
- 家族（サラ，ビッキー，ジョー）
- 法律上の問題（ジョー，マックス，スーザン）
- 変化（スーザン，サラ）
- コントロールを失うこと（マックス，ビッキー）

　これらの話題のうちのいずれかに焦点を合わせるとすれば，それにより，個々の話題が暗黙のうちに一番重要であると伝えている，より幅広い概念（テーマ）──「道路のでこぼこ」に熟練すること──を見失うことになるだろう。このより幅広いテーマは，死／終末期，変化，失望，対処，心的外傷となる出来事などの，より狭い概念を包括しているが，一方で，あるグループ・メンバーの「でこ

ぼこ」は他よりもずっと大きい場合があることを尊重する状態を維持している。このテーマには全てのグループ・メンバーが含まれ，部屋にいるクライエント全員が個人的にこのテーマを自分自身の現在の旅路と関係づけることを可能にする。

3．グループ・リーダーは，グループ・メンバーの応答の間にある類似性を（声に出して）繰り返しながら，すべてが含まれるようになるまで，共通のテーマを要約する。それから，幅広い包括的なテーマを一つ提案する。

　流れの3番目の部分は，導入期にセラピストが聞きとったテーマと一覧表にまとめた問題を振り返ることである。以下は，セラピストがグループのテーマをグループに戻して振り返る様子を示す一例である。

> 　皆さんのお話から，大変多くのことが聞こえてきました。皆さんの何人かは，喪失体験に（サラはお祖母さんが亡くなられたことについて，ジョーは里親にあずけられた子どもたちについて，そして，スーザンはこれから起こる可能性のある離婚について）対処されていると言われました。また，皆さんが自分ではコントロールできない問題（マックスは差し迫っている裁判所出廷日について，そして，ビッキーは水浸しになった家について）の対処に取り組んでおられることもお聞きしました。それらは全て，本当に大きな問題ですね。私の心に浮かんで来るのは，皆さん全員がご自身の旅路の途中にいるということですが，そこで，皆さんはこのような道路のでこぼこに遭遇しています。でこぼこには，ただわずらわしいだけのでこぼこもありますが，大変大きくて避けて通るのが大変難しいでこぼこもあります。

　このテーマが，クライエントがグループとして問題の向こう側に到達するのを手助けするために必要なブリッジ（橋渡し）を提供する。これなしでは，グループの作業が個別に行われることになり，歩みは遅くなり，ときには眠くなりさえするであろう。セラピストは，クライエントが最初に説明したことがテーマの一部となっている様子を彼らに思い出させるために，このプロセスを通して言葉による「コネクター」を使い，それにより，グループの作業段階で彼らをソリューション・トークに個人的に結びつけることができる。

　このコネクターが我々の例ではっきり認められるのは，セラピストが言葉により，サラ，ジョー，そしてスーザンを喪失体験に対処しているという類似性があると関連づけたときであり，そしてもう一度は，マックスとビッキーを自分がコ

ントロールできない出来事に対処していると関連づけたときである。コネクターの使用における重要な要素は，クライエントの話を全体に結びつける際にセラピストが使ったロジックを結果として生み出すことになった，クライエント一人ひとりの発言を，グループに思い出させることである。これなしではクライエントは抵抗を示すようになり，セラピストが彼らについて思い込みをしていると信じるかもしれない。非言語的な手掛かり（例えば，うなずき，微笑み）に注意して観察することでセラピストは，関連づけが正確であり，クライエントに基づいたものであることを確信する。もし，これらの手掛かりが存在しないならば，セラピストはクライエントよりも先走る危険を冒している可能性があり，クライエントは自分が個人的にどのようにそのテーマに当てはまるのかを理解していないかもしれない。ペースを遅くして，言語的に結びつける際にクライエントの言葉を使うことで，普通はこの問題が矯正され，確実にクライエントとセラピストが一致して取り組んでいる状態にさせる。

　コネクターを巧みに使いながら明確なグループのテーマを展開すれば，結束したグループの環境を維持しつつもグループ・メンバーが自分自身の奇跡に向かって取り組むことができる生産的な環境を創り出すように，セラピストがメンバーを援助することが可能になる。このプロセスは，希望する模様を創り始めようとして複数の糸からなるより糸を針に通すプロセスに例えることができるだろう。それぞれのクライエントの会話をより糸の一本の糸だと想像してみてほしい。セラピストは意味が通じるやり方で上手にこれらの会話を結びつけ，それから，それらの会話を（一体として）問題の向こう側に持って行かなければならない。

　針に糸を通す作業は，縫うという重要な仕事に進んでいくためにどちらかといえばさっさとすますものである。より糸のすべての糸が確実に針に通るようにするため，裁縫師は端をそっとより合わせて糸を一本にまとめ，それが楽に針の穴を通って反対側に達するようにするかもしれない。

　これをしなければ，より糸がほつれて，その一部だけが針の穴を通ることになり，作業の質に否定的な影響を与えるだろう。より糸が針の反対側に出れば，縫うという作業を始めることができる。同様に，クライエント全員が，自分が提出した問題が解決されている生活を探究することができる場所へと一体として移動するためには，それぞれのクライエントが個人的に重要なことと強く結びついていなければならない。

　テーマを識別できるようになるには時間がかかる。というのは，初心者の解決志向セラピストの頭の中で一般的に起こっている内的な「おしゃべり」のスイッ

チを切る技術を，完成させなければならないからである。いろいろなセラピストが私（TP）に，彼らがこのアプローチを学んでいたとき，基本的な流れを思い出すのに一生懸命だったあまり，なかなかクライエントの応答を聞きとれずに苦労した，と言ったことがある。彼らはよく，流れの次の部分を思い出そうとしたり，失礼にならないようにプロブレム・トークを中断させる方法をはっきりさせようとしたりするのに気をとられて，自分にとって一番重要だとクライエントが言ったことは何なのかを聞き逃した，と言っていた。

　セラピストたちは何度も，グループ・セッションで起きたことを扱ったが，明確なテーマがなかったことで欲求不満になっていると言った。セラピストは，クライエントたちが問題の向こう側に到達するのを手助けすることができず，そのため，時間が浪費されたように感じていた。しかし，彼らの話を私が聞いたときには，テーマは明確であった。セラピストは，グループ中に存在した，テーマを発見するのに必要な要素はすべて私に報告していた。

　私がセラピストたちにそのテーマを伝え返したとき，彼らは，テーマがずーっと自分の目の前にあったにもかかわらず気づかないままだった，と自分自身への失望感を表明した。彼らは自分自身の内的なおしゃべり（例えば「今は何をするのだろうか？　どうやったら解決志向的になるのだろうか？　それが関係ないのは，確かなようだ。どうやって止めようか？　それは話題だろうか，テーマだろうか？」）に没頭していたため，モザイクの個々のタイルに気をとられて，より大きなイメージが現れてくるのを邪魔していたのである。

　流れの4番目の部分は，クライエントを促して，グループの環境で取り扱えば一番役に立ちそうなことを決める作業に参加させ，それにより，セラピストが，確実に各グループ・メンバーにとって一番重要なことを含めるようにすることである。

4．**グループ・リーダーは，取り組む必要がある別の（緊急の）問題がない限り，第3段階で確認されたテーマをグループで取り扱うために，グループからの許可を求める。**

　セラピストがすでに，個人的な危機は何でもグループのテーマに巧みに織り込むようにしていた場合でも，先に進む前にグループ・メンバーたちから許可を求めることは重要である。この重要な段階をふまなければ，クライエントは，自分にとって非常に重要な問題が，グループが今まさに出発しようとしている旅路の明確な一部になっている様子を，はっきりと理解しないかもしれない。全員が明

確に含まれることを確実にするために，一人ひとりの問題と確認されたテーマの間にもっと強いコネクターを作る必要があるか否かを，この質問に対する答がセラピストに教えてくれる。次の対話が，これを行う様子を説明している。

セラピスト：皆さんが言われたことからすると，今日，私たちが何を話せば一番役に立つでしょうか？
ビッキー：私たちはサラのお祖母さんが亡くなったことについて話した方がいいと思うわ。それは，私たちがみんな，遅かれ早かれいつかは経験する大事なことでしょう。
セラピスト：わかりました。それは，非常に重要な話題ですね。サラは非常につらい喪失体験，つまり，死により引き起こされたものですが，それを経験しています。私は皆さんのお話を聞いていて，皆さんのそれぞれが，何らかの喪失体験に苦労して取り組んでいると言われたことに，心を打たれました。死別は最も明らかな喪失ですが，ジョーはしばらくの間お子さんとの生活を失い，マックスは自分の自由を失い，そしてスーザンは結婚生活を失いました。ビッキー，あなたでさえしばらくの間，普通の家での快適な生活を失っています。

　この例でビッキーは，サラに対してより強いコネクターを作る必要性を表明していた。セラピストはすでに，サラが「道路のでこぼこ」というテーマにつながる様子を述べてはいたけれども，ビッキーは，より強固にサラとつながるためのコネクターとして「喪失体験」の考えを強化する必要性を表明していた。テーマは変わらないものの，それでもセラピストはすぐに，サラの重要な喪失体験がこれから始まる作業とつながる様子を明確に示すために，より明確なコネクターを使う重要性を思い出すことになる。

　我々の例では，強いコネクターを使用することで，グループの環境でサラの最近の喪失体験をセラピストが直接取り扱えることを，グループが保証した。ときには，グループがこのようにそれほど直接的な申し出をしないこともあるだろう。そのような状況においてでも，クライエントの問題はやはりグループのテーマに組み入れられ，それにより，グループの環境でその問題が取り扱われるであろう。しかし，仮にセラピストが個人的な問題をグループの環境で扱うのは適当ではないと判断した場合は，グループ・セッションのすぐ後の個人セッションにおいて，その問題を直接処理することが大切である。グループ・メンバーは一般的に，彼らに聞こえてきた，他のメンバーが言っている個人的な問題に対して意見を述べ

るけれども，すべての個人的な問題を直接グループの環境で扱うのが一番良いわけではないことを尊重するのは，重要である。

　グループの話し合いで取り扱うべきことをグループ・メンバーたちに決めさせることで，セラピストは，より伝統的なグループにつきものの勢力争いや問題の多くを避けることができる。このような構造を守るグループでも一般的に，より伝統的なグループが扱う問題と同じ問題を扱いはするが，クライエントたちはより深くかかわることになる。例えば，悲嘆と喪失体験を話し合うことを，前もって決められていたグループの課題ということで無理強いされたのではなく，クライエントたちがそれを決定したのである。もし，一人ひとりのクライエントの問題がグループにおいて直接的に取り扱われない場合は，クライエントが帰る前にセラピストが個別にそれらを取り扱うことが保証されている。

　グループ・メンバーたちがグループの時間に話し合えば役に立つだろうと決めることが何であろうと，セラピストの役割は，問題の向こう側にグループを到達させることである。このプロセスが，解決志向グループと問題解決グループのプロセスを区別するのである。クライエントが言及する話題や問題は何でも明確にグループのテーマに組み入れることができ，それを問題が存在していないところから議論することが可能になる。これが，グループ・セッションの流れの5番目の部分である。

5．第3段階で確認されたテーマに基づいて，ミラクル・クエスチョン（または同様の未来指向の質問）をする。

　この段階で我々は「未来への焦点合わせ」という最も重要な考え方に戻る。セラピストの最終ゴールは，クライエントたちをある未来の場所に導き，そこから振り返って，この未来の場所が持つ知恵を得ることである。我々は，もはや問題が存在しないこの場所を「向こう側」と呼ぶ。テーマは，今参加しているクライエントたちにとって重要なことから生まれるので，各クライエントの個人的な奇跡，つまり，長期的ゴールとの強いつながりが常にある。ほとんどの場合にグループのテーマは，クライエントが新たに獲得したり，改善したりしたいと思っている能力，特性，資質と密接に関連していることに，我々は気づいた。グループの環境でテーマに取り組むことで，各クライエントは実際には部分的に自分の個人的な奇跡に取り組むことになる。しかし，第11段階までは，我々はそのような直接的な関連づけはしない。クライエント全員がこの未来の場所にやってきて，そこから振り返り，グループのテーマを話し合うようになると，グループの作業

段階が始まる。次の抜粋はこれを行う様子を説明している。

セラピスト：皆さん全員に次のことを質問させて下さい。私たちがみんな再会の集いのグループで再会していると想像して下さい。それは今日から1年後で，皆さん一人ひとりがともかく（お祖母さん，自由，または，たった今皆さんが経験している道路のでこぼこは何であろうと）喪失体験が自分という人間の一部になっているところに到達しています。皆さんは変わってしまい，永久に元には戻れませんが，それでも，喪失体験のおかげで皆さんはよりよい人間になることができました。1年後の今，皆さんがどんなふうに違っているかということについて，どんなことを私たちに話しているでしょうか？

　セラピストは，（ビッキーが話し合いたかった話題である）サラの祖母の死という話題を広げて，全員を含む（道路のでこぼこという）テーマに戻り，それから各クライエントを促して1年後の生活を探究させた。セラピストは，（直前の自分の発言やそれらがより大きなテーマとつながる様子をクライエントに思い出させる言語的な記述という）コネクターを使い，一人ひとりのクライエントに話し合いの場にいる自分自身が――「お祖母さん，自由，または，たった今皆さんが経験している道路のでこぼこは何であろうと……」――個人的に確実に見えるようにした。この質問は未来へのブリッジを提供し，クライエントが言及した道路のでこぼこの深刻さを認め，そして，話し合えば役立つであろうと彼らが述べた話題にそれらを結びつけた。同時にセラピストは，これらの喪失体験とでこぼこが，未来の焦点――そこから見ると悲嘆が解消されている焦点――から探究されるであろうと暗示した。

　クライエントがより慣れ親しんだ問題志向の世界へと迷い込むときには根気強く優しく中断することを通して，この未来への焦点合わせは維持される。クライエントが問題志向の話に戻るのは，その方がより役に立つと彼らが思っているからではなく，それが彼らの主要な言語だからである。このようにセラピストが優しく中断することが，クライエントを未来の場所に焦点を合わせた状態に保つ，きちんとした言語的構造を創り出す。クライエントがこのような会話に慣れてくると，彼らが問題解決の立場から問題を取り扱う状態に戻ることはめったにない。クライエントたちは，この未来に焦点を合わせる立場から問題に取り組むことが，エンパワーして力を与え，元気を回復させ，そして，きわめて効果的であることに気づく。以下に，セラピストが優しく未来への焦点合わせを維持する様子を説明する。

サラ：とってもつらいんです。私は本当にお祖母さんを愛していたんです！〔泣き出す〕

セラピスト：〔優しい言い方だが，それでも，クライエントが話そうとする方向をさえぎって〕ちょっと待っていただけますか。あなたのお祖母さんが，あなたの人生でどんなに大切であったか，そして，どのくらい大きな影響をあなたに与えてきたか，私にはよくわかります。私が知りたいと思っているのは，私たちがこの再会の集いから振り返ってみるとき，お祖母さんのどんなところがあなたの心の中で生き続けているだろうか，ということなのです。

この優しいやり取りは，クライエントの喪失体験に対するセラピストの共感を明確に示しているが，一方で，祖母から大事にされた部分にとどまるように彼女に勧めている。これがクライエントに，彼女の祖母がこの未来の場所で彼女と一緒にいることができることを思い出させ，それにより，クライエントを励まして，これまでとは違った考え方をするように，つまり，苦痛と可能性の両方を彼女の現実の一部と見なすように促すことになる。

亡くなった親族や他の心的外傷を伴う喪失体験からクライエントが学んできた驚くべき教訓について話しながら，クライエントが涙ながらに微笑んだり，笑ったりするのを見ることは，人を動かす力がある。問題がもはや存在しない場所に作業段階が移れば，クライエントが重く苦しい問題に取り組んでいるときでさえ，彼らには前進するための気力と興奮状態が生まれる。クライエントは，変化が可能であるという希望を得て，自分がどこへ行きたいと望んでいるかが見えてくる。最も懐疑的なクライエントさえ，このプロセスに感動し，話に参加しはじめることがよくある。

6．ミラクル・クエスチョン（または，第5段階で尋ねられた同様の質問）について，可能な限り詳しい細部を得る。

ひとたび現在の問題が解決すれば各クライエントにとって何が違うだろうか，ということを明確化するようにセラピストが取り組むとき，作業が個別化されてしまう危険性がある。これにはいくつかの肯定的な側面があるが，否定的な側面がそれを上回る場合が多い。クライエントが礼儀正しく自分の順番を待つ間に，歩みが遅くなることがよくある。他の者にはその話が自分に関連していることがわからずに，退屈する者も出てくる。これを防ぐには，特定のサブグループ（サブグループは第3段階で議論された関連づけに基づく）に対して質問するのがと

ても役立つことに，我々は気づいた。これにより結果としてエネルギーが増すことになり，クライエントは励まされて，直接自分には当てはまらないかもしれない会話の間も，集中しているようになる。以下に，これを達成する様子を説明する。

セラピスト：マックスとビッキー，あなた方はお二人とも，自分がコントロールできない状況を扱わなくてはいけなかったと言われました。1年後の再会の集いのときに，あなた方が今とは違っている様子について，私たちに何を教えてくれているだろうか，と考えているのですが？

マックス：あのう……

ビッキー：私は……〔二人とも，熱心に質問に答えようとするあまり，偶然，お互いをさえぎって〕

マックス：どうぞ，お先に。〔明らかに，質問が自分にどう当てはまるか，まだ考えている〕

ビッキー：どうも。ありがとう。私は，流れとともに進む方法を学んだ，と言っているでしょうね。

マックス：たぶん，もう，物事を軽く見ないようにしているだろう。

ビッキー：そう！〔マックスを見て，熱心にうなずいて〕その通り！ 私は，問題が実際に起こっても，ずっと気楽にして，もっと受け入れているでしょうね。

セラピスト：スーザン，あなたはうなずいていますね。何を考えているのですか？

スーザン：うん！ 私もマックスとビッキーに賛成です。私も，もっと気楽にしているでしょう。物事を軽く見ないようにしていることが，本当に理解できます。それが私の問題の一部だったと思います。

セラピスト：スーザンが，物事を軽く見ないようにしているということについて話していたときに，他の人たちがうなずいているが見えました。これについて，この再会の集いで，皆さんは私にどんなことを話しているでしょう？

ジョー：〔急いで話に加わって〕自分が子どもたちと楽しく過ごして，一緒にいる間中その時間を味わっている様子を話しているだろうね。彼らを公園に連れて行き，一緒に遊んだり，笑ったりして楽しんでいるだろう。

セラピスト：かなり大変な喪失体験と取り組んできた皆さんは，どうですか？ サラ？ スーザン？ ジョー？ そこでは，どんなことが違っているでしょうか？

サラ：私は先生に，自分がずっと辛抱強くなったと言っているでしょう。お祖母

さんは非常に辛抱強い女性でした。私はいつもそのことに感心していました。自分が流れとともに進むことができるとき，ずっと幸せな気分なのに気づいています。
セラピスト：それは，マックスとビッキーが気楽にすることについて話していたことと非常に似ているように聞こえますね。
サラ：その通りです！〔マックスとビッキーは同時にうなずいている〕

　以上の会話は，セラピストが類似点と非言語的な手掛かりに気づき，クライエントたちを促して，この未来の場所では人生がどうなっているだろうか，を同時に考え，話し合うようにさせるときに発生するエネルギーを明確に示している。他のグループ・メンバーのことを傾聴することにより，さまざまな考えが引き出されている。クライエントたちは個別の将来を探究しながらも，そこには仲間意識が存在している。

7．例外があるのではと耳を傾け，それから，可能な限り詳しくその詳細を知ることで，例外を徹底的に追求する。例外が何も確認されないならば，次の段階に進む。

　クライエントが未来の人生の様子を探究するとき，すでにこれらの側面のうちのいくつかが自分の現実の一部であるという手掛かりを，ふと口にすることがよくある。セラピストはこれに注意を払い，自分がどうやってそれらのポジティブな変化を起こすことができたかを，クライエントが探究するのを援助すべきである。次の対話でこれを説明する。

セラピスト：サラ，あなたは，流れとともに進むことができるとき，ずっと幸せな気分だと言われました。そういったときは，どんな様子なのですか？
サラ：ただもっとリラックスしているんです。何かが実際にひどくなっても，私は「まあいいや」と言って，ともかく前進することができます。それがひどいことになって本当に失望しているときでさえも，そんなに大したことではないように思えるんです。
セラピスト：どうやって，そうすることができるのですか？
サラ：あのー，わかりません。ただそうなるときがあるんです。
セラピスト：ふーむ。そういったときには何が違っているのだろうか，と私には不思議でたまらないのですが。

マックス：自分ができることをもうやっていたとき，そして，何かがひどくなっても，それを防ぐために自分ができることは何もなかったと確信できるときには，ずっと気楽でいることができるように思います。

ビッキー：そう，私も，それに気がついたわ。私の家が水浸しになったときみたいに。それは自分のせいじゃなかったもの。ほんとうにひどく雨が降ったし，水浸しになった家はいくつもあったわ。私はちゃんと兄に電話することができたし，自分はベストをつくしたと確信しているわ。

セラピスト：すごい！ それじゃあ皆さんのうち，自分がもっと気楽でいることができるときをもう見つけた方が何人もいらっしゃるのですね。

　サラが流れとともに進むことができたときについての彼女の説明を探究することにより，別の2人のクライエントが，過去の行動で，自分が気楽でいるのをより容易にしたことを確認することができた。これが結果として，個々のメンバーが例外を探究する一方で，他の人たちは彼らが発見する知恵を聞くことになり，グループの中に相乗効果を生むのである。

8．クライエントのゴールに対する，彼らの現在の進歩の程度を明確にするために，スケーリング・クエスチョンをする。

　ひとたびクライエントが，この未来の場所で自分の人生が今とは違っている様子を確認すれば，この希望する能力，特性，資質のうちのどの程度を現在自分が持っているかを明確にするように，彼らを援助することは重要である。我々の例ではセラピストは，道路のでこぼこを首尾よく通り抜ける，クライエントたちの現在の能力を探究したいと思うであろう。その場合の質問方法は次のようになるかもしれない。

> 1から10の物差しで（10は，人生の難題を，ちょうど皆さんが希望するやり方通りに扱っているとし，1はその反対であるとすると），今日，皆さんはご自分がどこにいると思われるでしょうか？

　これによりクライエントが，人生の難題を扱う自分の能力がほんの少しだけ上手なときを探究し，違いを生むことになったわずかな修正点を発見することが可能になる。グループの環境でこれを行うことで，クライエントたちはお互いから学ぶことができ，変化が可能かもしれないと興奮し，希望を持つようになる。スケールでより高い所にいるクライエントたちが，苦闘しているグループ・メンバ

ーたちに希望を与えることがよくおこる。

9．前述のスケーリング・クエスチョンに言及して，現在の進歩のレベルまでクライエントが到達し，維持するために，何をしてきたかを見つけ出す。

　SFTは，クライエントが達成してきた成功の様子を探究することの重要性を強調している。この重要な段階がなければ，クライエントたちは，変化は状況に付随して偶然に起こったので再び創り出すことはできないと信じる危険を冒す。セラピストの役割は，クライエントをエンパワーして，変化に責任を持つようにすることである。このことが，行動とポジティブな結果を彼らがコントロールできるようにする。次の会話がこの点を説明している。

セラピスト：サラ，あなたは，私たちの物差しで3だと言われました。あなたがどんなことをしてきたので，そんなに大変な1週間を過ごしながらも，結果としてそんなに高い状態になったのでしょうか？
サラ：あのう，私は薬（ヤク）を使わなかったわ。そして，やらなくてはいけないことをちゃんとやっているだけです。
セラピスト：ストレスだらけの状態にもかかわらず，どうやってそうしたのですか？
サラ：あのう，もう薬を使うことに戻れないだけです。ずいぶん遠くまで来てしまったんです。
セラピスト：そんなに強くない人々がたくさんいます。どうやってあなたは，これほどつらいときにも，薬を使わない状態を保つことがどんなに大切か，覚えていたのですか？
サラ：あのう，私は忙しくしていて，家族と一緒にいたんです。家族は薬やアルコールを使いませんから，自分を誘惑することがなかったので，それが本当に役立ったと思います。
セラピスト：あなたは，いくつか本当に役に立つ決断をされたようですね。
サラ：ええ。たぶんそうでしょう。

10．クライエントの考えでは，彼らの人生における他の人々（保護観察官，ケースワーカー，子どもたち，配偶者かパートナー，ペット，雇用主など）が，前に言及したスケール（第8段階）でどの辺にクライエントがいると評価すると思うか，そして，自分が何をしているのでそのような評価を引

き出すことになると思うかを見つけ出す。

　このアプローチのシステム論的な基盤によれば，クライエントの人生における他者の総体的な見方は，考慮すべき重要な点である。奇跡の話や，クライエントが自分の人生がどうなってほしいかを探究するように彼らを励ますことから，SFTは最初，訓練を受けていない者の目には表面的で，非現実的であるように，誤って見えるかもしれない。このアプローチに批判的な者は，麻薬常習者たちはいつも完璧な人生をおくりたいと望むが，それでも彼らは薬を使うだろう，とこれまで言ってきた。これが可能であればよいのにと言うクライエントに時折出会うことはあるけれども，我々がこれらのクライエントたちに，彼らの紹介元が何と言うだろうかと尋ねると，彼らはすぐに，これは不可能だし，探究する価値もないと言う。クライエントたちは，（ケーキを手元に持っていたいが，食べたくもある〔訳注：食べてしまえば，手元に残らない〕という概念と同様の）非現実的なことに対する欲望をふざけて表現するかもしれないが，彼らは問題のない現実的な生活を熱心に探究したがっていることが，我々にはわかる。クライエントの人生における重要な人々（そして，話ができると想像すれば，家族のペットや幼児たちでさえも）が，彼らの進歩をどう評価するだろうか，と探究するために関係性の質問を使うことで，それ以外のやり方では探究しなかったであろうと思われる主題をクライエントが持ち出すとき，治療的会話が豊かで生き生きとしたものになる。次の抜粋がこれを説明している。

セラピスト：マックス，あなたは，道路のでこぼこを扱うご自分の能力が8だと言われました。保護観察官に尋ねたら，同じ物差しであなたがどこにいると言うだろうか，ということを知りたいのですが。

マックス：ええと，自分がそんなに高いと，保護観察官が言うとは思えない。彼は，私が5くらいだと言うだろうと思う。

セラピスト：そうですか。ご自分のことであなたにはわかっているけれど，保護観察官がまだあなたについて知らないことは，どんなことですか？

マックス：自分は変わったし，大変なときでも，またコカインを使いはじめるつもりはない，と自分にはわかっている。保護観察官は，まだそれについて，私を信じていないと思う。

セラピスト：どんなことから，あなたにとって薬は過去のことで，もはや，つらいときにも戻る危険性はないということが，あなたにわかるのですか？

マックス：ただ，それだけの価値はないということ。以前付き合っていた友人と

うろついたりしていないし，自分には，バスケットボールをするとか，他にすることがある。

セラピスト：保護観察官があなたについてこういったことを知ると，彼にとってどんなことが違ってくるでしょうか？

マックス：保護観察官はたぶん手綱を緩めて，もう少し私を自由にさせてくれるだろう。

　この事例は，我々が経験する中の代表的なものである。クライエントは，彼らの人生における重要な他者はスケール上ではより低いと言及することが多い。そして，クライエントにはわかっているが，これらの他者はまだ知らないことを探究することが，より幅広い総体的な見方をすることに役立つ。次の段階では，グループの環境で行われた作業が，直接的に，クライエント一人ひとりのゴールや奇跡へと結びつけられる。

11．**グループ・メンバーに，自分の奇跡に向かって取り組む場合に，グループ・テーマについてのこの（第1段階から第10段階までの）話し合いがどんな役割を果たすかを尋ねる。（奇跡に近づくのに，この話し合いがどのように役立っていたか？）**

　グループの話し合いの間に，クライエントたちはたびたび自分の奇跡，すなわち，より大きなゴールに言及する。クライエントたちが，（この章の例では，道路のでこぼこを通り抜けるという）確認されたテーマについての彼らの進歩が，自分のより大きなゴールにきわめてポジティブで強い影響を与える様子について，明確に関連づけることができる場合が多い。ときにはセラピストが，グループ・メンバー全員が確実に，グループの話し合いが自分にとって有益であると個人的に見なすように，関連づけを強固なものとする必要がある。次の対話は，どうやってこれを行うことができるかを示す。

セラピスト：ジョー，あなたは，優先順位が今から1年後にどう変化しているだろうと思われるか，そして，子どもたちからイライラさせられるのではなく，子どもたちが近くにいるときに一緒にいることを楽しむことの大切さをそのときまでにどう学んでいるだろうと思われるか，その様子について話してこられました。これを達成することに関する物差しで5であると言われさえしました。あなたのゴールは，コカインを使いたくてたまらない気持ちをコン

トロールすることを学ぶことであると，前に言われたのを覚えています。新しく発見した，子どもたちと楽しむことと優先順位を変えることが，あなたがこのゴールを達成するのにどのように役立つだろうか，ということを知りたいのですが。

ジョー：ええ，子どもたちを自分の手元におくことが自分にとって最も大切なことになっているでしょう。私には彼らのいない人生なんて想像できません。コカインを使っていたときには，そんなふうに感じていませんでした。子どもたちと楽しく過ごし，彼らが自分にとって本当にどれほど大切であるかを覚えているときには，コカインを使いたいとは全く思いません。子どもたちと自分が一緒に楽しい時間を過ごしていたときは，使いたい気持ちが全くなかったことに，たぶん私は全然気がついていなかったのでしょうね。

セラピスト：それでは，今から1年後に，子どもたちが自分にとってどれほど重要かということと，一緒にすごす時間を失う危険を決して冒したくはないということを，あなたは，どうやって覚えているでしょうか？

ジョー：家族の時間を最優先にすること，そして，自分にとって良くないとわかっている人たちとは会わないようにすることによってですね。そうすると使いたい気持ちはそんなにでてこないし，使いたい気持ちがでてきたときには，薬をやっている仲間と一緒にいるときと違って，自分の身近に薬がない。私はすでに，そういった人たちと会うのが好きじゃないのに気がついています。子どもたちと一緒にいる方がずっと楽しいです。状況はもう変わっているんです！

　グループの話し合いと個人的な奇跡の間の明確な関連づけをクライエントたちが確実に行うようにすることに加えて，グループ・メンバーに，グループが彼らにどう役立ったかを尋ねることが有用であると，我々は思っている。これは，グループでの話し合いから得られた利点をクライエントたちがはっきり表現するように求めることで，彼らが行った取り組みを強固なものにすることにも役立つ。最後の点として，これはセラピストが，自分がしたことで有益だったのは何であったかについて客観的なフィードバックを得る助けになるし，グループ終了前に扱うか，グループ・セッション終了後に個人的に扱うかする必要がある未解決の問題が何かあるかを確認することにも役立つ。

12．クライエントを促して，1から11までの質問への自分たちの応答に基

づいて，宿題を自分自身に出すようにさせる。

　次のセッションまでの間に，クライエントたちが自分のゴールに向かって積極的に活動するように励ますために，我々はグループ・メンバーに対して，機関に戻ってくる次回の予定までに，自分のゴールを達成することに役立ち，彼らが忘れずにやってみようと思う課題を一つ確認するように求める。これは彼らに，大きなゴールを小さな扱いやすいステップに分割させることにも役立つ。クライエントが自分に課す宿題は，グループの話し合いから直接出てくるものである場合が多いが，その関連がそれほど明確でない場合もある。クライエントたちはそれから，グループがどう役立ったかということと，宿題として自分に何を出したかということについての短い要約（見本の書式は図3.1を参照）を書く。このことが，クライエント自身の記述による各自の進歩の記録を残すだけでなく，そのセッションを振り返り，次の歩みを考えるための時間を少しの間クライエントに与えることになる。セラピストはこれらを，将来，紹介元や外部の監査人の求めに応じてクライエント情報を追跡する場合を考慮して，プロセスの文書記録として保存する（問題志向の機関との統合に関するさらに進んだ議論は，第7章を参照）。グループ・リーダーはそれからクライエント全員に，グループについて役立ったことと，何を宿題として自分自身に出したかについて，グループと共有するように求める。

セラピスト：サラ，まず，あなたから始めましょう。今日，このグループがどのように役立ちましたか？

サラ：お祖母さんは亡くなりましたが，それでも，私は本当にたくさんのことをしたし，する必要があることにきちんと取り組み続けたことを，私に気づかせてくれました。以前は，そのことに気づいていませんでした。

セラピスト：すごいですね！　宿題には，どんなことを書いたのですか？

サラ：サポートしてくれるように姉に電話をすることと，親業のクラスに出席することを書きました。

　クライエントたちに賞賛と治療的なメッセージを与えることは，SFTにおける一般的な介入方法である。これが構造の最後の部分である。

13. グループ・メンバーにフィードバックを与える。

　クライエントたちがセッションの要約と宿題を書き留めている間に，セラピストはフィードバックを考えるために部屋を出る。スティーブ・ディ・シェイザー

ジェファーソン郡　健康環境部
SACP集団記録

日付：＿＿＿＿＿＿＿＿＿＿　クライエント署名：＿＿＿＿＿＿＿＿＿＿＿＿＿＿

クライエントの記録：

1. あなたにとって重要なことに取り組むために，前回ここに来てから今までの間に，何をしましたか？＿＿＿＿＿＿＿＿＿＿＿＿＿＿＿＿＿＿＿＿＿＿＿＿＿＿＿＿＿＿＿＿
＿＿＿＿＿＿＿＿＿＿＿＿＿＿＿＿＿＿＿＿＿＿＿＿＿＿＿＿＿＿＿＿＿＿＿＿＿＿

2. 自分のゴールに到達し，SACPに来ることで希望していることを得るためには，あなたはこれから何をする必要があるでしょうか？＿＿＿＿＿＿＿＿＿＿＿＿＿＿＿＿＿＿＿＿

3. 自分が希望することを得ることに向かって取り組むために，今から次回SACPに来るまでの間に，何を自ら進んでしようと思いますか？＿＿＿＿＿＿＿＿＿＿＿＿＿＿＿＿＿＿
＿＿＿＿＿＿＿＿＿＿＿＿＿＿＿＿＿＿＿＿＿＿＿＿＿＿＿＿＿＿＿＿＿＿＿＿＿＿
＿＿＿＿＿＿＿＿＿＿＿＿＿＿＿＿＿＿＿＿＿＿＿＿＿＿＿＿＿＿＿＿＿＿＿＿＿＿

カウンセラーの記録：

＿＿＿＿＿＿＿＿＿＿＿＿＿＿＿＿＿＿＿＿＿＿＿＿＿＿＿＿＿＿＿＿＿＿＿＿＿＿
＿＿＿＿＿＿＿＿＿＿＿＿＿＿＿＿＿＿＿＿＿＿＿＿＿＿＿＿＿＿＿＿＿＿＿＿＿＿
＿＿＿＿＿＿＿＿＿＿＿＿＿＿＿＿＿＿＿＿＿＿＿＿＿＿＿＿＿＿＿＿＿＿＿＿＿＿
＿＿＿＿＿＿＿＿＿＿＿＿＿＿＿＿＿＿＿＿＿＿＿＿＿＿＿＿＿＿＿＿＿＿＿＿＿＿
＿＿＿＿＿＿＿＿＿＿＿＿＿＿＿＿＿＿＿＿＿＿＿＿＿＿＿＿＿＿＿＿＿＿＿＿＿＿
＿＿＿＿＿＿＿＿＿＿＿＿＿＿＿＿＿＿＿＿＿＿＿＿＿＿＿＿＿＿＿＿＿＿＿＿＿＿
＿＿＿＿＿＿＿＿＿＿＿＿＿＿＿＿＿＿＿＿＿＿＿＿＿＿＿＿＿＿＿＿＿＿＿＿＿＿

グループ：＿＿＿＿＿＿＿＿＿＿＿＿＿＿＿　月日と時間：＿＿＿＿＿＿＿＿＿＿＿＿

クライエント氏名：＿＿＿＿＿＿＿＿＿＿＿＿　クライエント番号：＿＿＿＿＿＿＿＿

治療計画に向かっての進歩：　1　2　3　4　5　6　7　8　9　10

新しい治療計画を作る必要があるか？　　　　はい　　　いいえ

カウンセラー署名：＿＿＿＿＿＿＿＿＿＿＿＿＿＿＿＿＿＿＿＿＿＿＿＿＿＿＿＿

図3.1. グループ記録様式の例

(de Shazer, 1985) は，フィードバックを考えるために部屋を出ることの重要性を強調している。何故なら，セラピストが部屋からいなくなることが，セラピストが戻ってきたら何を言うのだろうか，というクライエントたちの好奇心を結果として生むからである。それは，「『反応への注意深さ』を構築すること」を助長する (p. 91)。賞賛は，セッション終了時のメッセージの最初の部分として頻繁に使われる。スティーブ・ディ・シェイザー (de Shazer, 1985) はその目的を，「クライエントに何か新しいこと——治療的な課題または指示——を受け入れる気分にさせるのに有用な『イエス・セット』を築く」という文脈において記述している (p. 91)。[注1]

賞賛は (例えば「今日はグループではっきりと話をするように頑張りましたね」のような) 誉め言葉を連想させ，それゆえに，グループの行動でセラピストが望むものを強化する行動論的テクニックとして誤用される危険性をはらんでいることが多い。賞賛はまた，セラピストがクライエントにとって有益であると確認した行動を強調することにより，セラピストがクライエントの行動を形作るために賞賛を使うという，強さに基づく介入 (strength based interventions) と混同される可能性もある。我々は，これらの使用法のいずれも使わないようにしている。

クライエントの中には「賞賛」から「批判」を連想する者がいる。この結びつきの結果，クライエントの一部にセラピストは否定的なコメントを控えたのだと信じる者が出てきて，賞賛が無効になってしまう。この理由から，クライエントたちに伝えるときに賞賛を「フィードバック」として言及するのが役立つ，と我々は思っている。これが，クライエントの取り組みに関するセラピストの考えや意見を，セラピストは全て伝えたのであり，ただポジティブなものだけを伝えたのではないと，クライエントたちに保証するのである。結論として，我々はこの方がより包括的で正確であることに気づいている。というのも，この段階はさらに，セラピストが適切だと思う治療的なメッセージは何でも含むからである。

最も効果的な賞賛は，自分の奇跡に向かって取り組むのに有益なことで，クライエントがグループの外でしていることに焦点を合わせ，そして，クライエントが有益であると確認した強さやスキルについて直接的に言った内容を反映することである。賞賛は全体としてのグループに向けてもよいし，一人ひとりのクライ

注1)「イエス・セット」はディ・シェイザー (de Shazer, 1982)，ドラン (Dolan, 1985)，エリクソンとロッシー (Erickson and Rossi, 1979) とエリクソン，ロッシー，ロッシー (Erickson, Rossi, and Rossi, 1976) において詳しく説明されている。

エントに向けてもよい。次にいくつかの例を示す。

- 「あなたのお嬢さんがどのように感じているかを，あなたが気づいておられることに，私は大変感心しました」
- 「お家が子どもたちにとって間違いなく安全な場所であるように，あなたがこれまで熱心に取り組んでこられてきた様子に，私は心を打たれました」
- 「お母さんの心配事を聞いて，どのくらいあなたが気遣っているかを彼女に伝えることができるあなたの能力に，大変感心しました」
- 「息子さんが家出をしたときに，自分が何をする必要があるかを知っていたあなたの賢明さに，私は感心しました」
- 「自分が助けを求める必要があるのはいつか，そして，信頼することができるのは誰か，を知っているあなたの賢明さに，私は心を打たれました」
- 「皆さん全員がどれほどお子さんたちを愛しているかということに，私は大変感銘を受けました」

　治療的なメッセージや提案により，クライエントは新しい可能性を考え続けることになる。よくある最も効果的な治療的メッセージは，クライエント自身が述べた知恵，考え，または答を統合するものであるが，クライエントには自分の発言が聞こえていなかったかもしれない。メッセージはクライエントたちの発言から作られるべきであり，メッセージが専門家主導の介入になってはならない。セラピストがこの時間を，それとなく言葉で素早くアドバイスをする機会として見なすのは容易である。アドバイスをもらえたらありがたい，とクライエントが言うような場合には，特にそうである。しかし，解決志向セラピストは一般的にアドバイスすることを控える。そうではなくて，これらの状況は，クライエントたちにグループの時間中に自分自身に与えたアドバイスを優しく思い出させたり，クライエントたちが自分の人生で認識した知恵の源に光を当てたりするための，すばらしい機会になる。これに関する例の一部を下に示す。

- 「皆さん全員がもっと年をとり，経験をつんで賢くなったとき，こういった問題について，他の人たちにどんなアドバイスをするのだろうか，ということを知りたいのです」
- 「あなたがこの物差しで3である瞬間に注意を払って下さい。あなたが，どうやってそこに到達したかということを，私はとても知りたいのです」
- 「この物差しであなたが一段上がったときに，あなたのお子さんたちは，い

ったいどんなことに気づくのだろうかな，と思っています」
- 「あなたがその物差しで6であるときに，他の人たちが気づくことに，注意を払って下さい」

よく練り上げられた治療的な賞賛は，この治療的なメッセージを，賞賛そのものに統合する。もちろんこのためには，クライエントが自分の奇跡に不可欠であるとすでに記述した内容を，セラピストが傾聴する必要がある（一般的には，もともとその関連づけをしたのがクライエントであったとしても，具体的な強さやスキルが自分の奇跡に結びつくことを，クライエントが絶えず認識しているわけではない）。

治療的な賞賛の例の一部を下に示す。

- 「サム，あなたが人生は旅路であると言われたとき，あなたの賢明さに私は心を打たれました。自分が行きたいと望んでいる所に行き着くように，あなたはどんな道を選ぶのだろうかな，そして，自分が正しい決断をしたことが，後でどんなふうにわかるのだろうかな，と思っています」
- 「あなたがお子さんたちにとってどれほど重要か，そして彼らの人生にどれほど影響を与えるかを，あなたが自覚していることに，非常に感銘を受けました。このように大変な時期をあなたが乗り越える様子から，いったいお子さんたちが将来どんなことを学ぶのだろうかな，と思っています」

我々の例では，治療的なメッセージは次のようになるかもしれない。

> 喪失体験は人生という旅路の一部であることが多く，そして，皆さん全員が見つけたように，道路のでこぼこで道が汚れていることが多い，ということを知っている皆さんの賢明さに，私は本当に心を打たれました。成功の重要な部分が，上手にこれらのでこぼこを通り抜けて，そのプロセスからより賢明になることを学ぶことにあると，皆さん全員がもう見つけたことに感心しました。

このメッセージは，グループのプロセスの間にクライエントたちが発見した知恵とスキルについて，グループとしてのクライエントたちを優しく賞賛している。さらにメッセージは，問題が予期されるが，それでもクライエントたちには，これらの問題から学び，その結果として成長するという選択肢があることを示唆している。

治療的な賞賛が正確な場合には，クライエントたちは（例えば，うなずいたり，微笑んだり，椅子にゆったりと座るといった）ボディー・ランゲージを通してこのことを示し，そして，非常に熱心に彼らが取り組んできた様子や一番重要であったことをセラピストが聞きとっていたことがわかりホッとした，とよく表現するであろう。クライエントたちはその後のセッションにおいて，セラピストから言われたことを考え続けたことや，それが彼らにとって深い意味を持ち続けたことを報告することがよくある。

グループでの共同治療の重要性

二人のセラピストが各グループを導くように時間と資源を活用することが，価値ある投資であることに我々は気づいた。もう一人別のセラピストもクライエントたちから聞きとることができるので，グループ終了後にそのプロセスを議論して経験から学ぶときに，より多くの見方が提供されるからである。臨床上の問題やグループの規範に関連した問題がグループの環境において実際に生じたときには，それらをより迅速に解決することができる。というのは，これらの考え方を理解し，適用する際に，グループ・セラピストが一人でしなくてもよいからである。

他の機関の管理者たちから，我々が共同治療者を使うという贅沢がどうやってできるのか，とよく質問される。私には，いったいどうしたら時間と資源を投資しないですむ余裕を持てるのかということの方が，不思議に思われる。解決志向グループ・ワークは人々をきわめて元気づけるし，それで，セラピストたちは自分が非常に熱心に働く理由を改めて思い出す場合が多い。薬物乱用治療の領域での仕事は，クライエントの高い再発率，薄給，問題志向の外部規則，やる気をなくすほど要求される事務処理量のために，疲労困憊して報われないものになる可能性がある。共同治療者の採用は単に，クライエントに対してより多くの客観性を提供し，より質の高いケアを保証するだけではない。それは，セラピストの燃え尽きと離職率を減少させ，我々全員に臨床の仕事が機関の中心であることを思い出させてくれるのである。

まとめ

SFTは伝統的に個人セッションと家族セッションで活用されてきたが，薬物乱用治療の大部分はグループの環境で行われる。グループはサポートと，個人セッションでは欠けることが多い，孤独ではないという感覚を提供する。これによ

り，グループ・メンバーたちが全体として問題が解決されているところに到達するように，グループ・セラピストが巧みに援助することが可能になる。関係性の質問とスケーリング・クエスチョンは，クライエントが，自分の人生で大きな影響を及ぼす人々の意見を確実に含めるようにする手段となる。個人療法の構造と集団療法の構造は多くの必須の要素を共有している。それらは，セラピストが介入において明確な意図を持ち，必要なときには方向性を提供するための，セッションの流れを提供する。これによりセラピストは傾聴することが可能になり，クライエントたちの望む行き先が聞こえてくる。このように目的を持って傾聴することを通してセラピストは，問題が解決されている場所に向かう，この驚くべき旅路のツアーガイドになる。SFTをグループの環境に応用する上での微妙な点を学ぶのは，マニュアル・シフトの自動車を運転することを学ぶのにたとえることができる。覚えることがたくさんある。いつギアを変えるか，いつアクセルを踏むか，いつクラッチを踏むか，どのギアがどれか。学ぶプロセスは大変かもしれないけれども，時間をかけ，実践するにつれて能力は向上する。

第4章

たくさんのミラクル：
ミラクル・クエスチョンの適応と応用

> あらゆる変化は，熟考すべき奇跡である。しかし，それは絶えず起きている奇跡である。
>
> ヘンリー・デーヴィッド・ソロー

　本書の第1章（「解決志向の基本」）で考察したように，「解決する必要がある問題ではなく，解決されている問題」に焦点を合わせること（Berg, 1994, p. 98）が，解決志向アプローチの中核にある。ミラクル・クエスチョンは，クライエントをエンパワーしてこの総体的な見方から問題を心に描くようにさせる上で鍵になる。この章では，ミラクル・クエスチョンの背後にある原則を検討し，さらに未来への焦点合わせの応用を紹介する。

問題解決の危険に注意せよ

　解決志向への移行期間にあった（し，今も続いている）が，チームが昔の問題志向モデルの持つ心地よさと慣れ親しんだ状態に戻るのが魅力的に見えたことが何度もあった。我々はすぐに気づいたのだが，セラピストやクライエントが解決を見つけようとして問題解決を始めるといつでも，セラピストは必ず行き詰まってしまった。セラピストが問題解決を開始すると，結果として主導権争いが起きて，セラピストに欲求不満がつのることが多かった。

　クライエントがそれを開始したときには，セラピストや他のグループ・メンバーたちが問題解決に加わることがよく起こり，結果としてまたもや主導権争いが起きて，お互いに欲求不満がつのることになった。さらに，問題解決アプローチには他にも不利な点があった。問題解決が創造性を引き出すことはまれで，それは未解決の問題についてのクライエントのその時点での見方に依存する場合が多

い。実際，それは典型的な場合，失敗に終わった過去の問題解決の試みのすべてをクライエントが説明する結果を生み，そのためにますますクライエントのやる気を失わせることになる。

どのようにして欲求不満が創造性につながったか

　SFTを学ぶプロセスで，我々のチームのセラピストたちはたびたび行き詰まった。クライエントが期待されているようにミラクル・クエスチョンに答えなかったときや，クライエントが（例えば，宝くじに当たる，背が伸びる，係争中の親権停止にもかかわらず自分の子どもの養育権を保持するというような）一見したところ獲得できそうにないゴールを彼らが獲得する援助を，セラピストにしてほしいと述べたときには，セラピストはもがき苦しんだ。外部からの命令にもかかわらず，クライエントがグループの話し合いに参加したがらないときもあった。また，セラピストの質問に，クライエントが皮肉をこめて返事をしたときもあった。

　やがて，必要なときにはいつでも，グループの休み時間中にセラピストが指導を求めることができる，標準的なやり方が確立された。これがちょっとした相談のための時間になったし，多くの自発的な介入が創造される時間にもなった。

　効果的なものもあれば，そうでないものもあった。それでも，結果にかかわらず，スタッフたちは，ミラクル・クエスチョンの基本的な要素と，彼らが試みたいろいろな介入の基礎を形作る基本原則についての理解を深めていった。セラピストたちは，自分の明らかな失敗と欲求不満を，自分の知識とスキルを深める機会として考えはじめた。これが，このアプローチのアートとしての質についての，セラピストたちの最初の実験となった。

　これらの問題を防ぐために私がセラピストたちに提案した介入は，ミラクル・クエスチョンの基本的な要素に基づいていた。これにより結果として，グループの話し合いが問題解決から離れて問題の向こう側へと自発的に移行し，そこで，グループ・メンバーとセラピストがお互いに，解決されている問題を探究することができるようになった。セラピストたちは，最初，介入の結果にびっくりした。しかし，奇術師見習いと同様に，自分で効果的に介入を再現したり，自分自身の介入を作り出したりするには，その前に彼らは介入の基礎を理解しなければならなかった。

ミラクル・クエスチョンの背後にある原則

　この時期に作り出された介入のいくつかを説明する前に，ミラクル・クエスチョンの基本的な要素を振り返ってみることは有益であろう。ミラクル・クエスチョンは偶然の出来事から生まれた。インスー・キム・バーグは，クライエントが示唆したことでこの介入を初めて実験したのだが，そのクライエントは「たぶん，奇跡しか役に立たないでしょうね」と言ったのである（DeJong & Berg, 1998, p. 77）。バーグと彼女の同僚たちはすぐにこの考え方が持つパワーを発見し，クライエントを促して，問題が解決されれば生活がどのようになっているであろうか，を想像させるようになった。スティーブ・ディ・シェイザー（de Shazer, 1988）は，当初は次のような言い回しでミラクル・クエスチョンを使った。

　　　ある夜，あなたが眠っている間に，奇跡がおこり，この問題が解決されたとします。あなたに，どうやってわかるでしょうか？　何が違っているでしょうか？　あなたのご主人にそれについて一言も言わないとき，彼にはどうやってわかるでしょうか？（p.5）

別の著者たちも同じような言い回しでこの介入を記述している。第1章で言及したように，ピーター・ディヤングとインスー・キム・バーグ（DeJong & Berg, 1998）は，次の言い方を推奨している。

　　　これから変わった質問をします。今夜あなたが眠っていて，家中寝静まっている間に奇跡が起こったとします。あなたがここにいらしゃることになった問題が解決するという奇跡です。でもあなたは眠っていたので奇跡が起こったことを知りません。そこで明日の朝，目が覚めたときにどんな違いから奇跡が起こって問題が解決したとわかるでしょうか。（p. 77-78，邦訳102頁）

　五つの重要な要素がミラクル・クエスチョンを構成している。これらの要素の一つでも欠けると，質問の有効性の一部が失われる。1番目の要素は，クライエントにとって何らかの重要性があり，自然には起こらない思われる変化が起こる，という概念である。この要素は，「奇跡が起こる」という言い回しの中に表現されている。これは，以前は達成不可能であった変化がおこる可能性があり，何らかの点でその変化はクライエントにとって有意義であろう，という考えをもたらす。ある出来事が，もともと人を魅了する価値があり，他の方法では達成できないと認められていなければ，人々はめったにそれを「奇跡」と呼びはしない。

American Heritage College Dictionary（1993）では，奇跡という言葉を「感心し畏敬の念を起こさせるもの」と定義している（p.870）。

　2番目の要素は，その奇跡は何か，についての基本的な理解である。奇跡はほとんどの場合に「あなたがここに来ることになった問題が解決される」と文献では定義されている。この言い回しは，治療を求めている理由がはっきりしているクライエントにとっては，たいへん効果的である。これらのクライエントたちは，（例えば，有能な親としての能力，人間関係で幸せになれる能力，誘惑に直面したときに薬物を使わないでいることができる能力，といった）現在彼らが自分には欠けていると見ている，ある特性やスキルを探していることが多い。最初は治療に対して外的に動機づけられているクライエントと協働作業するのは，より挑戦的な課題である。これらのクライエントは，自分には変わる必要などは何もないし，単に，紹介元を満足させるだけのために自分はここにいなくてはならない，と述べる場合が多い。クライエントの望む奇跡を明らかにするために，さらに追加して質問することが，このような状況で効果的なことが多い。この質問なしでは，クライエントはミラクル・クエスチョンにより混乱するかもしれないし，セラピストは介入が明らかに失敗だったと欲求不満に陥るかもしれない。以下は，クライエントの奇跡を明確にするのに効果的であると思われる類の質問を示す例である。

　この事例のクライエントは，ネグレクトのために子どもが自分から引き離された後で，治療のためにケースワーカーにより紹介された。クライエントの2歳の子どもは，近所を一人でうろついているのを発見されたが，後に，クライエントは酔っていて，自分の子どもが行方不明だったことに気づいていなかったことが判明した。

セラピスト：それでは，どうして，今日あなたはここにくることになったのですか？

クライエント：わからないわ。ケースワーカーが，私が行かなくちゃいけないと，ただ言ったのよ。彼女は誰にでも，自分の子どもを取り上げられたときは，アルコールの講習に行かせているんじゃないかしら。

セラピスト：あなたがここに来た結果として，ケースワーカーがどんなことを見たいと望んでいると，あなたは思いますか？

クライエント：何も。私には問題はないので，見るものは何もないわ。ただケースワーカーに，私がここに現れたことがわかればいいのよ。

第4章 たくさんのミラクル：ミラクル・クエスチョンの適応と応用 99

セラピスト：あなたが現れたことがケースワーカーにわかったら，あなたにとってどんなことが違ってくるでしょうか？

クライエント：何も。私は，こういったことを全部やらなくちゃいけないだけ。そうしたら，私は子どもたちを取り返すことができるの。

セラピスト：次の質問がばかげた質問に聞こえたら，失礼を許して下さい。しかし，子どもを取り戻すために，何故あなたがそんなに一生懸命努力しているのだろうか，と私は不思議なのです。そうしようとしない親がたくさんいます。特に，自分には問題がないと思っている場合は，そうなのです。

クライエント：〔驚いた表情〕私は子どもたちを愛しているの！　子どもたちのためなら何でもするわ！　私の人生で子どもたちがいない生活なんて，想像できないわ！　言われたことの一部しかしない，という選択の自由はないんです！

セラピスト：ケースワーカーは，あなたがどれほど子どもたちを愛しているか，そして，よい親であろうと，あなたがどれほど努力しているか，知っていますか？

クライエント：いいえ。ケースワーカーと話すと，とても腹が立つの。彼女には全然わかっていないわ！

セラピスト：ケースワーカーがあなたについてこういったことを知ったなら，それでどんなことが違ってくるでしょうか？

クライエント：彼女の表情が少しは明るくなるかもしれないわね。それから，私たちは話し合うことができるかもしれないわ。彼女のそばにいるときには，冷静になって，大切なことに集中し続けるのが，とっても難しいんです。

セラピスト：あなたがそうすることができて，ケースワーカーに，あなたが自分の子どもたちについて本当はどんなふうに感じているかがわかったとしたら，それは奇跡でしょうか？

クライエント：本当にそうね！

　このやり取りは，（自分の子どもの養育権を回復することという）外的な権力によって決められている出来事から（ケースワーカーと対処しているときに自分の感情をコントロールする能力という）クライエントが望んでいる特性にクライエントが進んでいくのを，セラピストがどうやれば援助できるかを示している。セラピストは今や，クライエントにとって奇跡がどんな姿をしているだろうか，ということにクライエントが焦点を合わせる援助をすることができる。

今夜あなたが眠っている間に，奇跡が起こると想像してみて下さい。奇跡は，あなたがケースワーカーと対話するときに，子どもたちのことと，あなたにとって大切なことに集中し続ける能力を突然持つようになっている，ということです。しかし，あなたは眠っていたので，奇跡が起こったことを知りません。そこで，明日の朝あなたが目を覚ましたときにどんなことが違っていて，奇跡が起こって，あなたがこの新しい能力を持っていることが，あなたにわかるでしょうか？　ケースワーカーは，あなたについてどんなことに気づくでしょうか？

　ミラクル・クエスチョンの3番目の要素は即時性である。奇跡は，今夜起こることとして，そして，普通に起こるであろうという設定の中で，記述される。これが保証するのは，普通に起きていることで，周囲に手がかりが存在するだろうということであり，この手がかりにより，すぐに変化する可能性をクライエントが後から連想することができる。クライエントは翌朝起きて，遊び心で「ふーん，いったい，奇跡が昨夜起こったのだろうか？」と思うかもしれない。これが強く示唆するのは，変化はいつでも起こり得るし，実際に起こるということと，起きているかもしれない奇跡の証拠を見つけようとクライエントが小さな変化を探すのは賢明なことだろう，ということである。これにより，クライエントの変化への注意深さが増す。即時性の感覚がなければ，周囲にある手がかりは，ずっと後になって存在することになるであろう。周囲の手がかりが存在するときになるまでは，クライエントは違いを探すことを忘れているかもしれないし，その結果，もっと小さな日々の変化を見逃すかもしれない。
　4番目の要素は，奇跡が起こったことにクライエントが気づいていないことである。クライエントに，彼らは眠っていたので奇跡が起こったことに気づいていない，と強調することは重要である。この細かな部分を描写しないと，クライエントが見つけるものは何もない。
　このことが直接，5番目の要素につながる。それは，奇跡が起こったことを示す証拠のわずかなしるしを入念に探すように，クライエントを励ますことの重要性である。この要素はセラピストが次のように質問することで明らかにされることが多い。すなわち，「どうやって，奇跡が起こったことが，あなたにわかるでしょうか？」，または，「どんなことが違っていて，この奇跡が起こったことが，あなたにわかるでしょうか？」という質問である。関係性の質問も，他の人々がクライエントの中に気づく変化を明確にするのに使われる。そのような質問は，

「そこで、あなたの奥さんにどんなことが見えて、今朝は何かが違うことに気づくでしょうか？」というものや、「あなたの猫がどんなことに気づいて、今日はあなたの様子が違うことが、猫にわかるでしょうか？」というものかもしれない（家族のペットを含む関係性の質問をするのは、他の家族が気づかないような小さな変化を引き出すのに、非常に効果的な方法である。これは、子どもに対して使うのと同じくらい、大人に対しても効果的である）。

ミラクル・クエスチョンと、その中に含まれている要素は、SFTの基礎である。これらの要素なしでは、セラピストは、クライエントが問題の向こう側に到達する援助をすることができそうにないし、SFTの本質とパワーを把握しているとは言えない。ミラクル・クエスチョンとその要素をしっかりと理解した結果として、セラピストはそこで、クライエントを魅了する目的地をクライエントが創り出す援助をすることができる。クライエントはそこで、目的地から振り返る作業をして、「解決を見つけるためにどんな最初の一歩が必要か」を明確にすることができる。そして、「(奇跡が) クライエントに、自分の人生が**将来**どう変わるかを示し、それにより、自分の人生が変わる**可能性がある**という希望をクライエントに与える」(Berg, 1994, p. 100)。スティーブ・ディ・シェイザー (de Shazer, 1994) は、「『ミラクル・クエスチョン』は、治療の (未来の) 成功の周りにセラピストとクライエントをつなぐ架け橋を建設しはじめる方法である」と述べている (p.95)。

クライエントは、一見したところでは小さな変化が、自分や周囲の人々に対するきわめて大きな影響をどのようにして与えることができるかを、知ることができる。彼らは、このプロセスの間に元気づけられ、興奮状態になる。希望が見つかり、変化は可能であると認知されるが、これはそのときが初めてのことが多い。最初は外的に動機づけられただけのように見えたクライエントが、有意義で獲得可能な奇跡を得ようとして努力し始める。

ミラクル・クエスチョンの要素を応用する

原形のミラクル・クエスチョンの代わりになるようなものはほとんどない。実際、代わりの介入を創り出すよりも、単に、直接的にミラクル・クエスチョンをする方が、多くの場合に一番効果的である。しかしながら、創造的になることが非常に有益であった機会が何度かあった。このような創造性を効果的に発揮するためには、セラピストは各要素の重要性と目的をしっかりと理解しなければならない。これが目的を伴う自発性の本質である。以下は、我々が創り出した介入の

うちのほんの一部である。

魔法のドア

魔法のドアの質問は，次のように尋ねる。

> 今日ここを去る時間になり，ドアを通り抜けて家に帰っていく，と想像してみて下さい。しかし，そのドアは魔法のドアで，それを通り抜けるときに，あなたは贈り物を受け取ります。贈り物とは，あなたがここに来ることになった問題がなくなること（か，前に話し合ったような，その代わりとして定義された奇跡）です。ドアが魔法の力を持っていることに気づいていないので，この贈り物が与えられたことに，あなたは気づいていません。家に帰るためにご自分の車かバスに乗るとき，どんな変化に気づいて，何かが違っていることが，あなたにわかるでしょうか？

この介入はミラクル・クエスチョンの要素のすべてを含んでいる。これは，有意義で自然には起こりそうにないと理解される変化，明確に定義された贈り物，即時性の要素，贈り物が与えられたことを知らないこと，そして，贈り物を受け取ったことを教える小さな変化を見つけるように要求すること，という概念を含んでいる。しかし，環境からの手がかりが，クライエントの普段の環境ではなく，機関へと結び付けられているので，この介入はミラクル・クエスチョンよりは弱い。クライエントが質問にあるドアを通過するたびに自然な合図が提供されはするが，治療のゴールは，クライエントが治療を終えて自分の生活に戻っていくことである。

この介入は，ミラクル・クエスチョンがすでになされていて，クライエントやグループがミラクル・クエスチョンは冗長だと感じているときに，有益かもしれない。時々こういうことが起こるが，それは，自分がどんな変化を望んでいるか，クライエントに確信がなくて，クライエントが本当に望んでいることを探究する前に，セラピストがミラクル・クエスチョンに進んだときである。次のやり取りが，これが起こる可能性がある状況を説明している。

セラピスト：それでは，どうして，今日あなたはここにくることになったのですか？

クライエント：何も。ケースワーカーが，私が行かなくちゃいけないと，ただ言ったのよ。彼女は誰にでも，自分の子どもを取り上げられたときは，ここに

送るようにしているんじゃないかしら。
セラピスト：あなたに変わった質問をしたいと思います。今夜眠っているときに奇跡が起こると，想像して下さい。その奇跡は，あなたがここに来ることになった問題が解決しているということです。でも，あなたは眠っていたので，奇跡が起こったことを知りません。明日の朝あなたが目を覚ましたとき，どんなことから，奇跡が起こって，この問題が解決していることが，あなたにわかるでしょうか？
クライエント：私の子どもたちが家にいるでしょう。
セラピスト：どうやって，それがわかるでしょうか？
クライエント：隣の部屋で子どもたちが喧嘩しているのが聞こえると思うわ。
セラピスト：子どもたちが家にいると，あなたと子どもたちにとって，どんなことが違ってくるでしょうか？
クライエント：私たちはただ，普通に生活を続けていると思うわ。また一緒に暮らしているでしょう。
セラピスト：あなた方がまた一緒に暮らすようになると，どんなことが違ってくるでしょうか？
クライエント：わかりません。ただ，それが普通でしょう。

　会話のこの流れは，ケースワーカーと裁判官が子どもたちを親の許に戻すかどうかによって決まる，表層的な奇跡につながることになる。さらに，子どもたちが明日の朝には家にいるということはありそうにないし，そのため，夜中に親がどんな変化を起こそうとも，奇跡は起こりそうにない。この奇跡は外的なことに基礎を置いており，即時性の要素を失っている。非常に熟練したセラピストであれば，おそらくこの会話を有意義に続けていくことができるであろうし，希望する特性やスキルをクライエントが確認する援助を，きっとすることができるであろうが，初級や中級レベルのセラピストの場合は欲求不満に陥り，この時点であきらめるかもしれない。このジレンマを避けるアプローチの一つは，このクライエントにミラクル・クエスチョンをする前に，（例えば，良い親であること，家族からの信頼を増すこと，といった）クライエントが希望する特性やスキルを明らかにするように意図された一連の質問を活用することであろう。しかし，一度，ミラクル・クエスチョンを尋ねてうまくいっていないときには，クライエントがどんな具体的な特性を得ることを望んでいるかをセラピストが明確にしたならば，魔法のドアの質問を効果的に使える可能性がある。

とりつかれたタイムマシン

とりつかれたタイムマシンの介入は，次のように尋ねる。

> あなたがタイムマシンに乗り込んでいるところを想像してみて下さい。このタイムマシンはあなたを，正確に今日から1年後（か，やがてやってくる未来のある別の時点）の未来へ連れて行きます。しかし，このタイムマシンは，「とりつかれている」のです。タイムマシンは，それに乗って旅行する人には誰でも，未来のその人にとって，世界を全く変えてしまうような特性やスキルを与えることが好きなのです。タイムマシンから降りるときに，どんなことから，タイムマシンがあなたにこの特性を与えたことが，わかるでしょうか？

この介入はミラクル・クエスチョンの要素の多くを含んでいる。これは，有意義で自然には起こりそうにないと理解される変化，贈り物が与えられたことを知らないこと，そして，贈り物を受け取ったことを教える小さな変化を見つけるように要求すること，という概念を含んでいる。しかし，明確に定義された変化はないし，即時性の概念が欠けている。明確に定義された変化がこの介入には欠けているために，クライエントは，創造的になり，自分が望めば何でも持てるならば，どんな特性やスキルを選んでいるだろうか，ということを決めるために考えを拡げるように励まされる。自分が現在ほしいものは全て持っていると言って，治療で彼らに何ができるかを確認するのに苦労しているクライエントに対しては，これは有益かもしれない。これは会話を，普通の世界から抜け出て，空想科学小説の世界の中へと連れて行ってくれる。この遊び心豊かな性質のため，この介入は青年期の人々に特に有益である。この質問をすると，クライエントは微笑むのが普通である。しかし，変化は未来の特定の時点まで起こらないと予定されているので，この介入は即時性を暗示することがないし，そのため，すぐに気づく環境にある手がかりという利点を消している。しかし，ひとたび特性が確認されて，その特性を獲得することによる違いが話し合われれば，欠けている要素を確保するために，ミラクル・クエスチョンをフォローアップとして使用することができる。

魔法をかける／贈り物を与えるセラピスト

この介入は次のように尋ねる。

このセッション中のあるときに，私があなたに魔法を使って贈り物をする（か，魔法をかける）と想像してみて下さい。贈り物とは，あなたがここに来ることになった問題がなくなるということ（か，前に話し合ったような，その代わりとして定義された奇跡）です。しかし，この贈り物があなたに贈られたことに，あなたは気づいていません。家に帰るためにご自分の車かバスに乗るとき，どんな変化に気がついて，何かが違っていることが，あなたにわかるでしょうか？

　この介入は，ミラクル・クエスチョンの要素のすべてを含んではいるけれども，ミラクル・クエスチョンの持つ強さが少し欠けている。これは，有意義で自然には起こりそうにないと理解される変化，明確に定義された贈り物，即時性の要素，贈り物が与えられたことを知らないこと，そして，贈り物を受け取ったことを教える小さな変化を見つけるように要求すること，という概念を含んでいる。しかし，魔法のドアの介入と同様に，これも，環境からの手がかりが，クライエントの普段の環境ではなくてセラピストに結びつけられているという弱さをもっている。この介入は，クライエントがセラピストに専門家の役割を与えて，セラピストが問題を「解決する」ことを期待しているときに，有益かもしれない。この立場にいるセラピストは，クライエントをエンパワーして，クライエントが自分自身を変化の担い手とみなすように，あらゆる努力をするのが賢明ではあるが，これがいつも可能なわけではない。介入の結果として起こる変化は自分の功績であるとクライエントが思うように援助しながら，クライエントがセラピストに与えた役割については名誉なことであると敬意を示すための格好の練習台に，この介入法がなるかもしれない。このように介入を組み合わせることが，このセラピスト／クライエントの力関係を変える上でかなり効果的である可能性がある。

セッションの終わりまで早送り

　この介入は次のように尋ねる。

　　このセッションが終わり，建物から歩いて出ていっているところを想像して下さい。ご自分の車か，バスに乗ろうと向かっているときに，突然，あなたが今日グループから得る必要があったことを本当に得たこと，つまり，グループは時間の浪費ではなかったことに，あなたは気づきます。どんなことから，何か有益なことを得たことが，あなたにわかるでしょうか？　家に帰

ったとき，あなたの周囲にいる他の人々（配偶者，家族）がどんなことに気づいて，今日グループに行ったのは有益であったことが，彼らにわかるでしょうか？

　この介入はミラクル・クエスチョンの要素の一部を含んでいる。これは，有意義な変化だが自然には起こりそうにないと理解されるか否かは不明な変化，即時性の要素，贈り物が与えられたことを知らないこと，そして，贈り物を受け取ったことを教える小さな変化を見つけるように要求すること，という概念を含んでいる。「グループは時間の浪費ではなかった」と，ただ漠然と変化が定義されたので，クライエントは，自分が適当だと思うように，これを応用することができる。ある人々にとっては，これは，自分が探していたものを受け取ったことを意味するかもしれない。他の人々にとっては，これは，彼らが必要とするサポートを受けたことかもしれない。これは，治療のやり取りからクライエントが何を得たいと望んでいたのか，セラピストが疑問を持っている場合に，個人やグループの環境で有益な介入となる。

　（例えば，ごくわずかしか言葉で参加しないといった）セラピストが期待するのとは異なるやり方でクライエントが行動するときに，セラピストは欲求不満に陥るかもしれない。この介入は，クライエントを励まして，何が自分に必要で，何がこの時間を有益なものにするだろうか，と疑問を持たせる。そして，クライエントが治療プロセスから必要とするものを得ている場合に彼らが行動する様子についての，セラピスト自身の思い込みを脇に置くように，セラピストに挑戦する。セラピストが後で知ってよく驚かされるのは，クライエントは，セッションから自分が望むことを得ていて，セッションが非生産的だったと言うセラピストとは，異なる見解を持っているかもしれない，ということである。しかし，この介入は，クライエントが治療に来ることになった問題がひとたび解決されれば彼らにとって何が違うだろうか，ということではなく，グループの終わりではクライエントにとって何が違うだろうか，ということに限定される。この制約のために，これをミラクル・クエスチョンの代わりに使うのは効果的ではない。

魔法の杖

　魔法の杖による介入は，一般的にグループの導入時の質問として使われるが，次のように尋ねる。

自分自身について一つ変えることができるとしたら，それは何でしょうか？

　この質問はミラクル・クエスチョンの要素を何も含んでいないし，そのような介入の代わりの質問としては使えない。これは，クライエントがどのような特性やスキルを獲得することに興味を持っているかを発見するための，一般的な方法として使われる。グループや個人の環境で，ミラクル・クエスチョンをするための舞台を整えるのに，この質問は役立つ。この質問が効果的であるためには，セラピストは，どのような答が返ってきてもそれを扱う態度がなくてはならない。例えば，次のようなやり取りが起こるかもしれない。

セラピスト：自分自身について一つ変えることができるとしたら，それは何でしょうか？
クライエント：もっと背が高いことかな。
セラピスト：今より背が高ければ，あなたにとって，どんなことが違ってくるのでしょうか？
クライエント：他の人々が私をもっと尊敬するだろうし，見下したりしないだろう。

　新人のセラピストに共通する間違いは，クライエントの答を狭めたり，限定したりすることであろう。この状況にいるセラピストは「答は，何かあなたがコントロールできるものでなければなりません」と言って，このクライエントの答を限定するかもしれない。解決志向の質問方法を使うセラピストは，常にクライエントの答を受け入れ，創造性を発揮するように促すべきである。クライエントの答を限定したり，制限したりする試みはどんなものでも，解決に至る可能性のある道筋を見失う結果になりかねない。自分は今より背が高いだろう，というクライエントの答を受け入れることでセラピストは，このクライエントにとって価値がある（他の人々から尊敬されていると感じる）特性を発見することができた。そこで，セラピストは次のようにミラクル・クエスチョンを尋ねることができる。

　　今夜あなたが眠っている間に，奇跡が起こると想像してみて下さい。その奇跡は，突然，あなたは他の人々から尊敬されていると感じることです。しかし，あなたは眠っていたので，奇跡が起こったことを知りません。そこで，

明日の朝あなたが目を覚ましたときに，どんなことが違っていて，奇跡が起こって，あなたが尊敬されていることが，あなたにわかるでしょうか？

魔法の杖があっても自分は何も変えないだろうと答えるクライエントに，セラピストが出会ったことがある。この場合は，次のようにこの介入を言い換えることが役立つかもしれない。

この魔法の杖は，あなたの特性のすべてを奪い取ってしまう力を持っているのですが，ただ一つ，あなたにとって一番大切なものは残してくれる，と想像してみて下さい。どんな特性があなたに残っているでしょうか？

これは，余分な特性で付け加えるものは何もないだろう，と言うクライエントの説明に敬意を払った，丁寧な方法である。しかし，これは，自分はどんな特性に現在価値があると思っているか，そして，自分と周囲の人々にとってこれらの特性がどんな違いを生むかをクライエントが明確にする援助をするという，この介入がもともと持つ能力は保持している。

特性ショッピング

この介入は次のように尋ねる。

あなたがショッピング・センターにいると想像してみて下さい。しかし，このショッピング・センターでは，特性とスキルしか売っていません。あなたは何も買うつもりはありませんが，店を見て回っているうちに，何かを見つけて，それなしではとても生きていけない，と思います。あなたは何を買うでしょうか？　あなたが家に帰ったとき，家族（または他の人々）は，あなたのどんなところが違っていることに気づいて，あなたがこれを買ったことがわかるでしょうか？

この介入はミラクル・クエスチョンの要素の一部を含んでいる。これは，有意義な変化だが自然には起こりそうにないと理解されるか否かは不明な変化の概念を含んでいる。しかし，この介入は，明確に定義された変化が欠けている。このためにこれは，どんなスキルや特性が自分に望ましいかを，クライエントが発見するのを援助するための有益なツールとなる。このシナリオでは，特性を購入したので，クライエントは変化が起こったことを知っている。これが，クライエントにとっての発見という要素を妨げることになる。しかし，クライエントが帰宅

第4章　たくさんのミラクル：ミラクル・クエスチョンの適応と応用　109

したときに，家族がどんなことに気づくかを尋ねるという要素を追加することで，この要素が再び導入される。提案された出来事が直ちに起こるか否かは明確でないので，即時性の概念は存在しない。しかし，これは，治療終結後も存在する自然な環境にある手がかり（ショッピング・センター）を，きちんと含んでいる。

　希望する特性が発見されたならば，欠けている要素の大部分を確保するために，この介入に続けて魔法のドアの介入を使うことができる。これは，次のような言い回しになるだろう。

　　　さて，ショッピング・センターを去る時間になり，買物袋にあなたの特性を入れて正面玄関を歩いて通り抜けている，と想像してみて下さい。しかし，あなたにはわからないのですが，そのドアは魔法のドアなのです。それを通り抜けるときに，袋の中の特性があなた自身に組み込まれます。家に帰るためにご自分の車かバスに乗ったとき，どんな変化に気がついて，何かが違うことが，あなたにわかるでしょうか？

　これらの介入を組み合わせることで，欠けている唯一の要素は即時性の要素ということになる。

未来からの電話

　この介入は，扶養する子どものいる親たちに次のように尋ねる。

　　　あなたのお子さんが30歳の誕生日を迎えているところを想像して下さい。電話が鳴り，それは大人になったあなたのお子さんからで，あなたが想像できる限りの最高の親だった，とあなたに言うために電話してきています。あなたのお子さんは，あなたからどんなことを学んだので，自分の人生がすばらしく違ったものになった，と言うでしょうか？

　この介入は，親たちのグループの環境で，または，個人の環境でクライエントが自分の子どもたちの人生に肯定的な影響を与えたいという願望を表現したときに，一般的に用いられる。この介入はミラクル・クエスチョンの要素の一部を含んでいる。もしもクライエントが，自分がありたいと望むような親ではないと，現在の自分自身をみなしているのなら，これは有意義な変化の概念を含むかもしれない。この場合にこの介入は，明確に定義された変化，変化が起きたことを知らないこと，そして，変化が起こったことを教える小さな変化を発見するように要求することを，きちんと含んでいる。しかし，この介入では，即時性の概念は

保証されていない。というのは，変化が起こった正確な時間は，不明だからである。クライエントは，自分の子どもが30歳になったときにフィードバックを受けることになる。変化は今日起こるかもしれないし，そのうち，未来のある時点で起こるかもしれない。この未知という要素は，親が自分の子どもの視点から世界を見はじめるにつれて，クライエントを実際に励まして，変化の可能性に対してより注意深くなるようにさせるかもしれない。この介入は，希望する変化が持つ影響力と主観的な重要性を強める，潜在的な可能性を持っている。この介入は，もし，これがグループの環境で用いられて，よりよい親である必要性に親が気づいていないならば，クライエントを問題の向こう側に到達させる援助をすることにはならないだろう。

まとめ

　ミラクル・クエスチョンは，問題が解決されているところにクライエントが到達するように援助するための，驚くほど強力なツールである。そこに行けば，クライエントは変化が可能であるという希望を持つことができるし，未来から現在に橋を架けるためにどんな変化が必要か，についていろいろな考えを収集できる。ミラクル・クエスチョンの基本的な要素を理解することで，セラピストは自分の創造力を発揮して，クライエントの問題に具体的に対処することができる独自の介入を計画することが可能になる。このことが結果として，セラピストが予期せぬ出来事を扱い，当意即妙に考えることができる，より豊かな能力をもたらす。ミラクル・クエスチョンの可能性は無限であり，制限されるのは，基本的要素についてのセラピストの理解と彼ら自身の創造性によってのみである。

第5章

ミラクルを持続させる

夢は目的地ではなく、旅路である。

作者不詳

　この章では、再発予防という問題志向の概念を我々が解決志向の取り組みに統合した方法を説明する。

　薬物乱用の治療に関する書物を開いてみれば、大多数においてクライエントの長期的な成功の可能性についての厳しい記述が見られる。「再発」は、依存の自覚的慢性化や再発予防の重要性についての多数の引用文献を持つほとんどの項目の中に、容易に発見される。多くの著者が、生涯にわたる治療やサポートの必要性を強調している（匿名断酒会（Alcoholics Anonymous），1975；Forrest, 1984, 1997；Wegscheider, 1981）。再発の深刻さのために、書物全体をその予防に当てている著者ら（Gorski & Miller, 1982；Marlatt & Gordon, 1980, 1985）もいる。

　クライエントの薬物乱用の再発（または、何か他の問題の再発）の結果の深刻さにもかかわらず、**再発**という用語はSFTに関する書物の索引にはまれにしか見つからない。その用語があるときは、問題志向の言語と解決志向の言語の対比や、クライエントの後退に対するそれぞれのアプローチを説明する部分を指している（Berg & Miller, 1992；Berg & Reuss, 1998）場合がほとんどである。（問題、または、問題の再発という）ある言語にとってとても中心的なことが、この対照的な言語では意図的に欠落しているか、ほとんど取り扱われないということが、ここでも再び見受けられる。

　それは、不注意から欠落しているのではなく、希望する未来に焦点を合わせたときには、必要性がないからである。残念ながらこれにより、問題志向の環境において働いている解決志向セラピストと機関に難題が課されることになる可能性がある。というのは、紹介元は再発予防を唯一の目的として紹介してくる場合が

多く，監督機関は，クライエントが確実に適切な再発予防のスキルの訓練を受けているかを監視する場合が多いからである。したがってもう一度，解決志向セラピストは，これらの他の機関や紹介元が何を必要としているかを聞くことに熟練し，クライエントとの解決志向の取り組みがこれらのニーズに応えていると，彼らに効果的に伝えることに熟練していなくてはならない。

焦点を変える

再発予防の概念は，自覚されている何らかの慢性状態に取り組む際には，ありふれたものである。再発は，ハイリスク状況に適切に対処するためのスキルがクライエントに欠けていることの直接的な結果である，と信じられている（Marlatt & Gordon, 1985）。この必要な対処スキルを持っていないと，問題行動の再発はすぐにでも起こると考えられている。

再発予防における一般的な介入は，問題行動再発のきっかけとなる可能性のあるハイリスク状況を予測し，それからネガティブな行動の再発を予防するための対処戦略をクライエントが作り出す援助をすることである。これは結果として，常に存在する問題行動再発の可能性のために，ハイリスク状況に対して予測し準備することに治療の焦点を合わせることになる。そこで，クライエントの主たるゴールは，問題行動の再発を避けることになる。

クライエントは，このような問題への焦点合わせに起因する，一種の過度の警戒心を述べることがある。というのは，将来，全く予期されていないときに戻ってくる，自覚的な「敵」に対して警戒することが必要だからである。さらに，クライエントはこの回避という目標を完全に達成することは決してあり得ない。なぜなら，それ（回避というゴールの達成）は，過度の警戒心を捨てて，望ましくない行動が再発する危険を冒すことを意味することになるからである。この終点に到達できないこと自体が問題となり，ひどく消耗させることになりかねない。匿名断酒会（1976）によれば，人々が「問題に焦点を合わせると，問題が増す」（p. 451）。さらに続けて，解決も同様に機能すると書かれており，それ故に，長期的な成功を確実にするために焦点を変える必要性を示唆している。

SFTが基づくのはこの基本原則であり，それは匿名断酒会のメンバーによって発見され，受け継がれてきた。それには，人々が「答に焦点を合わせると，答が増す」（匿名断酒会, 1976, p. 451）とだけ書かれている。この単なる焦点の変化（未来への焦点合わせにシフト）が，変化の持続に対して劇的な影響力を持つ可能性がある。

可能性のある災難に備えるよりも，希望する未来に人々が焦点を合わせるのは，一般的ではないが，上手に危機に対処している人々の多くが，このライフスタイルの良さを証明している。例えば，終末期の病気を持つクライエントが私（TP）に語ったのは，人生を楽しむのが大切だと病気が自分に教えてくれたことと，大切なことに対する感謝の念を新たに見つけたことである。彼らの焦点は，死を恐れることではなく，生きることに合わされた。彼らの問題は総体的な見方の中に位置づけられ，もはや，ひどく消耗させられることはなくなったのである。

この未来への焦点合わせは，クライエントが将来の計画を立てて旅路を楽しみながら同時に行うであろう日々の持続的な取り組みを，否定するわけではない。それでも，このアプローチにより（疲れさせて，人を無力にする可能性のある）過度の警戒心と恐怖心の必要性がなくなり，クライエントが思慮深く，目的をもって人生の問題に対応することを可能にする。ひとたびクライエントが変化を味わい，ミラクル・クエスチョンが提供する力を持つならば，彼らはこの変化を持続させようとする強い意欲を持つのが普通である。自分の資源を確認する手助けとなる未来指向の質問をされることで，彼らは目的をもって将来の問題に対処することができる。この焦点の変化はセラピストの熟練した質問の結果であるが，その質問が，クライエントが将来の人生の問題（「道路のでこぼこ」）に何とか対処するために，自分が今持っている資源を明らかにする援助をし，確実に彼らの奇跡が現実になり，かつ持続するようにする。

緊急時用車載工具セット

「緊急時用車載工具セット」（Charlie Johnson, 私信, 1993；Johnson & Webster, 2002）は，潜在的な問題に対処するために，自分が現在持っているツールをクライエントが発見する援助をするために我々が使うアナロジーである。これを対話の中で使う場合は，次のやり方が一番効果的であることがわかっている。

セラピスト：次の質問が奇妙に聞こえそうなのはわかっていますが，とにかく今からあなたに尋ねます。よろしいですか？
クライエント：いいですよ。
セラピスト：あなたの車のトランクの中には，何が入っていますか？
クライエント：私の車のトランク？
セラピスト：そうです。そこには何がありますか？
クライエント：ええと，トレーニング用のバッグと，姉の家に持って行かなくて

はいけないものが一箱入っています。

セラピスト：他には？

クライエント：ふーむ。ガス缶，毛布，スペアタイヤ，ジャッキがあります。救急箱と懐中電燈もあると思います。

セラピスト：あなたは，かなり用意周到のようですね。なぜ，そういったものをそこに入れているのですか？

クライエント：それは，誰だって持っているものですよ。

セラピスト：あなたは，緊急事態を経験するつもりですか？

クライエント：いいえ〔笑い〕。そういったものを持たずにコロラドで生活するとしたら，その人は，本当にかなり愚かな人ですね。

セラピスト：あなたは，問題がおこる可能性についてよく考えますか？

クライエント：いいえ。何かが起こりそうな場合に備えて，必要なものを自分が持っていることがわかっていますので，その必要はないでしょうね。トランクに何かを移しているときに，ふと気がつくときを除けば，私はそれについて考えさえしません。

セラピスト：ふーむ。あなたは，自分の奇跡に到達するように本当に頑張ってこられました。そこで私は，道路ででこぼこにぶつかった場合に備えて，あなたはどんな種類の「緊急時用のもの」を持っているのかな，と思っています。あなたが素早く問題を解決して，元の道に戻ることができるのがわかっている，といった類の自信を，何があなたに与えてくれることになるのでしょうか？

クライエント：わぁあ，私はそんなことを考えもしませんでした。車のトラブルのために準備しているのならば，人生のために準備するのも道理にかなったことでしょうね。だって，それはもっとずっと大切なことですから。

セラピスト：それで，どう思われますか？

クライエント：ええと，私には友人と家族がいます。彼らは，私が起こした変化をしっかりサポートしてくれますし，何かあれば，最初に私の側に来て，再び動けるようにしてくれるでしょう。いろいろと本も読んできましたし，自分のために時間もとってきました。そういったことが常に，自分が集中し，リラックスする助けになります。私には教会もあります。彼らは本当によい人々で，大切なことを私に思い出させてくれます。そして，子どもたちと過ごす特別な時間のために毎週，時間を割いているおかげで，自分の奇跡と家族に望んでいる生き方に基盤をおいた生活がこれからもできるだろう，と思

第5章　ミラクルを持続させる　115

っています。本当に一緒にいる時間を楽しんでいます。
セラピスト：それは，素晴らしいリストですね！　自分がこういった道具を持っていることを覚えていて，道路のでこぼこにぶつかった場合にその使い方を思い出す自信が，あなたにどのくらいあるのかな，と思っているのですが。1から10の物差しで（10は100％自信があり，1が全然自信がないとすると），あなたは，ご自分はどのあたりだと思われますか？
クライエント：ああ，私は本当に高いですよ。9くらいでしょうね。こういったことは，私がいつもしていることですし，自分の人生の一部になっています。ですから，これらは緊急事態のためにそこにあるだけではなくて，潜在的な問題からも私を守ってくれていると言えるでしょうね。

緊急時用車載工具セットの鍵となる要素

　緊急時用車載工具セットの介入には多くの治療的な要素がある。これは，準備の必要性を矮小化することなく，比喩的に，問題が起こる可能性は普通にあることだ，とする方法を提供する。クライエントはすぐに，道端で緊急事態になった場合に必要だと思われることについて，自分が考えたことがあったことに気づく。しかし，この準備が大変だとか，時間がかかると見なされるのはまれである。それはほとんどの場合に，自分や自分が気にかけている人々の役に立つ常識的な習慣だと見なされる。
　2番目の治療上の利点は，問題があったとしても，クライエントが持っている，自分の資源に対する自信と対処能力を目立たせることである。実は道端で緊急事態になる可能性について心配でたまらない，と言うクライエントに，私はまだ出会ったことがない。クライエントは頻繁に，不便さや欲求不満の原因になるかもしれないとその可能性を記述するが，それでも，これらの問題は，もし起こっても，何とか対処し，克服する彼らの能力の範囲内にあるのは明らかである。
　自分自身を「自動車のことは全くわからない」と評するクライエントでさえ，援助を求めて誰かを呼ぶ必要があるだろうという意味であったとしても，緊急事態に対処する自分の能力にかなり自信を持っていると述べる。問題を解決するために考えている方法の如何にかかわらず，彼らは準備ができている。最も重要なことは，たとえ自分が考えていた方法が失敗したとしても，大した影響は後に残らずに，その問題を切り抜けて生き抜くであろう，とクライエントから伝わってくることである。
　クライエントが賢明にも観察して気づいているのは，道路で起こる可能性のあ

るすべての緊急事態の準備をすることはできないとしても，それでも，問題を解決するために自分の資源を使う能力については，彼らは依然として自信を持っているということである。これには，誰かに助けや案内を頼むことを伴うかもしれないが，それも彼らが利用できるツールである。これは，クライエントが人生で覚えておくべき重要な教訓でもある。このアプローチの結果として生まれるのは，将来の問題を総体的な見方の中にとどめることである（つまり，不便さや自分のゴールへの一時的な障害とみなし，大変な危機や自分のゴールを断念すべき徴候とはみなさない）。

緊急時用車載工具セットの3番目の治療上の利点は，準備を通して，将来のエンパワメントにそれとなく焦点を合わせることである。アナロジーがクライエントに具体例を提供するが，それは，ちょっとした思慮深い準備が結果として，起こる可能性のある問題を処理する自分の能力への自信の感覚を生み，それにより，次には自分の目的地に注意を集中させることが可能になる，ということである。

起こりうる人生の問題にクライエントが対処するのを援助するときに，これは非常に貴重である。これは，将来起こりうる挑戦的状況に直面する心構えを十分にしておくために，彼らが問題の予防に恐る恐る焦点を合わせておかなくてもよいことを示している。自分が近い将来の状況に目的をもって反応する能力を持っていることがわかっているので，旅路を楽しむ自由が彼らに与えられる。これは，自分に心配や過度の警戒心が欠けていることが，悲しいほどに準備不足であることを必ずしも示すわけではないと，クライエントが理解する助けになる。実際，それは正反対のこと——彼らは普通にある道路のでこぼこを処理する能力について必要なスキルを持ち，自信があること——を示している。

緊急時用車載工具セットの4番目の治療上の利点は，トランクの中で忘れられていることが多いが，後に偶然の出来事で思い出される，緊急時用の必需品に対比させることである。効果的に将来の生活上の問題に対処することができる，クライエントが持つスキルと資源を確認することは，（問題行動を避けるというゴールとは違って）完了することができるゴールである。道端での緊急事態に備えて緊急時用の装備と必需品を準備するのと同様に，この課題には終わりがある。このことがクライエントに，自分の奇跡を獲得し，楽しむことに自分のエネルギーを集中させることを可能にする。

日常生活の間にクライエントは，時折これらの資源をふと見つけ，賢明な旅行者のように，それが必要な場合にすぐに使えるように，定期的にこれらの必需品の状態をチェックすることを思い出すであろう。このことが「忘れること」を普

通のことにする一方で，資源を思い出したときには「チェックすること」を強調することになる。クライエントは我々に，自分の車のトランクの中にある緊急時用装備に「ぶつかった」ときに，自分の人生のスキルについて考える，と言うことが多い。このことが，それほど実体のないスキルを現実に思い出すきっかけとなる合図を与えてくれる。

嫌々ながら訪れたクライエントの再発予防

　クライエントの中には，出現している問題の再発を予防する助けになるようなツールを必死に探して我々のところにやってくる者もいるが，クライエント全員にこれが当てはまるわけではない。治療を必要とすることになった最初の問題の定義について，紹介元と意見が一致しないクライエントが多い。結果として，これらの他の専門家は，自分がクライエントの生活にかかわることになった初期の問題行動にクライエントが戻るのではないかと，たびたび心配になる。クライエントは紹介元による問題の定義には同意しないかもしれないが，自分の人生が将来，今とは大きく違ってほしいということには，彼らも同意する。クライエントが自分の人生が違ってほしいと思っている様子を探究することで，クライエントと他の専門家の間の共通の基盤を発見できることがよくある。しかし，再発予防の伝統的な考え方は，問題についてのしっかりした明確な定義に依存している。ここに，治療と再発予防に問題志向のモデルを使う際に起こる対立の潜在的な原因がある。

　逆に，緊急時用車載工具セットの介入を使うことで，（事前に定義された問題の再発予防とは反対に）クライエントが維持したいと思っていることに焦点が合わされ，それにより，クライエントと紹介元の双方が合意したゴールに焦点を合わせた状態が維持される。この緊急時用車載工具セットのアナロジーが，出会う可能性のある道路のでこぼこに備える際に，問題がかつて存在していたとクライエントが同意しなくてもよいことを，彼らが理解する助けになる。このことが，人生でよくある浮き沈みにかかわらず，確実に自分が望む奇跡を達成し，持続できるように計画する際に，その知恵を彼らがすぐに認識できるようにする。

　この未来への焦点合わせの結果として紹介元が受け取るのは，維持したい変化についてのクライエントの定義が尊重されながらも，将来の再発を予防するために必要とするスキルをクライエントは効果的に取り扱ってきたし，現在それを持っているという保証である。これにより，自分は必要でないと信じているが，命令されて受けている治療を「最大限に利用している」クライエントに対してはも

ちろんのこと，現れている問題を明確に認識しているクライエントに対しても，この介入を効果的に使うことが可能になる。次の抜粋が，命令されてきたクライエントに対して，この介入を効果的に使うことが可能になる方法を説明している。これは，殺人未遂で告発されたときに，子どもたちが自分から引き離された後で，社会事業機関から治療目的で紹介されてきたある父親とのセッションからの抜粋である。彼の暴力とマリファナ使用の既往歴が，ケースワーカーにとっての重大な関心事であった。

クライエント：自分がなぜこういったグループに来なくてはいけないのか，わからないね。ケースワーカーは「再発治療」が必要だと言ったけれど，自分には問題はないんだ。あのとき1回，またポット（マリファナ）を使っただけで，もう二度とするつもりはないよ。

セラピスト：それでは，ここに来る前なのに，もう，ポットの使用を止めたのですか？

クライエント：そうさ！ ケースワーカーがとにかく行けと言ったのが，信じられないよ。

セラピスト：どうやって止めたのですか？

クライエント：自分のは中毒といった状態じゃないので，簡単だったよ。

セラピスト：どんなことをご存じなので，あなたはそんなに簡単に止めることができたのでしょうか？ もしかすると，私の依存症のクライエントたちにそれを伝えることができるかもしれません。

クライエント：それは，ただ，それだけの価値はないということだよ，ああ。あんなものは，人をめちゃくちゃにしかねない。

セラピスト：それは，たった今あなたが気づいたことですか？ それとも，前からそう信じていたのですか？

クライエント：いつもそれが聞こえていたように思うよ。ほんの一服でどれだけ多くの面倒に巻き込まれたかを知ると，それがどんなに悪いか，本当に，自分に教えてくれたんだ。それには，本当に，そんな価値はない！

セラピスト：それでは，あなたは永久にやめたと，かなり自信をお持ちのようですね。

クライエント：うん！

セラピスト：それは，我々の物差しでどの辺でしょうか？ 10が，全く確かだ，とすると？

クライエント：間違いなく 10。
セラピスト：同じ物差しで，ケースワーカーはどの辺にいると，あなたは思いますか？
クライエント：4 くらい。ケースワーカーは，問題が起これば私がまた吸うのではないかと心配していると思うけれど，それは全部過去のことさ。
セラピスト：一つ質問をさせて下さい。いいですか？
クライエント：どうぞ。
セラピスト：あなたの車のトランクの中には，何が入っていますか？
クライエント：私の車のトランク？
セラピスト：そうです。
クライエント：ジャッキ，タイヤ。あのう…………ありふれたもの。
セラピスト：タイヤはちゃんとしているのに，なぜ，そういったものを入れておくのですか？
クライエント：何か起こった場合に備えて。何がおこるかわからないしね。
セラピスト：ちょうど，あなたが車の問題に対処するためにこれらの道具を持っているように，あなたは人生の問題に対処するために同じような道具を持っているので，ポットを使わなくてもよいとわかっている，というように聞こえます。しかし，ケースワーカーは，あなたにそこまでの準備ができていることは知らないんですね。
クライエント：そうさ！　準備できているのはわかってるよ！
セラピスト：それでは，ケースワーカーがその物差しで今より上がったとき——多分，8か9——，あなたがどんな道具を持っているのを彼女が見つけて，あなたは本当に準備ができている，とケースワーカーが納得するのでしょうか？
クライエント：子どもたちが訪問に遅れて来たときや，自分の思い通りにならないときのように，ちょっとした問題を自分がどんなに上手に処理するかが，ケースワーカーにわかるだろうね。自分の短気を我慢しているだろう。私が子どもたちに面会する準備ができているのが，ケースワーカーにわかるだろうね。おそらく子どもたちにお菓子を持って行くというようにね。

　この例は，クライエントが再発予防のスキルを確認して，自分には問題はないと信じているときでさえ，自分にとって重要なことに向かって作業するための行動を起こすことができる方法を見つけるように援助する際に，この介入が非常に

効果的である可能性を示している。この対話を通して，このクライエントは変化に対するカスタマーになった。さらに彼は，ケースワーカーの見解を理解し，どうやって自分がポジティブな変化を起こすことができるか，発見することができた。このクライエントとケースワーカーは依然として問題の定義については一致していないと思われるが，クライエントは今や解決に向かって積極的に取り組んでいる。

いつ緊急時用車載工具セットを使うか

多くの解決志向の介入と同じく，セラピストは最初，このツールを使う最も効果的なタイミングを認識するのに苦労した。セラピストは，（緊急時用車載工具セットも含めて）解決志向の介入を理解はしたが，クライエントが希望する変化を獲得し，維持するように援助するために，これらの介入を一緒に用いたときにどのように機能するかは，まだ確信がなかった。例えば，自分の治療のゴールを実現したように見えるのに，それでも治療に参加し続けるクライエントたちと協働作業するとき，セラピストたちはたびたび「行き詰まった」と感じると述べた。彼らには，クライエントの進歩は確認できたが，それでも，（紹介元から命令されていないのに）クライエントが治療を受け続ける理由や，次に使うのが最も適切な介入は何か，については確信がなかった。この時点でセラピストに，クライエントが進歩していく際に通る解決志向の治療の段階を理解する重要性と，（緊急時用車載工具セットのような）介入を上手に使うことがいかにクライエントを奇跡の獲得と持続へと導くかが，わかりはじめた。我々は，そのプロセスを次の六つの別々の段階に分けた。

1．奇跡を定義する
2．奇跡に向けて取り組んでいる進歩の程度をスケーリングする
3．奇跡に向けて取り組んでいる進歩を維持する自信をスケーリングする
4．進歩を維持するクライエントの能力に対する，重要な人々の信頼をスケーリングする
5．緊急時用車載工具セット
6．緊急時用車載工具セットの中の道具を使う自信をスケーリングする

これらの段階を定義する目的は，セラピストのトレーニングのためであり，クライエントの取り組みのある特定の段階で一番有益だと思われる介入を，セラピストが確認する援助をするためであった。これらは，クライエントの個人的なプ

ロセスを予測するために計画されたのではなく，セラピストが指針として使えるように治療プロセスの基本的なアウトラインを提供するためだけに計画されたものである。これらの段階は具体的な時間ではない。短期間の間にこれらの段階のいくつかを完了するクライエントもいれば，ある特定の段階を終えるのにもっと多くの時間を費やすクライエントもいるかもしれない。これらの段階は，クライエントがさらに別のゴールを確認し，それに向けて取り組む場合には，必要に応じて繰り返される可能性がある。

　最初の段階が，おそらく最もよく知られているし，まぎれもなく，SFT の基礎である。ミラーとディ・シェイザー（de Shazer, 1998）はミラクル・クエスチョンを「このアプローチの最重要項目」（p. 366）と記している。この初期段階ではクライエントとセラピストが明確なゴールを作り出すために取り組むが，これが，将来いつ治療が終結することになるかを定義する。確認された問題の消去ではなく，希望する未来に，このゴールが基づいていることは，いくら強調しても強調し過ぎることはない（逆説的に言えば，希望する未来を達成すれば，定義により，問題はなくなっているであろう）。この段階は，通常，（グループ，または，個人のいずれの環境であろうと）初回セッションの焦点である。

　第2段階の間にクライエントは，確認されたゴールへ向けて積極的に取り組み，自分の奇跡を獲得することに向かう旅路の途中のさまざまな時期に起こる，小さな変化や違いに気づく。スケーリングは，クライエントとセラピストが小さな変化に気づき，これらの変化を測定可能にする目的で，最も普通に使われる介入である（スケーリングの完全な説明とその使い方については，第1章を参照）。この段階はほとんどの場合，初回セッション中に始まり，治療を通して続く。

　クライエントが（以前に言及されたスケール上の大きな数で証明されるような）確認されたゴールの達成に向けて大きな進歩を遂げたならば，第3段階に移る時期である。この時点でクライエントは普通，変化について興奮状態にあり，希望が持てると感じているし，彼らの人生における他の重要な人々も同様に，頻繁にその変化に気づくようになる。クライエントの中には，自分が成し遂げたことを誇りに思う者がいる。「話がうますぎて，本当とは思えない」という感情を表現して，変化が消えていくのではないかと心配するクライエントもいる。このときが，変化を持続させる能力についてのクライエントの自信のレベルを，セラピストがスケーリングすべきときである。というのは，クライエントが変化を，自分が再び作り出すことができない偶然の運命的な行為ではなく，自分がコントロールできる範囲内にあることとみなすことが非常に重要だからである。クライエン

トが10ポイントの自信のスケール上でどこにいるかをひとたび確認したならば，セラピストはそこで，スケール上で上がったときにそれが自分にどうやってわかるだろうか，ということを彼らが確認する援助をするであろう。以下で，これを行う様子を説明する。

このクライエントは，治療目的でケースワーカーから紹介された。彼女の娘は出生時にアルコールが検出されていたし，クライエントは過去に何度も治療を受けていた。さらに，クライエント自身も里親により育てられていた。

セラピスト：あなたが気づいている素晴らしい変化のすべてについて，時間をかけて話し合ってきましたが，私は，あなたがこういったことを維持できると，どのくらい自信をもっておられるのだろうかな，と知りたくてたまりません。そこで，1から10の物差しで（10が，これらの変化を続けていくことができると，100％自信があるとし，1がその反対だとすると），あなたはどこにいると思いますか？

クライエント：だいたい5。私は，その一部は続けることができると思いますが，以前これをしたことがあって，そのときはいつのまにか昔の習慣に戻っていました。それが心配なんです。

セラピスト：あなたは経験から，用心深くして，確実に変化が続いていくようにするのが賢明なことだと，自分で学んでこられたようですね。治療を受けなくても，あとは自分自身でやれるし，そういった昔の習慣にいつの間にか戻ってしまうことはないだろうとわかるには，あなたはどのくらい自信をもつ必要があるでしょうか？

クライエント：少なくとも8。うぬぼれるつもりはないんですが，8なら，私が現実的で，しかも快く感じている，ということになるでしょう。

セラピスト：この次にお会いするときには，あなたは，この物差しでどのあたりにいたいと思われますか？

クライエント：6のところにいたいと思います。

セラピスト：あなたが6にいるときには，どんなことが違っていて，これらの変化を維持する自分の能力に，今よりもう少し自信があることが，あなたにわかるのでしょうか？

クライエント：あのう，変化がもっと自然になっているだろうと思います。私はたぶん，いつも自分が何をしたいのかを考えなくてもよいでしょうし，時折，自分自身がそれを自動的にやっているのに気づくでしょう。

この会話が，希望するレベルの自信をクライエントが得ていることを意味することになる小さな変化を，彼女が確認する助けになっている。クライエントがこの希望するレベルの自信に達したら，次の段階に移る時期である。

　第4段階は，（紹介元，パートナー，または，両親のように）クライエントの人生における他の重要な人々が，クライエントの変化に対して持っている信頼のレベルをスケーリングすることである。過去の行動のために，クライエントが他の重要な人々からの信頼を失ってきたことに，我々はたびたび気づいている。法律制度，社会事業，または他の外部の紹介元と関わりを持っているクライエントが一般的に我々に言うのは，紹介元は初期にはクライエントが変化することに懐疑的であり，紹介元に一貫性が見える必要があるということである。このため，信頼を取り戻し，他の人々の目に一貫性が見えるようにすることは，ほとんどの場合にクライエントの奇跡の重要な一部になる。以前に説明したのと同様な方法を使うことにより，変化を持続させるクライエントの能力に対する他の重要な人々の信頼のレベルが，どのあたりだと自分が評価するかを，クライエントが確認することができる。我々はそこでクライエントに，治療が終結する前に，この10ポイントの信頼スケール上でこれらの他の人々がどのあたりであってほしいかを尋ねる。これが，クライエントが他の重要な人々の立場にたって自分自身を見ることを援助し，彼らが選択をする助けとなる。

　クライエントが，10ポイントスケール上で，彼ら自身の自信と他の重要な人々の信頼を高く評価するようになれば，緊急時用車載工具セットの介入を利用する時期である。しばしばこれが，クライエントは治療の終結に近いという合図になる。この時点でクライエントは，治療を受けずとも，人生で前進するために必要な自信を持っており，「緊急時の必需品」を最後にもう一度チェックすることが，旅を続けていく前に有用である。このおかげで，自分が出会うかもしれない普通の道路のでこぼこに対して準備ができているとクライエントが気づくので，さらにクライエントの自信のレベルが高まることが頻繁に起こる。

　最終段階は，クライエントが必要なときに緊急時用車載工具セットを思い出して効果的に使うことができるという，彼らの能力に対するクライエント自身の自信と他の重要な人々の信頼をスケーリングすることである。クライエントはほとんどの場合に，自分自身をこのスケール上で大変高いところに置くし，それが役立って，彼らが旅路をかなり進んでいることをさらに強化することになる。その上にこれは，旅路を続ける彼らの能力について，他の人々は自分ほど信頼はしていないかもしれないと，彼らが理解する助けとなる。これにより，クライエント

が人生の問題に対処するために必要なスキルを本当に持っていることに，他の人々が気づくように，辛抱強くあり続けることの重要性に光が当てられる。

　クライエントの中には，取り組みのこの最終段階を必要とするときに，我々に紹介されてくる者がいる。彼らは自分自身ですでに必要な変化を起こしていたのだが，まだ，彼らの人生において，必要な変化を持続させるクライエントの能力を信頼していない人（ほとんどの場合，紹介元）がいる。このような場合，クライエントの奇跡は，典型的には，変化を維持する彼らの能力に対して紹介元が必要な信頼を持つことである。したがって，クライエントの仕事は，紹介元がこの最終的な信頼スケール上でより高いときに，紹介元が彼らの中にどんなことを見ていると思われるかを認識することである。セラピストはそこで上手に，紹介元はまだ知らないことで，クライエントが自分のスキルと能力についてわかっていることは何かを，クライエントが発見する助けになる質問をする。この流れで質問することが，クライエントが，自分の奇跡を達成する手掛かりを発見する助けとなる。

まとめ

　再発予防の概念が，最初は問題志向の言語から生まれたにもかかわらず，現在の問題の再発を予防するために，クライエントが必要な再発予防スキルを確実に持つようにしてほしいと，解決志向セラピストに依頼されることがよくある。**再発予防**という用語は，問題志向アプローチから生まれている。しかし，クライエントの変化を持続させるというゴールは，問題志向セラピストと解決志向セラピストの両方に共通である。

　（問題が存在しない生活を維持するための能力とスキルを，クライエントが確実に持つようにするという）この共通のゴールは，どのような哲学に基づくアプローチを用いるかに関係なく，すべてのセラピストたちが合意することができるものである。したがって，これらの紹介元が何を必要としているかを効果的に聞き，伝統的なモデルの中で働く専門家が理解できる方法で，解決志向の取り組みを翻訳して伝えるために，解決志向セラピストが自分のスキルを磨くことは，特に有益である。奇跡を獲得することはすばらしい功績ではあるものの，クライエントとセラピスト双方の究極のゴールは，クライエントが日常生活において奇跡を持続させる能力を確実に持つようにすることである。

第6章

「こんなのはくだらない，私にこんなことは必要ない，私はここにいたくない」：青年期の人々と協働作業をする

決してあきらめるな。今が奇跡の瞬間かもしれない。
アルバート・アインシュタイン

　私（YD）が青年期の人々と取り組む常勤の仕事についた最初の年（約20年前）に，髪が年齢に似合わず白髪になったのを覚えている。私は，家出やホームレスの10代の少年少女のためのプログラムのカウンセラーだったが，彼らの多くは，薬物やアルコールをひどく乱用していたし，肉体的，情緒的，性的に繰り返し虐待されていた。我々のプログラムには，一人ひとりの若者を3週間泊めるだけのお金しかなく，事例の中には，胸が張り裂けるような思いをさせる者もいた。スタッフとクライエントはいずれも，クライエントの将来に希望が持てる理由を見つけようとして一生懸命働いていた。私は，必死にこれらの子どもたちを助ける方法を見つけようとした。それで，他には何も役立ちそうに思えなかったので，実験的にSFアプローチを使いはじめた。そのときに初めて，青年期の人々にSFTを使えば，希望の火をともす効果があることを私は経験した。
　この章は，この魅力的で，挑戦的で，ときには身の毛のよだつような（または，人を白髪にしてしまうような！）人々に対する我々のSFアプローチの使い方を記述し，このアプローチが特によくこの集団の人々に適合すると我々が思う理由を説明する。我々はまた，青春期のクライエントにSFアプローチを使うようになるまでの間に犯した，数々の誤りの生々しい描写も含めた。これらが，読者が同じような「試行錯誤」のプロセスを繰り返すのを防ぐのではないかと，我々は希望している。この章を通して，我々が青春期のクライエントの解決への旅路にともに参加し，そこから学んだ教訓に光をあてる。

青年期のクライエントは，親，社会事業機関，法律関係，学校など，いろいろな関係機関や人々から紹介されてやって来る。治療が「いい考え」だと紹介元に同意している青年期のクライエントにお目にかかることは，めったにない。青年期の人々は異なる考えを持っており，自分が失った自由や家族の和を取り戻そうとして治療に従っている場合の方がずっと多い。彼らの中には，マリファナや他の幻覚を起こす薬物は安全であるだけでなく，合法化され，社会に受け入れられるべきである，という自分の強い信念を表明して，公然と薬物賛成派だと言う者がいる。また，もっと控えめに，青年期の人々にありがちな（例えば，「うん」や「分かりません」のように）最低限の返答しかしない者もいる。

　我々の機関では，成人に対して提供するのと同様，グループ，個人セッション，家族セッション，節制モニター（例えば，尿のスクリーン検査），ケース・マネジメントなど，あらゆる伝統的な外来患者用の薬物乱用治療のサービスを青年期の人々に提供している。しかし，最も伝統的な外来患者の環境において青年期の人々を対象にごく一般的に行われる，教育グループや話題が設定されたグループは，提供していない。さらに，青年期対象の治療には年齢の下限がないという点で，我々の機関は独特であり，その結果，より低年齢の子どもたちも治療のために紹介されてくる。これらの低年齢の子どもたちはほとんどの場合，紹介される数が少ないために，個人面接か家族面接で治療される。我々の機関では，成人のクライエントの子どもたち（低年齢の子どもたちはもちろん青年期の人々も含む）に対しても，無料のサービスを提供している。というのは，成人のクライエントは自分の薬物使用が子どもたちに及ぼす強い影響について心配し，子どもたちがこれに対処するためのサービスを探すことが多いことに気づいたからである。

逆説的な人々

　とりわけ，青年期の人々は「同時に，そして，逆説的に」

- 用心深くて，辛辣で
- 傷つきやすく
- 自己中心的で
- 感じやすく
- 頑固で，そして
- この上なく自信過剰である

可能性がある（Werner-Wilson, 2000, p.2）。

ほとんどの親が大人は誰でも10代の若者であったときがあると言うが，この事実は，青年期の人々からの信用を高めるのにはほとんど役立たない。さらに，大部分の青年期の人々がすぐに指摘するのは，同様の経験を生き抜いてきたことが，ある特定の問題の最善の解決策を知っていることを意味しないということである。青年期の人々は，彼らの発達課題（Werner-Wilson, 2000）に忠実に，自分自身の答えを見つけることに高い価値を置くが，これは大人には心外なことが多い。賢明な大人から以前提案されていた考えを青年期の人々が最終的に受け入れることになるとしても，最初は拒絶しいろいろな疑問を持つという時期を経ることなくそうなることはめったにない。伝統的な考え方と社会的慣習に疑問を持ち，ときにはそれを完全に拒絶することは，青年期の人々が批判的な思考を発達させるのに必要である，と理解することができるかもしれない。

青年期の人々が皆，外に向けての反抗という道をとるわけではないが，セラピストはひょっとすると，そういう人々と出会う可能性がずっと高いかもしれない。驚くことではないが，青年期の人々が，自分の選択が引き起こすかもしれない結果を理解するように援助する方法について，セラピストは，親が感じるような欲求不満と当惑の感覚を持つときがある。特に差し迫った感じになるのは，痛ましい結果につながる危険を冒すことになりそうな青年期の人々の行動を，親，セラピスト，他の介護者たちが目撃したときである。

飲酒運転，学校の中退といった，自己破壊的になる可能性のある行動に対する心配のために，世話をする大人の側が，頼まれもしないアドバイス，情報，そして，諭す言葉を与える結果になることが多い。しかし，青年期の人々は普通，自分自身の解決を発見することに熱心であり，即座に大人からの提案を拒絶することが多い。

なぜ，SFアプローチは，青年期の自然な発達過程にうまく適合するのか

前述のように，青年期の人々は，それを「自分自身」のやり方でする必要があると，すぐに指摘する。青年期の発達課題には，生まれ育った家族から別れて，将来果たす可能性のある役割を実験することが含まれる（Werner-Wilson, 2000）。青年期の人々にとってこれは，事実上，自分は何者か，自分は何が好きか，自分は何を信じるか，そして，自分はどんな未来を創造したいのかを探究することである。

自分の創造性にふれ，現実の限界を探究しようとして，彼らは，外界から加えられた制限を一時的に無効にして，答えを自分と同じような人々や自分自身の中

に探すのである。SFアプローチはこの発達段階に特によく適合している。なぜならこのアプローチは，自分が何を望むかを探究して明瞭に表現するように，そして，可能性のある決定と行動のうちのどれが自分の望む未来に最もうまくつながるかを確認して評価するように，それとなくクライエントに求めるからである。本質的には，SFアプローチを使うことで我々は，発達段階上で予定されていることを，生産的で，焦点を合わせたやり方で行うように青年期のクライエントを促しているだけである。

青年期の人々に関する我々の古い前提に挑戦する

　青年期のクライエントにSFTを使うようになるまでの間に，青年期の治療グループが非常に難しくなった時期があった。問題の一部は，青年期の人々に特有の問題は専門家中心のアプローチを必要とするという，吟味せずに用いられた前提によるものであった。このために，最初は単に表面的に，SFアプローチを我々の青年期のプログラムに組み込むことになった。セラピストは最初，自分が重要な話題と会話を開始しなければいけないし，クライエントの「非現実的」な考え方に立ち向かわなくてはならない，という信念を強く持っていた。セラピストの一人がかつて「彼らはただの子どもだよ！　彼らには，あてになる生活体験は何もない。これ（SFT）は大人には有効だが，青年期の人々には教えなくてはならない」と言ったことがある。この種の考え方が結果として話題限定のセッションを生んだが，それは問題志向の哲学にSFの介入を混ぜあわせただけであった。

　しかし，成人のクライエントにSFアプローチを使った治療結果を目撃した後，我々は，これを青年期のグループに適用することを決断し，真心をこめてこのアプローチを適合させはじめた。ついには，完全に解決志向アプローチを統合するために，青年期のプログラムを改訂することを決心した。このために我々は，この集団の人々と我々が協働作業をする際に，スタッフがなかなか手放そうとしない問題志向の前提を取り扱う必要に迫られた。

　（仲間，学校，家族に関係する問題のように）青年期に特有の問題を彼らが取り扱うという理由と，伝統的に見て重要な人生経験が乏しいという理由から，高度に構造化された，権威主義的で，階層的な，専門家中心の治療様式が彼らには必要である，と見なされてきた。残念ながら，青年期の人々は普通，大人がどんなにうまくやろうとしても，何をすべきかを人に言われることをひどく嫌うので，これは失敗することが多い。

第6章 「こんなのはくだらない……」：青年期の人々と協働作業をする　129

　SFモデルを使用するように移行する期間中に，青年期を対象とするセラピストは，自分のアプローチとクライエントに対する自分の見方の正当性を疑うようになった。彼らが以前学んだことすべてに疑問を持つよう求められたので，これは非常に骨の折れる作業であった。セラピストが全員，この移行の必要性に賛成したわけではなかった。そして，スタッフの中には，大切に育んできた信念が問題にされたことで，このプロセス中に去っていった者もいた。残った者たちは，このアプローチの概念と介入を応用することと，グループのポジティブな規範を確実にするための基本的な限界設定を忘れずに適用することとの間のバランスを保つことに苦労した。

　別の古い前提で修正しなくてはならなかったのは，青年期の人々には，自分の将来を考えたり，ゴールへ向かうアプローチを応用したりする能力が欠けているという考えであった。我々は，青年期のクライエントが，自分が望んでいることを進んで，熱心に語ることに気付いた。自分の望む未来を達成するために必要な要素のすべてを，彼らが認識することはめったにないが，ほとんどの場合に，自分が望んでいることについて何らかのビジョンを彼らはすでに持っている。我々はこのビジョンを利用して，青年期のクライエントが現実的で，適切で，すぐに達成可能な治療上のゴールを作り出し，実行することを手助けする。

　自分の将来のためにゴールを設定することに関して，青年期の人々が驚くべき理解力を示し実際的であることに，何度となく我々は感動した。

　次の抜粋は，学校のグラウンドで薬物を売ったために学校側より紹介された青年期の男性とのセッションからのものである。彼は，「トラブルメーカー」であり，授業に出席しないことで知られていた。

セラピスト：では一緒に，今から5年後に，あなたの生活がちょうどあなたが望んでいたようになっている，と想像してみましょう。それはどんな様子ですか？
クライエント：ええと，自分は金持ちでしょう。
セラピスト：すごい！　5年で？　感心しました。
クライエント：いや，まさか。ただ，希望です。
セラピスト：私もそう希望します。それでは，それはどんな様子ですか？
クライエント：ええと，自分の居場所があるでしょう……たぶんアパートかな。仕事を持っているでしょう。あのう，普通の生活です。友人もいます。
セラピスト：あなたが自分の居場所と仕事を持ったら，それでどんなことが違っ

てくるでしょうか？

クライエント：自分自身で決定し，自分の空間を持つことができるでしょう。

セラピスト：未来のその場所から振り返ってみたら，あなたのどんな決定が，とても大きな違いを作り出したので，自分が行きたい所に到達することになったのでしょうか？

クライエント：たぶん学校を卒業したこと。ファーストフード店で働くのは嫌なので，仕事を選ぶためには，卒業証書をもってなくてはいけません。

セラピスト：どんなことをあなたがしたので，確実に学校を修了することができたのでしょうか？

クライエント：大切なことに集中し続けるようにして，いつも私をトラブルに巻き込む連中からは離れているようにしました。

セラピスト：念のためにもう一度お伺いしますが，「大切なこと」とはあなたにとってどういう意味でしょうか。

クライエント：そうですね，学校を出ること，楽しむこと――しかし，トラブルにつながるようなことはしません。

セラピスト：どうやって，あなたはそれをしたのですか？ あなたはどうやって，集中し続けて，やり通したのですか？

クライエント：「良い」友人たちと時間を過ごすことによってです。私には，楽しみ方とトラブルに巻き込まれずにすむ方法を知っている素晴らしい友人が実際に何人かいます。私は，本当は彼らと付き合うのが好きなんですが，最近はそうしていませんでした。

　この例は，青年期の人々が頻繁に示す陽気な気質（例：金持ちであること）を説明している。そのようなユーモアを，人生に必要なものをよく分かっていない証拠だと解釈することもできるが，青年期の人々はほとんどの場合に現実の制限をかなり自覚していることを，我々は長年の経験から知っている。（大部分の大人と同様に）彼らは，自分が非現実的であると分かっている物を望むことに，免疫がない。しかし，青年期の人々は，制限が分かっていても自分の欲望を表現する点で，大人よりも率直である場合が多い。

　さらに，相手の大人が，彼らが言おうとしていることに本当に興味をもっているかどうかや，聴き手が専門家の思考や問題解決に頼ろうとしていないかどうかを確かめる一種のテストとして，青年期の人々も，時々この種のユーモアを使う。セラピストがクライエントの知恵を（年齢に関係なく）信頼すると，クライエン

トはすぐに現実的な未来に向けて前進する。セラピストはそこで，クライエントがすでに自分の望む未来を得ているという総体的な見方から質問を組み立てるが，それがさらに，クライエントの知恵と，成功につながる選択を引き出す。青春期のクライエントは，ますます熱心に，自分の考えと決定を共有するようになり，大人の批判を気にしなくなる。そこでセラピストの質問が，この未来を創り出した詳細をさらに探究し，磨きをかけるようにクライエントを援助することに役立つ。

　青年期の人々についての別の前提でチームが見直す必要があったのは，青年期の人々にはグループの環境では（活動や練習などの）形式的な構造がなければならないという考えであった。青年期の人々には大人の質問に対して最小限のことしか答えないという評判があり，伝統的な治療方法に対して挑戦的な態度を示す可能性があるという理由から，セラピストは最初，青年期のグループには形式的な構造と事前に決めた課題が必要であると思いこんでいた。自分自身のスキルのレベルに疑いを持ったときには，セラピストはこの前提に戻る傾向があった。今振り返れば，形式的な構造への欲求は，それがクライエントに必要だったからというより，セラピストの心地よさのためであったようである。

　すぐに学んだのだが，セラピストが青年期の人々の考えや望み，優先事項について好奇心を示すと，彼らは非常にはっきりと意見を言った。実は，活動と練習について事前に決めた課題はクライエントの会話を抑制するため，可能性のある解決を作り出すのを制限することに，我々は気付いた。セラピストが，青年期のクライエントのグループに対して積極的かつ効果的にSFアプローチを活用する能力に自信を持つようになると，以前感じていた，しっかりとコントロールされた，事前に設定された課題の必要性はなくなった。

　やがて我々は，（第3章で説明した）グループの構造モデルが，セラピストを導き，クライエントとのやり取りの一つひとつが確実に目的を持ち，有益であるようにするために必要なすべての構造を提供してくれることに気づいた。この，より個別化されたアプローチの結果として，青年期のクライエントは，自分が聞いてもらっている，理解されていると感じるとよく我々に教えてくれるが，それは，彼らが大人たちに与えることができる最大の賞賛である。

限界設定と解決志向アプローチ

　表面的には，限界設定とSFTは矛盾するように見える。青年期のグループにSFアプローチを使うように移行する段階の初期には，セラピストは，勝手なお

しゃべり，（仲間が話しているときに目をぎょろぎょろさせるといった）失礼な身振り，そして，質問に対するふまじめな返事などの，混乱を引き起こすクライエントの行動を野放しにしておくという時期を経験した。

　今振り返ればこの場合も，SFTを応用することにセラピストが不慣れであったことが，基本的なグループのスキルを適用する自分の能力に対する自信を，一時的に失わせていた。結局，セラピストは限界設定を再開した。いつ話し，いつ聞くかについての基本的な共通理解なしでは，グループのプロセスは無秩序になり，セラピストには，何がクライエントに重要なのかが聞こえてこない。さらに，それぞれのグループは独自の個性を持っている。グループ・リーダーが，本当に重要なことを探究し，話し合うことができる安全な空間を保証するために十分な限界を設定しないと，グループ・メンバーは感情的に用心深くなり，破壊的な行動をとる傾向がある。

　我々のチームのセラピストは，解決志向の構えを維持しながらも，穏やかに限界設定することを学んだ。これは，批判的な反応や罰の反応としてではなく，グループ・メンバーにより表現されたゴールを取り扱う方法として，限界が与えられることを意味していた。次のやり取りは，我々の青年期のグループで限界設定をする様子を示す。

クライエント：〔目をぎょろぎょろさせて〕こんなの，くだらない。私は，ここにいる必要はないし，グループは役に立たないわ。（このクライエントは，アルコールとマリファナで酔った状態で，彼女の友人と車を盗んだ後に，保護観察官により我々の機関に紹介されて来た。彼女の母親は非常に心配していたが，娘の行動をコントロールすることができなかった。）

セラピスト：ふーむ。あなたがここに来たのは，誰の考えか教えて下さい。

クライエント：ママの考え。ママは，私に問題があると思っているけれど，ママは何もわかっていない。こんなの，バカバカしくて，誰の助けにもならないわ！　なぜ，先生は私たちに何も教えてくれないんですか？　ビデオか何かを見るんだろう，と思っていたのに。

セラピスト：あなたが学ぶと役に立ちそうなことが，特に何かありますか？

クライエント：いいえ。ただ，それって先生がすることになっているんだろう，と思っていたわ。私には，こういったグループから学ぶ必要があるものは何もないわ。

セラピスト：わかりました。あなたと一緒に少し時間をとって，あなたにとって

第6章 「こんなのはくだらない……」：青年期の人々と協働作業をする 133

何が一番役に立つか考える，というのはどうですか？ グループがあなたの役に立たないのなら，あなたはグループに参加しない，ということは，私にとって大変重要なのです。

セラピストはそれから，（コセラピストがいれば）クライエントをグループの外に連れ出すか，それともグループが終わるまで待って，何が役に立つだろうかということをクライエントと話し合うであろう。グループが有益ではないというクライエントの不満を，直ちに取り扱うのは重要である。このことが，すべてのグループのやり取りを，法律や親の要求を満たすために「（刑に服する）時間を過ごす」という無意味な経験ではなくて，有益なものにしようとするセラピストの意図を伝達する。これはさらに，その他のクライエントたちに対して，グループの環境は重要な問題を話し合うための生産的な環境であること，そして，出席者は皆同じ方向に向かって取り組んでいくことを保証する。

多くの場合，グループの有用性についてのクライエントの懸念は，グループの環境において直ちに効果的に取り扱うことが可能である。これは，SFアプローチは一般的に結果として強い集団規範を作り出すからであるが，それにより他のクライエントが，グループが自分にとってこれまで有益であった様子を自発的に表現することで，グループの有用性についての懸念に反応できるようにしてくれる。

クライエント：〔目をぎょろぎょろさせて〕こんなの，くだらない。私は，ここにいる必要はないし，グループは役に立たないわ。
セラピスト：ふーむ。あなたがここに来たのは，誰の考えか教えて下さい。
クライエント：ママの考え。ママは，私に問題があると思っているけれど，ママは何もわかっていない。こんなの，バカバカしくて，誰の助けにもならないわ！ なぜ，先生は私たちに何も教えてくれないんですか？ ビデオか何かを見るんだろう，と思っていたのに。
セラピスト：あなたが学ぶと役に立ちそうなことが，特に何かありますか？
クライエント：いいえ。ただ，それって先生がすることになっているんだろう，と思っていたわ。私には，こういったグループから学ぶ必要があるものは何もないわ。
2番目のクライエント：私も以前は同じことを考えていました。質問はちょっと変だけど，中に入ってみると，自分で考えるようになります。今では終わっ

た後も，ここでの質問を考えています。将来のことについて考えるのは大切です。

セラピスト：そうですか！　これまで，どんなふうに役立っていますか？

2番目のクライエント：あのう，今の私には，学校に行って，両親とうまくやっていくのがどんなに大切か，分かっています。私が前にやっていたことは全て，大した価値はありません。

セラピスト：グループがくだらないと考えていたところから，それがどれほど役に立つかがわかっているこの場所まで，どうやってあなたは進んで来たのですか？

2番目のクライエント：ただ，聴いていたことかな。分かりません。ああいった質問，例の奇跡に関する質問のように，それが，ただ，考えさせるんです。

時折，グループは，あるメンバーの不満により，またはグループのプロセスに対するあからさまな軽視により，否定的な影響を受けやすくなる。そのような状況では，不満は個人的に扱うのが最もよい。次の例は，セラピストが個人的にこのクライエントの懸念に対処しようとする様子を説明する（セラピストは，もし，肯定的な集団規範が存在していれば，グループの環境でこれと同じアプローチを使うことができるだろう）。

セラピスト：私に進んで話してくれてありがとう。あなたの時間が無駄になっていないということは，私にとって本当に重要なのです。あなたは，したいと思っていることを，きっと別にお持ちだと思います。もし，あなたがここに来る必要はないと思っておられるのでしたら，あなたがなぜ今日来られたのだろうか，と私は少し混乱しています。

クライエント：私は来なくてはいけないの！　みんながいつも何をすべきかを私に言うのに，嫌気がさしているわ！

セラピスト：うわーっ！　それは大変そうですね。あなたに奇妙な質問をさせてもらいたいのですが，いいですか？

クライエント：いいわ〔と，目をぎょろぎょろさせながら，怒った調子で言う〕。

セラピスト：あなたに次のことを想像して欲しいと思います。今夜，奇跡が起こります。その奇跡は，ママがあなたについてもう心配していないということです。彼女には，あなたがちゃんとした選択をすることが分かっていて，何をすべきかをあなたに言わなくてもよいのです。しかし，あなたは眠っていたので，奇跡が起こったことを知りません。そこで，明日あなたが目を覚ま

したときに，どんなことに気づいて，何かが違っていることが，あなたに分かるでしょうか？

クライエント：ばかばかしい質問ね。

セラピスト：それが奇妙なのは分かっていますが，ちょっと私に協力して下さい。

クライエント：ええと，一つには，ママは，ドアをドンドン叩いて私に起きなさいとは言っていないと思うわ。

セラピスト：あなたの中にどんなことが見えるので，今朝は自分がそうする必要はないと，ママに分かるのでしょうか？

クライエント：私は自分で起きて，学校の準備をしていると思うわ。

セラピスト：すごい！　ママには他に何が見えるでしょうか？

クライエント：学校に行く前に，時間をとってママに話していること。もしかすると，ママや妹と一緒に朝食も食べているかも〔と，前より視線を合わせながら，真剣な口調で言う〕。

セラピスト：そしてそのことで，今朝のママには，どんなことが違ってくるのでしょうか？

クライエント：ええと，ママは喜んでいると思うわ。ママは，私をどならなくてもよいでしょう。

セラピスト：ママが喜んでいるときには，どんな様子ですか？

クライエント：ママはバカな冗談を言って，もっとリラックスしているわ。

セラピスト：そしてそのことで，あなたにとって，どんなことが違ってくるのでしょうか？

クライエント：たぶん，私は気持ちよく家を出ていくでしょうね。おそらく，時間どおりに家に帰るのが気にならないと思うわ。家にいるので，自分の宿題さえも終わっているかもしれません。

セラピスト：それは，いつもと違うのでしょうか？

クライエント：うん！　そうなったらまったく違うと思うわ！

セラピスト：それでは，1から10の物差しで（10が，それが極めて重要であるということとし，1が，それは全く重要でないこととすると），あなたとママの間でいろいろな事がこんなふうになることが，あなたにとって，どのくらい重要なのでしょうか？

クライエント：9くらい。

セラピスト：それはかなり高いですね！　わかりました。別の1から10の物差

しで（10が，あなたが描いた奇跡の朝の様子が今の状態であるとし，1がその反対だとすると），あなたのママとの関係は，今はどのあたりだと思いますか？

クライエント：2くらい。

セラピスト：あなたは，それが，どのあたりになってほしいですか？

クライエント：最低でも8。

セラピスト：それでは，私は，これについてどんなお手伝いができるでしょうか？

クライエント：グループに来ることが役に立つと思うわ。

セラピスト：どんなふうに？

クライエント：これが自分にとって大切なんだ，と思い出す助けになるだろうと思うわ。自分ができることで，ママがそんなに叫ばなくてもすむような，何か助けになることがあるかもしれないって，私に思い出させてくれるでしょうね。

セラピスト：わかりました。でも……もし，グループが全然役に立たないのなら，私にそのことを教えて欲しいと思います。なぜなら，これは，あなたが取り組んでいる大切なことなのですから。よろしいですか？

クライエント：わかったわ。じゃあ，また，来週。

　このやり取りは，青年期の人々が本当に望むことを，我々が注意深く，敬意を払って聴くときに，彼らの中に見える変化の典型を示している。個人的にセラピストが会って話をすることは罰として意図されたのではない。そして，クライエントは，自分がグループの環境で質問したことについて叱責されなかった。グループが役に立たないと彼女が述べたことは尊重され，そして，行きたいところに彼女が到達するのを援助する上で，すべてのやり取りが確実に有益であるようにするためにセラピストがいることを，彼女は知った。このクライエントは，母親とのやり取りが違ってくることを望んでいるが，それでも彼女は最初，グループを（例えば，教えたり，教育ビデオを見せたりといった）大人が何をすべきかを彼女に言うための，また別の集まりとして見ていた。自分の生活がどうなって欲しいとクライエントが思っているかを，セラピストが時間をかけて見つけようとしたことで，グループが変化のための好機になりうることが生き生きと伝わった。今や，彼女には参加する目的が見えている。この目的と希望する未来への関連性が，クライエントを引き込んで，結果として有意義で永続する変化を生むのである。

セラピストが，青年期のクライエントが本当に望んでいることを聴く能力を獲得し，優しく限界設定を持ち込む能力を習得するにつれて，治療グループは安定し，生産性という肯定的な規範が確立された。我々は，青年期のグループのプロセスが，成人のクライエントのグループのそれと全く変わらないことに気づいた。（年齢とは無関係に）全てのクライエントはその人特有の望み，欲望，心に描いた奇跡を持っている。そして，彼らの望む将来について一人ひとりの詳細に焦点を合わせることで，青年期の人々との協働作業での典型的な問題は大したことではなくなった。

「人生グループ」

　青年期のクライエントは頻繁に，我々の未来指向の質問を「むずかしい」と言う。なぜなら，質問されることで「自分たちが考える」からである（同様なコメントは，大人のクライエントからも聞かれる）。彼らは，機関から帰った後でさえ，我々がグループで彼らに尋ねた質問について考え続けたことや，我々の考え方がセッション以外のときにも普通になったことを，我々によく教えてくれる。クライエントが我々の機関に紹介されることになった問題は，常にアルコールや薬物に関係していたけれども，我々の治療グループは，未来への方向づけのために，「人生グループ」としてクライエントからより的確に評されるようになった。

青年期の人々に対する関係性の質問

　青年期の人々は，他の人々が自分をどう理解しているかに，鋭い気づきを持つ傾向がある。このため，関係性の質問（第1章を参照）の使用が特に有益になる。青年期の人々は，奇跡が起こった後に，自分の行動で何が違ってくるかについて常に気づいているわけではないが，他の人々の行動で何が違ってくるか，また，他の人々は自分の中に何を見つけるかを特定できることはよくある。奇跡により引き起こされた変化に対する他の人々の認知と反応を，正確に記述できることが多い。この流れの質問方法を使うことで，クライエントはそこから，これらの変化により自分にとって将来どんなことが違ってくるかを確認することができる。

　青年期の人々は，両親（または，他の重要な大人たち）が諭す言葉を無視するふりをすることが多いけれども，彼らはその情報を蓄えておいて，必要なときにはすぐにそれを思い出すことができることに，我々は気づいた。関係性の質問を使うことで，セラピストはこの情報にアクセスして，クライエントの決定と反応が彼らのその時点での現実の全ての側面を確実に含むようにすることができる。

このおかげで，確実に，クライエントのゴールを彼らの環境に移すことができるし，ゴールが現実に基づくものになる。

次のやり取りは，クライエントが自分の世界の全側面を含めるように援助するために，我々が関係性の質問を使うやり方を示している。

このクライエントは，コカイン所有と窃盗罪で告発された後に，法律制度に基づき，治療のために紹介されてきた。彼は学校には行っていなかった。両親は，彼が暴力団に加わったことを心配していた。

セラピスト：あなたは，ここに来た結果として，どんなことが違ってくればいいなと思っていますか？

クライエント：親たちが俺を悩ませるのをやめて，自分をひとりにしてくれるだろうということ。

セラピスト：そうなったときには，どんな様子でしょうか？

クライエント：親たちは俺に自分で決めさせてくれるだろう。

セラピスト：どのような決定を，あなたはしているでしょうか？

クライエント：家に帰る時間や，付き合う人間。まあ，そういったやつ。

セラピスト：あなたのご両親は，あなたがここに来た結果として，どんなことが違ってくればいいなと思っているでしょうか？

クライエント：俺がいつも家にいること。俺の親友と付き合ってほしくないと思っているんだ。

セラピスト：あなた方は，いろんなことについて，意見が一致していないようですね。あなたが私と一緒に次のことを想像してくれる気はないかな，と思っているのですが……。今，治療が終わったところです。そして，ともかくも，あなたとご両親は喜んでいて，そして，ここに来たのは無駄ではなかったと，意見が一致しているとします。どんなことが違っているでしょうか？

クライエント：誰を自分の友だちにするか，親たちは俺に自分で決めさせてくれているだろう。

セラピスト：わかりました。ご両親にどんなことが見えているので，手綱を少し緩めて，友人についてのあなたの判断を信頼してもよいと，ご両親に分かるのでしょうか？

クライエント：俺が責任ある行動をしているってこと。

セラピスト：どうやってご両親にそれが分かるでしょうか？

クライエント：俺は学校に行って，良い成績をとって，家のことでやるように言

われた仕事をしているだろう。
セラピスト：ふーむ。それは，いつもとは違うのでしょうか？
クライエント：うん，そう思う。
セラピスト：それで，どんなふうに，あなたの生活が今より良くなるのでしょうか？
クライエント：ずいぶんマシになるだろう。俺は，トラブルに巻き込まれるんじゃないかと，いつも心配しなくてもすむだろう。たぶん家の周りがもっと静かになるんじゃないかな。
セラピスト：ご両親に尋ねたら，これらの変化のおかげでご自分たちの生活が良くなった様子について，どんなことを私に教えてくれるでしょうか？
クライエント：親たちは，俺がもう弟に悪い影響を与える人間じゃないし，俺のことであまりストレスを感じていない，と言うだろう。
セラピスト：あなたの弟さんは，どうでしょうか？　彼は私にどんなことを教えてくれるでしょうか？
クライエント：弟は，もっと長い時間俺と一緒に過ごすのを父と母が許してくれるので嬉しい，と言うだろう。俺と一緒にぶらぶらするのが，弟は本当に好きなんだ。
セラピスト：あなたはどうですか？　弟さんともっと長い時間を過ごすようになったときには，あなたにとって，どんなことが違ってくるでしょうか？
クライエント：まあ，かっこいいよね。ヤツはかっこいい子なんだ。俺をいらいらさせることもあるけどね。
セラピスト：それでは，あなたと付き合うと，弟さんの生活は，どんなふうに今より良くなるのでしょうか？
クライエント：楽しんでいても，トラブルには巻き込まれずにすむことが，弟に分かるだろう。
セラピスト：弟さんは，どうやって，あなたからそれを学ぶのでしょうか？
クライエント：自転車乗りに行ったり，泳いだり，といったことでね。

　上の抜粋が説明するように，（大人のクライエントの多くと同様に）青年期のクライエントも，他の人々の行動が違っている様子について話すことから始めることが多い。これは容易に利用できるが，それには，他の人々にこの肯定的な反応を引き起こすために，クライエントが何をしたかを尋ねればよい。前の例においてこれが示されているのは，クライエントの最初の「親たちが俺を悩ませるの

をやめて，自分をひとりにしてくれるだろう」という言葉と，彼の両親が「俺に自分で決めさせてくれている」だろう，という部分である。セラピストの質問を通して，クライエントは，自分が「責任ある行動をしていること」が，行動面で両親の変化を引き起こすことを確認した。クライエントに，彼らが他の人々の行動を変えることはできないと指摘して，それから，自分の中でどんな行動を変えたいかに，再びクライエントが焦点を合わせるようにもっていくことは，十分理解できるほど魅惑的ではある。しかし，我々はこの専門家の発想に基づく反応が役に立つとは思わない。他の人々が変わることも同じように重要であるとセラピストは考えていない，とクライエントが信じるために，これは結果として，不必要な主導権争いを生むことが多い。

逆に，変化のシステム的な側面を探究する質問をすることで，クライエントはすぐに，どのような行動面の変化を自分が起こすことができれば，自然な結果として彼らの周囲にいる人々が変化することになるかを発見する。このテクニックを使うことで，クライエントは人間行動の変化の相互関連性を発見するのである。ミラーとディ・シェイザー（Miller & de Shazer, 1998）が指摘するように，「（クライエントに言及して）この普段とは違う行動が，普段とは異なる反応を他人に引き起こすことになる。これらの普段とは異なる反応が，クライエントの普段とは異なる行動に対する強化子として働くようになり，このようにして，内的な変化を強化することにもなる」(p. 366)。

家族と協働作業をする方法としての関係性の質問

家族は青年期の人々の人生において重要な役割を果たすのが普通であるし（McCollum & Trepper, 2001），青年期の人々の問題によって影響されることが多い。関係性の質問を通して，家族が治療セッションに参加していないときでさえ，セラピストは家族の意見，懸念，そしてフィードバックを組み入れることができる。

関係性の質問は，クライエントが家族内の他の人々の意見を，希望する解決に組み入れる援助をすることができるし，それにより，家族の団結を増して，すべての人々が容認できる解決に達する可能性を増す。

それにもかかわらず，青年期の人々の家族と直接，協働作業をすることが，最もよい行動方針であるときがある。クライエントに，いつ家族を治療に参加させればよいかを尋ねるのが一番有益であることが，我々には分かっている。というのは，希望する解決を獲得するには誰が参加すべきかを，彼らが最も適切に判断

第6章 「こんなのはくだらない……」：青年期の人々と協働作業をする

できるからである。

　我々は，家族と協働作業をするときに，個人やグループに対して用いるのと同じ（第1章に記述されている）関係性の質問や他の介入を活用している。しかし，我々が家族と協働作業をするときの初期の主要な目標は，家族全員が賛成できる奇跡を家族が記述するように援助することである。次のやり取りは，家族の奇跡を作り出すために，家族セッションで前述のクライエントと我々がどのように協働作業するかを示している。

セラピスト：それでは皆さんは，今日ここに来た結果として，どんなことが違ってくればいいな，と思われていますか？

母親：私たちは，サムが薬物を使うのをやめるつもりだし，大丈夫だろう，ということが知りたいだけです。彼のことが心配でしかたがないのです。

父親：サムは，悪い影響を与える友人たちと，つき合ってきました。彼の態度はひどくて，もっと悪くなっています。

セラピスト：お二人とも，とてもサムを愛しているようですね。サムに二三質問をしてもいいですか？

母親：もちろんです。そのために，私たちはここにいるのですから。私たちは先生に，サムが薬物を使うのをやめさせるにはどうしたらいいか，教えてほしいのです。

セラピスト：サム，あなたは，ちゃんとご両親のことが分かっているのではないでしょうか。そう思いますか？

サム：うん。

セラピスト：それで，知りたいことがあるんです。1から10の物差しで（10が，ご両親はあなたの決断を非常に信頼していて，あなたが自分にとって最善の決定をするだろうと分かっているとし，1が，ご両親が全く信頼していなくて，あなたのことを大変心配しているとすると），今，ご両親はどのあたりにいると思いますか？

サム：2くらい。

セラピスト：わかりました。お父さんとお母さんにお尋ねしますが，同じ物差しで，お二人はご自身がどのあたりにいると思われますか？

父親：サムがだいたい正しいと思います。私もたぶん，3ぐらいだと言ったでしょう。

母親：同じです。私も，2と言ったでしょう。

このようなスケーリングの使い方は，親に，彼らの心配が青年期の人に聞こえていたことを示すのに役立つことが多い。というのは，若者が自分の言ってきたことを何も聞いていないと親が信じることで，問題がより悪化してきている場合が多いからである。この介入が，世代間に理解の橋を架けるプロセスを開始して，可能性のある解決を探究するための共通言語を提供するのである。

セラピスト：じゃ，サム，この物差しで，ご両親がどのあたりになってほしいですか？

サム：最低でも8。8になれば，いろんな事がずっと楽になるだろう。

セラピスト：〔両親に向かって〕そして，お二人はどうですか？　どのあたりにいたいですか？

母親：私は8で良いと思います。もちろん，10が良いとは思いますが，それは，現時点では現実的ではないと思います。

父親：8ならば，素晴らしいでしょう！

セラピスト：すごい！　それでは，皆さん，この物差しで8であることが，やりがいのあるゴールだと一致しているのですね。では，皆さんに，私と一緒に次のことを想像していただきたいと思います。今夜，家に帰り，お休みになったときに，奇跡が起きます。その奇跡とは，この物差しで今や皆さんが8だということです。しかし，皆さんは眠っていたので，この奇跡が起こったことを知りません。そこで，目を覚ましたときに，皆さんはどんなことに気づいて，この奇跡が起こったことが分かるでしょうか？

サム：ええと，俺は起きてから，朝食を食べに下におりて来るだろうと思う。みんな機嫌がいいだろうし，気分良く一日を始めるだろう。

母親：そうね。そうだったらいいわね。みんなが仕事や学校に急いで出かけて行く前に，その朝，私たちはしばらく一緒にすごせるでしょう。

セラピスト：一緒にいてこの日の朝は，他には，どんなことが違っているでしょうか？

母親：サムは，その日の計画についての私の質問に喜んで答えるでしょう。

サム：そして，それを自分が尋問されているようには感じないだろう！

セラピスト：この日の朝は，質問についてどんなことが違っているので，答えるのがもっと楽になっているのでしょうか？

サム：ママは，俺がやるべきことをしていると，信頼しているだろうし，それは，俺のあら探しをしているという感じじゃなくて，もっとくつろいだ会話にな

っているだろう。
セラピスト：そして，この日の朝，お母さんは，あなたについてどんなことが違っているとわかるので，あなたがやるべきことをしていて信頼できると分かるのでしょうか？
サム：たぶん，俺がママの質問に喜んで答えて，そして，俺の順番になっていることを自発的にやったりしているかもしれない。
セラピスト：それでは，朝一緒にこういった時間をとって話すとき，これにより，その後の皆さんの一日で，どんなことが違ってくるのでしょうか？
父親：サムが面倒なことになってはいないかと心配しなくても良いので，一日中自分のことに集中できるでしょう。
母親：夕方，サムが帰ってくるのが楽しみで，一日中あまりストレスがたまらないでしょう。
サム：たぶん，学校に行ったとき，俺はそんなに腹を立てていないだろう。それで，授業に出席して，トラブルに巻き込まれないようにすることが，ずっと楽にできるだろう。
セラピスト：あなたが学校に着いたとき，この日の朝は何かが違っていることに，誰が気づくでしょうか？
サム：先生たち。彼らは，俺がちゃんと時間通りに来て，集中しているのに，びっくりするだろう。

　家族の人々とクライエントは，ほとんどの場合に同じことを望んでいる。セラピストに要求されることは，家族の記述の中にある共通性を認識できるように注意深く聴くことである。この事例では，両親があまり心配しないで，サムの決定についてもっと信頼するように，家族全員が望んでいる。このことで両親のストレスが減り，サムに許される自由の量が増えるであろう。重要なことは，両親の心配を減らすためには，自分の行動で何が違ってくる必要があるかを，サムが明確に認識できていることである。両親の前で，両親の信頼のレベルをスケーリングするように彼に求めることで，セラピストはサムに，彼が両親の心配に気づいていること，そして，彼も家での生活が違ってほしいと思っていることを示す機会を与えている。家族内の他の人々のニーズに対するこのような理解が，家族の葛藤状況を改善する最初の一歩になる場合が多い。
　家族と協働作業をするときに，彼らが非難や葛藤の方に向かい始めたときには，家族の争いをさらに悪化させないように，すぐに家族の方向を変えることが重要

である。言い争いは，治療セッションの生産的な使用方法ではない。家族は解決を発見したいので治療に来ているはずだ，と我々は思っている。彼らはすでに口論の技術を完成しているはずで，この領域では我々の指導は必要ではない！　家族が，セラピストから学んだ解決志向のテクニックを治療セッション外で頻繁に使い，共通のゴールに再び焦点を合わせて，自分たちの奇跡の一部を達成しつつある状況を認識していることを，我々は発見してきた。このポジティブな焦点合わせが，潜在的な葛藤状況の間にさえ，変化を強化することに役立つのである。

希望の火を燃え上がらせるための
スケーリングと治療的アナロジー

　青年期のクライエントは，彼らが行動を変えるだろうという希望を両親は失っているようなのでがっかりする，と我々に言う。このようなときに我々は，アナロジーとスケーリング・クエスチョンを使うことが，両親の信頼を取り戻せるようになりたいというクライエントの希望を支えるのにとても役立つことに気付いた。次の例で，これを行う様子を示す。

　この抜粋は，社会事業機関により両親から引き離された青年期の男性とのセッションからであるが，そうなったのは，彼が家族に対して暴力的行動を示し，法律問題を起こし，門限や薬物使用禁止といった家庭のルールに従わなかったためであった。両親は関わろうとせず，腹を立てた状態が続いている。

クライエント：これには何の意味もない。親父とお袋は，俺が変わってきたことに何も気づいていない。なぜわざわざこんなことを？

セラピスト：それで本当にがっかりされているのが，よく分かります。あなたが話されていたときに，この人は本当に窮地に立たされているのだな，と思いました。ゴールは山頂に到達することだけど，まず山登りを始めることができるようになる前に，山のふもとにある穴から出なくてはならない。彼は登りに登っているのだけれども，まだ穴の中にいるので，誰も気がつかない。私の言いたいことがお分かりですね？

クライエント：そう！　それが，俺が話していることなんだ。自分は本当に深い穴の中にいるんだ！

セラピスト：それでは，1から10の物差しで（10が，あなたが山頂にいるとし，1が，あなたが山のふもとの穴の底にいるとして），穴から出て，あなたが一生懸命いろいろとがんばっていることに誰かが気づくようになるまでに，

どのくらい上まで登らなくてはいけないのでしょうか？
クライエント：たぶん5くらい。
セラピスト：今は，あなたはどこにいるのですか？
クライエント：3くらい。
セラピスト：ふーむ。ということは，あなたに日の光がさす所まで登るのに，そんなに距離はないということですね。
クライエント：そう！

希望を引き出す方法としてのスケーリングとアナロジー

　クライエントは，全か無かの考え方の結果として希望を失うことが多い。スケーリングは，クライエントが，自分が作り出している進歩を発見し，現在の努力を希望するゴールに結びつけるのを手助けする手段となる。前述のアナロジーが，彼が「穴から抜け出しつつある」状態なので，彼のものすごい努力に人々が気づいていないのは当たり前である，とクライエントに分からせる。このことはまた，いかなる非難をも取り除くことにつながるが，それは，比喩的な意味で彼は「穴」の中で視界から遮られているので，彼が一生懸命している努力に，周囲の人々はもしかすると気づくことができないかもしれないためである。

　典型的な場合，他の人々が気づきはじめる時期についてのクライエントの予測は，かなり正確である。誰かが自分の一生懸命さに気づきはじめたことを，その後のセッションで，興奮しながらクライエントが報告することがよくある。我々がそのときに，前述のスケール上でどのあたりかをスケーリングするように彼らに求めると，彼らはすぐに，自分が「穴の外」にいるのを意味する数のところか，その上にいるのに気づくことになる。

低年齢の子どもたちとの協働作業

　薬物乱用治療において，すべての年齢層の子どもたちを親の治療に含めるという，システム論的な基礎を持つすばらしい傾向がある。専門家は，子どもたちや青年期の人々が，親たちの薬物や他の生活上の問題に対する苦闘から重大な影響を受ける場合が多いことに，これまで以上に気づくようになった。薬物乱用の治療機関は伝統的に青年期の人々の薬物使用のために彼らへのサービスを提供してきたが，一方，親の薬物使用や他の問題が，青年期の人々やより幼い兄弟たちに対して持つ強い影響に関するサービスが必要かもしれないという点については，無視してきた。子どもたちと青年期の人々をこうしたやり方に含めるというこの

新しい傾向は，より伝統的なトレーニングを受け，こうしたやり方で低年齢の子どもと協働作業をするのに必要な知識を学んでいなかった専門家にとっては，独自の挑戦的課題となるかもしれない。子どもには人生経験と正常な認知的発達が欠けているので，自分にとって重要なことを確認したり，論理的に考えたりすることができないと，専門家が信じている場合が多い。セラピストが子どもの治療についてトレーニングを受けているのは，ほとんどの場合，プレイセラピーにおいてか，または，SFTと矛盾するような他の治療形態においてである。このような挑戦的課題にもかかわらず，我々は，非常に幼いクライエントにSFアプローチを使うという考えを探究して，うまくいった。

　私（TP）は（5歳以上の）幼い子どもたちにSFTを使うことの有効性をよく尋ねられるが，多くの場合，それに答えて「誰が問題を持っていますか？」と尋ねるようにしている。私が普段気づくのは，親が自分の子どもの幸福について心配していることである。この意味で，実際に経験しているのは子どもたちだが，それは親の問題である。例えば，親の懸念は，子どもの行動上の問題や，離婚，ドメスティック・バイオレンス，薬物乱用などのトラウマになる可能性のある出来事に子どもが曝されていることによるかもしれない。そのような場合に親は，子どものニーズに応ずる方法についての混乱や無力さの感情に対する反応として，専門家の援助を求めるかもしれない。残念なことに，この無力さは，彼らが受ける治療での専門家中心のアプローチにより不用意に強化されることが多い。あまりにも多くの場合に親たちは，「正しい」答は「専門家」からしか得られないと信じて，そのような相談から去っていく。

　小児期の精神疾患は確かに存在するし，破滅的な結果をもたらすことがあり得るけれども，親が低年齢の子どもの治療について問い合わせるときに，これがその原因であるのはめったにないことが分かった。結果として我々は，現在の困難を克服する際に，どうすれば子どものために最善の資源であり得るかを，親が発見する手助けをするという目標を持って，家族アプローチを使うのが一番有益であると思っている。これは親を安心させると同時に，子どもにとって可能な限り最善の資源にアクセスすることで，親と子どもの双方をエンパワーする。このアプローチの重要な利点は，親が自分の子どもに対する専門家の役割に置かれることであり，それが将来の危機の際に子どもを援助する彼らの能力を高めることになる。次の例では，低年齢の子どもについての親の懸念を我々が取り扱う方法の一つを説明する。

第6章 「こんなのはくだらない……」:青年期の人々と協働作業をする

父親:私は娘たちについて本当に心配しています。母親は数カ月前に子どもたちを残して出て行きました。そして,カレン〔7歳〕はいつも母親を恋しがって泣いています。スーザン〔6歳〕は言うことを聞きませんし,以前は言われなくてもしていた雑用を,今はやるように言いきかせる必要があります。

　子どもたちの母親が蒸発した後で,父親は援助を求めていた。彼は母親を「麻薬常習者」と評し,おそらく子どもたちが経験したであろうネグレクトと虐待について非常に心配していた。

セラピスト:お子様たちのためにあなたがこんなに心配されているのに,本当に感心しました。将来の問題を防ぐためにこれほど急いで援助を求められるとは,あなたはお嬢さんたちをとても愛しているに違いありません!〔向きを変えて子どもに話しかけて〕あなたたち二人がここに来られたことに,本当に感心しました! きっと,ママが恋しいでしょう。ママがいないのに,あなたたちは,どうやってそんなにちゃんとやってきたのですか?

スーザン:〔人形で遊びながら〕私は,あまりママのことを考えないわ。

カレン:学校に行って,忙しくしているわ。まだ,泣いているの〔と泣き始める〕。

セラピスト:とってもママが恋しくても,あなたたちがこうして暮らしていけるのは,パパがどんなことをして助けてくれるからかしら?

カレン:私が泣くとパパがだっこしてくれて,眠ってしまうまで物語を読んで聞かせてくれるときが,私は好きなの。

スーザン:私も。パパは私たちと前よりたくさん遊んでくれるの。今は,パパはゲームもしてくれるわ。でも,あまり上手じゃないけどね。〔女の子は二人とも,今ではクスクス笑っている〕

セラピスト:他にどんなことをやり続けたら,あなたたちを助けることになると,パパは知っているのかしら?

カレン:お弁当を作って,その中にメモを入れてくれるの。いつでも見られるようにメモをポケットに入れてるので,他の子たちがお母さんの話をしているときに,それを見ると楽になるの。

セラピスト:〔父親に向かって〕そんなふうにすると,とても違ってくることを知っていたのですか?

父親:いいえ,娘が気づいたことに,私は気がついてさえいませんでした。

セラピスト:他のことはどうですか? だっこすること,お話,そして,ゲームは?

父親：私たちがそうやって一緒に時間を過ごすと，カレンが夜に泣かないのは気づいています。一緒に時間を過ごすときは，娘は私に，母親についてもっと話してくれさえします。

セラピスト：スーザンはどうでしょうか？　あなたがこういった事をされるとき，お嬢さんの中にどんな違いが見えますか？

父親：物事がよりスムーズに行きます。たぶん以前は，私はそれを考えていなかったと思いますが，私たちが一緒に時間を過ごすと，娘はずっと上手に流れに合わせて，指示に従ってくれます。

　やがて我々は，子どもたちと青年期の人々は（そして，極めて低年齢の子どもたちでさえ），自分の親たちがどんなことをすると違いが生まれるかを認識することが非常に上手な傾向にあることを知った。私（TP）は，（信じられないかもしれないが，青年期の人々と同様に）子どもが，躾の手段で効果的なものとそうではないものについて，非常に正確な情報を与えることに気づいてさえいる。親の前で子どもにこういった種類の質問をすると，親が子どもの知恵にびっくりする場合が多いことを我々は知っている。親は，自分の子育ての努力がどんな違いを生んでいるかを，子どもに尋ねることの肯定的な影響に気づくようになる。

　このことに導かれて，親が子育てに発見的アプローチを用いると，結果としてどんな行動が子どもから肯定的な反応を引き出すかに気づくようになる。この気づきの結果として，親はより柔軟になり，子どもに特有のニーズに敏感になる（効果的な子育ての主要なスキルの一つである）。専門家中心のアプローチを通してしか学習されないとセラピストがかつて思っていた教訓を，このアプローチを通して自分は学んだ，と私は親たちから教えられたことがある。親が子どもの知恵に耳を傾けることを学ぶにつれて，一度は克服不可能のように思われた子どもの問題に対して，再び適切な総体的な見方ができるようになる場合が多い。

まとめ

　青年期のプログラムにSFアプローチを効果的に活用するために，我々の古い前提の一部を再検討しなくてはならなかったが，その前提は，この集団に対して専門家中心の問題志向のアプローチと事前に設定したグループ課題を使うという伝統に基づいていた。やがて我々は，SFアプローチが限界設定を排除しないこと，そして，結果としてそれは青年期のグループと青年期の人々の個人的ニーズによく順応することをはっきりと理解した。青年期の人々の問題が彼らの発達段

階と関連する可能性はあるが，彼らの解決は，一人ひとりに特有のものである傾向にある。驚くことではないが，彼らの発達段階の特徴である，将来可能性のある役割を区別し，探求するという課題をSFアプローチが利用すると，青年期のクライエントたちはすぐにSFアプローチを受け入れた。

第7章

「フランス語」会話術：他機関に対する外交的手腕

> ほとんどの人々は今あるものを見て，可能性を見ることは決してない。
> 　　　　　　　　　　　　　　　　　　アルバート・アインシュタイン

　クライエントに最善の援助をしつつ自分の仕事を続けるために，解決志向セラピストは，問題志向の治療の世界において効果的にコミュニケーションをとる必要がある。この章では，我々とは異なる哲学を持つ同僚との間で，敬意を払いながら協同的にコミュニケーションをとる方法を，我々がどうやって見つけたのかを説明する。

　SFTによる治療ですばらしい経験を積むと，我々は問題志向の方法で働くことができなくなった。しかし，我々の紹介元，他の治療提供者，そして監督機関はすべて，問題志向の言語でコミュニケーションをとり続けた。

　この時点で，我々はいくつかの誤りを犯した。まだSFアプローチに不慣れで，我々（TPとチーム）は，自分自身の問題志向の思考パターンを同定し，変えることに極端に敏感になった。我々は問題志向アプローチを一種の敵とみなしはじめた。問題志向の会話が，我々が捜し求めている結果を作り出すのに役立たなかったことを実感し，我々は他の人々の語彙からもそれを根絶しようと決心した。今では，我々はこのやり方を勧めない！　有効でないばかりか，それは結果として，不必要な勢力争いと同僚たちとの軋轢を生んだ。さらに悪いことに，我々は彼らを永久に遠ざける危険を冒した。

　幸運にも，我々はやがて「それがうまくいっていないならば，何か違うことをする」という解決志向の原理を思い出した。同僚の問題志向の言葉の背後で意味していることに慎重に耳を傾けることを我々が学んだ（場合によっては，思い出した）ときに，有益な変化が起こった。多くの場合，彼らの意味していることは，我々自身のものとよく似ていた。我々は単に違う言語を話していただけであっ

た。

　機関として効果的であるためには，問題志向の同僚が理解し，評価することができる言葉で我々の仕事を説明する必要があった。幸運なことに，臨床におけるクライエントとの協働作業を変えなければならなくなったわけではなく，ただこの仕事を他の人々に説明する方法を変えることが必要になっただけであった。インスー・キム・バーグは比喩的に，問題志向の世界と効果的にコミュニケーションをとる能力を「フランス語を話す」と説明して（私信，2000），我々がこの変化を引き起こすのを助けてくれた。インスーが指摘したように，フランス人にならなくても「フランス語」を話すことはできる。

　共通言語で聴き手と話すということは単に相手に礼儀と敬意を示すという問題であって，我々が大切にしている仕事の仕方を捨て去ることを意味するのではないのだ，ということが我々に分かりはじめた。現状から前進して，第一言語が問題志向である人々が我々の意味することを理解できるように，我々が使っている解決志向の概念を問題志向の言葉に翻訳することを学んだ。これが，チームにとって重要な転機になった。旅路のこの時点で，解決志向の概念を，クライエントとの協働作業に適用するだけでなく，コミュニティにおける仕事にも適用できることを，我々ははっきりと理解した。

他の専門家たちとの協働作業

中立であり続ける

　薬物乱用治療を目的とする紹介のうちの大きな割合が，社会事業機関または保護監察部などの外部機関経由で我々のところに来るので，セラピストは効果的かつ生産的にこれらの機関の代表者とコミュニケーションをとらなくてはならない。これなくしては，クライエントは板挟みになり，治療サービスは妥協の産物になる。

　クライエントのほとんどが紹介されて我々のところに来るので，自然に，我々はすべての話を双方から聞くことになる。紹介元は，クライエントが軽視したり，全くセラピストに話したりしないかもしれない情報を強調することが多い。逆にクライエントは，紹介元が必要な情報を全て持っているわけではないという不満や，紹介元が彼らを「やっつけよう」としているという不満を言うことが多い。我々がどちらか一方に味方する状態に陥るとすれば，あまりにも安易であろう。しかも我々には，そうすれば逆効果になることが分かっている。

　インスー・キム・バーグとノーム・ロイス（Berg & Reuss, 1998）はクライエ

ントと紹介元の関係を，親戚が仲を取り持った見合い結婚の夫婦のそれにたとえている。大家族システムのためだけでなく，夫婦のためにも，両方の当事者は敬意を払って扱われ，自分のニーズが満たされることを経験する必要がある。この比喩が，命令されてきたクライエントと協働作業する際に特に有意義であることに我々は気づいた。なぜなら，合同家族療法の場合のように，セラピストが中立であり続ける技術に熟練しなければならないからである。

　セラピストが複数の当事者と協働作業するときはどのような場合でも，仕事はより複雑になる。セラピストは，「2人のクライエントについて同時に概念化し，認識することの重要性を理解」しなければならない（Shulman, 1992, p. 217）。セラピストは，双方が合意できる解決のための共通の基盤を両方の当事者が確認する助けができるように，両当事者の言うことを傾聴し，感情的にどちらか一方と自分を同一視することは控えなければならない。

　解決志向の質問は，紹介元とクライエントの双方が，希望する結果を明確にする手助けをする。そうするにしたがって普通は，提供される情報がより事実に即したものになり，個人的な意見の影響を受けることが少なくなる。これが，初期の共通のゴールの発見につながる場合が多い。紹介元との会話は電話で頻繁に行われるので，クライエントは普通その場にいない。そのような私的な話し合いの間に，セラピストたちはうち解けて，クライエントについての共通の偏見に焦点を合わせたくなるかもしれない。しかし，これは避けるのが一番良い。なぜなら，それは結果として否定的な偏見を持った考え方を引き出し，そのことがクライエントと効果的に協働作業することを妨げるかもしれないからである。次の事例の抜粋が，紹介元と話すときに中立であり続けることの利点を例示している。

セラピスト：スーザンが治療に来ることで，彼女がどんなことを身につけてほしいと期待されているのですか？

紹介元：あのう，スーザンには再発グループが必要です。彼女はメタンフェタミンを乱用して再発を繰り返していますし，彼女が自分の子どもたちの安全を守るのに十分なほど長く，ちゃんとしていることができるかどうか，私には分かりません。彼女は，以前は毎日メト（メタンフェタミン）を使っていましたし，それから離れていることができそうにはないんですよ。

セラピスト：スーザンは今ではもう，毎日メトを使うことはないのですね？　何が起こったのですか？

紹介元：ええ。スーザンはいくつかの点でとても変化しました。彼女は，それが

自分にとってどれほど大きな問題であるかが本当に分かった，と言いました。今では，おそらく使うのは月に1回くらいでしょう。彼女の尿スクリーン検査で陽性の結果がでるたびに，彼女は私に，それは「うっかりミス」であり，もう二度と起こることはないと言うのですが，それでもまだ続いています。私は，彼女の子どもたちの安全を確信することができません。何を信じればよいか分からないのです！

セラピスト：スーザンが実際に必要な再発予防スキルを持っていることがあなたに分かるには，彼女のどんな行動が違ってくるのが，あなたに見える必要があるでしょうか？

紹介元：スーザンは，元の恋人と付き合うのをやめなくてはならないでしょう。彼は麻薬の売人であると分かっていますので，彼と付き合い続ける限り，彼女が本気で薬物を断とうと真面目に考えているとは，とても思えないのです。

セラピスト：他には？

紹介元：自立して子どもたちを養えるように，彼女は積極的に仕事を捜し始めるでしょう。そうすれば私に，彼女が本当に子どもたちを取り戻したいと思っていることが分かるでしょう。

セラピスト：もし，スーザンがここにいたとしたら，自分の能力をもっと信頼してもらうために，あなたにどんなことが分かる必要があると，彼女は私に言うでしょうか？

紹介元：スーザンなら，尿スクリーン検査で陰性なのが，私に分かる必要があると言うでしょう。

セラピスト：他には？

紹介元：彼女はたぶん，私がスーザンの元の恋人について心配している，と言うでしょうね。私たちはそれについて話しましたし，彼女は，彼が自分にマイナスの影響を与える人だということを認めました。

セラピスト：1から10の物差しで（10が，スーザンの能力をあなたが完全に信頼しているとし，1が，全く信頼していないとすると），今この時点で，あなたはどのあたりでしょうか？

紹介元：4くらいです。スーザンが以前にそうするのを見たことがありますので，彼女がその気になればできることは，分かっています。

セラピスト：スーザンが治療を受けなくても後は一人でやっていけると，あなたが信頼するには，この物差しで，あなたがどのあたりになる必要があるでし

ょうか？
紹介元：少なくとも7。彼女には今後もずっと危険な状態が続くでしょうが，それでも，ある時点で，スーザン自身でやってみるようにさせなくてはならないでしょう。もしかすると，AAといったサポート・グループと一緒にですね。
セラピスト：治療が進んでいくにつれて，彼女の行動上の変化についてあなたがどんなことに気づかれているかを，スーザンと私の両方にフィードバックして下されば，本当にありがたいと思います。あなたの方が私よりも彼女の私生活をよくご存じですし，おそらく，あなたが最初に，進歩に気がつかれることでしょう。あなたに関心がある事や見えていることを，是非，私に知らせていただきたいのです。

　この例ではセラピストが，（例えば，スーザンが元の恋人との交際を続けている理由，彼女が再発するきっかけ，スーザンがふさわしい親ではない理由を探究するというように）紹介元と一緒にプロブレム・トークに入っていきそうになった機会が何度かあった。紹介元にとって違ってくる必要があることを明らかにすることなく，プロブレム・トークを続けていれば，セラピストは事例について必要もなく悲観的になったかもしれない。他にどんな変化が紹介元に見える必要があるかに焦点を合わせ続けることで，セラピストは，そうしていなければ漠然としていた「信頼」の概念を，有益で測定可能なゴールに変えることができた。このプロセスは紹介元にとっても役に立つ。なぜなら，紹介元に見える必要があるクライエントの行動の明確な記述を引き出すからである。これが客観的な見方を促進し，結果として，以前は未確認であったクライエントの進歩の兆候を紹介元が認識するようになることが多い。
　この取り組み方で，紹介元の関心事に対して我々が敬意を払っていることを伝えることが可能になり，彼らを促して，彼らが気づいているクライエントの変化をモニターし記述させることで，全治療期間を通して積極的に治療に関わるようにさせる。さらにこれは，紹介元が持つ専門知識を我々が承認し，利用することを可能にする。
　クライエントと紹介元に対して同時に協力する際に，解決志向セラピストは，問題のない生活を創り出すのに必然的に含まれると思われることについて，活用可能な記述を共同で創り出す。関係する全ての当事者からの情報は，関係する全ての人々にとって有意義で，敬意に満ち，正確な未来のビジョンを創造するため

に，貴重であり，必要でもある。関係性の質問（第1章参照）をすることは，それが他のさまざまな人々の総体的な見方から情報を引き出すので，複数の機関または家族の人々を巻き込む状況では特に有益である。次の事例は，これをクライエントに対して行う様子を説明している。

セラピスト：奇跡が起こったら，あなたの生活がどうなるだろうか，ということを話し合ってきました。ケースワーカーに，あなたは一人でこういったことをすることができるし，あなたの人生に関わらなくても大丈夫だと分かるには，あなたの中に何が見えてくる必要があると彼女が言うだろうか，ということを知りたいのです。

クライエント：あのう，ケースワーカーはたぶん，私が元の恋人と付き合っていないだろうと言うでしょうね。

セラピスト：それでどんなことが違ってくるだろう，とケースワーカーは言うでしょうか？

クライエント：ケースワーカーは，私が再発して薬物に戻る危険性が減るだろう，と言うでしょう。でも，私たちはいつも一緒に薬物を使っているわけではないわ！

セラピスト：ケースワーカーは，他にどんなことを言うでしょうか？

クライエント：ケースワーカーは，私が子どもたちのために立派な仕事と住む所を持っているだろうと言うでしょう。

セラピスト：それで，どんなことが違ってくるのでしょうか？

クライエント：私はもっと安定しているでしょう。覚えているでしょ？　それも奇跡の一部だったわ。

セラピスト：それでは，いろいろな点で重なっていますね。

クライエント：ええ。私は安定したいし，仕事，住む所といったものが欲しいんです。元の恋人はよい影響を与える人じゃないということに，賛成だってするかもしれないわ。彼と一緒にいると，すべてのことをちゃんとしておくことが全くできないもの。

セラピスト：うわーっ！　ケースワーカーは，自分たち二人にどんなに多くの共通点があるか，知っているでしょうか？

この例は，いかにクライエントと紹介元が解決を同じように見ていることが多いか，を示している。セラピストの役割は，それぞれの描写の中に共通性がないか注意深く聴きながら，それぞれが望んでいることを優しく探究することである。

それぞれのゴールが最初は違うように見えるときでさえ，ゴールの背後にある動機はほとんどの場合に同じである。上の例では，クライエントと紹介元の双方とも，クライエントと彼女の子どもたちのために「安定」を望んでいる。クライエントは最初，彼女が元の恋人から離れているべきだということには同意していないけれども，そうしないと安定性は維持しづらいであろうということには，はっきり同意している。

　紹介元が過度に批判的だったり，不公平なほどに否定的だったりするようなときには，セラピストはクライエントを弁護したくなるかもしれないが，この反応がセラピストと紹介元を対立させる傾向があることを我々は知った。そうすれば，紹介元が提供してくれる重要な情報が，セラピストに聞こえてこなくなる可能性もある。（どんな専門家もそうであるように）ケースワーカーや他の紹介元は燃え尽きやすいが，我々は，共通のクライエントに双方ともが役立つことができる方法について，彼らが貴重な考えを持っているはずだ，と思うことが生産的であると思っている。

　自分のクライエントの事例に積極的に関わり，治療提供者として我々と協力している紹介元は，クライエントの可能性に気づいているようである。我々の直感では，クライエントがその可能性に十分に答える行動をしていないように見えるために，彼らがイライラしたり，落胆したりするときがあり，このことが彼らの第一言語である問題指向の言語やプロブレム・トークで表現されることが多い。我々の直感が真実か否かにかかわらず，この姿勢を持つことで，我々は好奇心を持ち続けて，紹介元にどんな可能性が見えているか，そして，クライエントの変化がポジティブで長続きしそうだと紹介元を確信させるのは何だろうかということを知ることが可能になる。

　紹介元は評価のためにクライエントを紹介することがよくあるが，セラピストの意見は法廷の報告や他の法的書類に不可欠である。ごく最近「専門家としてのセラピスト」という考え方から「専門家としてのクライエント」にパラダイムを変化させたセラピストにとって，これは特に混乱を引き起こす役割になるかもしれない。さらに面倒なのは，裁判所の指示で来たクライエントは自分には問題はないと信じていることが多いのに，それでも，問題志向セラピストや他の専門家が彼らに治療を受けるように勧める場合である。

　解決志向セラピストが問題志向のコミュニティの信用を維持しながら，しかも，勧告をする際にクライエントの観点を尊重することが，どうやってできるのだろうか？　表面上は，この役割は，誰の話が正しいかをセラピストが決めるように

要求する。

　これは難しいジレンマかもしれない。私（TP）はかつてあるセラピストが「解決志向の治療があり，そして，それとは別にケース・マネジメントがある」と言うのを聞いた。これに敬意は払うが，我々は意見が異なる。解決志向ケース・マネジメントは間違いなく可能である（我々がそれをしているからというだけでなく，立身出世した外交官も数百年間それをやってきているので，我々はこう主張する！）。

解決志向ケース・マネジメント

　解決志向ケース・マネジメントは，関係者全員の意見を正確に聞き，それから慎重かつ丁寧に，これらを一つの有益な専門家の勧告へとまとめる（ときには言い替えをする）能力を必要とする。これにより，クライエントと紹介元の見解と考えが尊重され，「専門家の勧告」に反映される結果になる。皮肉にも，行動に向かう言葉で表現されることを除けば，このプロセスが結果として，問題志向の同僚によって作られると思われるものと非常に似た勧告を生むことに，我々はやがて気づくようになった。次の例は，これを行う様子を示す。

セラピスト：私がお勧めすることをあなたにお話しする前に，私に事実がすべて分かっているか，確かめさせて下さい。ここに治療に来た結果として，ジムにとってどんなことが違ってくるだろうと，あなたが期待しているのか，教えて下さい。

紹介元：ええと，ジムは，自分に問題があることを理解する必要があります！

セラピスト：あのう……自分はそれを本当に信じていなくても，紹介元が聞きたがっていることなら何でも言おうとするクライエントと，私は数多くの仕事をしてきました。あなたがジムに望んでいることは，そういったことではないようですね。あなたは本当に，彼にそうなってほしいと思われています！彼が本当にこれを理解していて，あなたが聞きたがっていることをただ言っているわけではない，ということがどうやってあなたに分かるのでしょうか？

紹介元：そうですね。あなたが言われていることはよく分かりますし，それは難しいですね。ジムが生活の中で多少とも変化し始めたら，たぶん私に分かるだろうと思っています。

セラピスト：例えば，どんなこと？

紹介元：最後までやり遂げること。グループに出席すること，同じ職にとどまること，全ての面会の約束を守ること。

セラピスト：他には？

紹介元：ジムの態度が変わるでしょう。

セラピスト：どんなふうに？

紹介元：ジムはこういったことをいちいち言い争っていないでしょうし，自分がごたごたに巻き込みこまれた原因について，責任を取るでしょう。

セラピスト：ジムが責任を取っていると，どうやってあなたに分かるのでしょうか？

紹介元：法廷で命じられたことをジムが全て実行すれば，分かるでしょう。

セラピスト：わかりました。私がお勧めすることをあなたにお伝えする前に，他に何か，私が知っておくべきことがありますか？

紹介元：ただ，ジムには助けが必要だということだけです。

セラピスト：それは聞いています。終始一貫した行動をとり，自分が必要とする行動をとるのに彼がかなり苦労をしてきたということは，私も同意見です。（抜き打ちの薬物尿検査の結果，必要な面会への出席にむらがあること等の）事実を見ると，あまり良いようには見えませんね。あなたが心配されるのももっともだと思います。治療により，一貫した行動を示すチャンスを彼にもう一度与えて，あなたと法廷に対していくつかポジティブな証拠を提供できるでしょう。この一貫性の問題と，現在の行動が自分の将来にどう影響するかについて，ジムが考えるように援助をすることが，治療で私たちが取り組むようにお勧めしたいことです。さらに私は，より大きな全体像と自分が必要とする行動を彼が本当に理解するように，この治療期間中にジムがあなたとも徹底的に取り組むように勧めるつもりです。あなたは，それでよろしいですか？

紹介元：はい。それが，私がずっと彼に伝えようとしてきたことです。

　穏やかに紹介元とは異なる考えを提示して，クライエントは「自分に問題があることを理解」しなければならないという紹介元の初期の発言を取り扱えるようになると，治療での成功を示すバロメーターとして役立つのはクライエントのその時点での行動であることを，紹介元が認識できるようになる。これにより，クライエントが変えることができることへと焦点が向けられ，クライエントと紹介元の間で合意する可能性がでてくる。ひとたびこれが実行に移されれば，（クラ

第7章 「フランス語」会話術：他機関に対する外交的手腕　159

イエントが理解する，つまり「分かる」ことや，裁判所の命令に従い，一貫した行動をとることで彼がこれを示すことという）紹介元にとって重要なことを，セラピストは非常に注意深く傾聴する。

　さらにセラピストは，これらの変化が起こるのに治療が必要であることを紹介元が信じていることにも気づく。そして，これをクライエントが扱うことができる測定可能な事実と行動に結びつける。セラピストはそこで勧告を言葉で表現して，紹介元の関心事が治療の焦点になるであろうと，紹介元を安心させる。皮肉なことに，これと同様の側面（すなわち，現在の行動がいかにポジティブで強い影響を将来に与えうるかを理解することと，希望する未来を創り出すことに責任を取ること）はSF治療の基礎でもある。

　勧告を構成する上でクライエントと紹介元が中心的役割を果たすとき，彼らは両方とも勧告に大きな満足を感じると報告する。これらの勧告に従うことが問題解決の援助に必要であると，双方ともが信じる。

　関係するすべての当事者が述べたニーズに対処することに加えて，勧告を作るときに我々は，すべての他の入手可能な情報を組み込むようにする。これは法律制度や他のコミュニティ機関に対して信用を維持するのに必要である。さらに我々は，尿検査と組み合わせて，テスト用質問紙を利用することが，クライエントの現在の進歩のレベルの客観的な証拠を提供するのに有益であることを発見した[注1]。クライエントのゴールに対処し続けながら，セラピストが問題志向のコミュニティで信用を保つのに必要な証拠を同時に集めることを，評価用質問紙と尿検査が可能にする。

　これらの道具は，クライエントへの直接の面接とあわせて，州の資格を維持することを保証するのに必要な評価データを我々が実際に収集してきたことを，監督機関に対して証明する。これらの道具の結果はクライエントに示され，クライエントは，情報が正しいかどうかをセラピストに知らせるように励まされる。

　もしもクライエントが情報は正確ではないと言えば，クライエントとセラピストは，状況に対するクライエントの見解が正確であると納得させるためには，将来どんな行動とテスト結果が他の人々に見える必要があるだろうか，ということを探究する。

　注1）私たちが有益であると思った質問紙には，薬物乱用鋭敏スクリーニング目録（Substance Abuse Subtle Screening Inventory（Miller, 1985）），青年期用自己評定プロフィール（Adolescent Self Assessment Profile（Wanberg, 1992）），成人用薬物使用調査票（Adult Substance Use Survey（Wanberg, 1997）），および，ベックうつ病目録（BDI：Beck Depression Inventory（Beck, Steer, and Brown, 1996））等がある。

クライエントが成功する潜在的な可能性を示す証拠を確認する

　SFセラピストは，解決を探求する際にクライエントの人生のネガティブな側面を見過ごすと，誤って考えられていることが多い。この正確ではない信念のために，SFセラピストは世間知らずの楽観家，つまり，「ポリアンナ的」であるとみなされてきた。より正確に言えば，SFセラピストは，どのような先入観も持たずにクライエントを真に傾聴するために，中立であろうと努めるのである。この姿勢によりクライエントは，事実を探究し，十分な情報に基づく（well-informed）決定をするように励まされるが，これは強固な根拠に基づくということである。この根拠に基づくアプローチ（evidence-based approach）は，評価作業によく適合する。伝統的な評価が，問題が存在する証拠を掘り起こすのに対して，解決志向の評価は単に，クライエントの人生に存在する事実や証拠を記録するにすぎない。この証拠は，直接の面接，テスト用質問紙，そして紹介元や親などの第三者からの報告を通して集められる。評価セラピストはクライエントと協力して，正反対の証拠を無視しないようにしながら，前もって決定されたゴール（しばしばこのゴールは紹介元により定義されるか，強く影響されている）に向かってクライエントが取り組んでいることを客観的に実証する証拠を記録するように取り組む。この中立的立場を維持することで，セラピストは，クライエントの現時点での現実と希望するゴールを理解するために，好奇心を持ち続けることができる。

　我々はクライエントの問題のさらなる証拠を捜しはしない。実際，クライエントはおそらく我々の評価と意見が一致しないであろうから，これをすると逆効果であろう。これは，共通のゴールへ向かう動きを促進するのではなく，不必要な主導権争いの一因となるであろう。その代わりに，ほとんど逆説的であるが，クライエントが現在の薬物乱用の問題について危険性が低い状態であることを示す証拠を求めて，我々はテスト用の情報を検討する。もちろん，最初は，我々がこれを見つける見込みは少ない。そうでなければ，クライエントが我々に紹介されはしなかったであろう。

　クライエントが現在，薬物乱用についての問題を持つ危険性が低い状態にあることを示すのに十分な証拠が発見されないならば，セラピストはこの情報をクライエントと共有し，本人がしたいことを尋ねる。このことがクライエントをエンパワーし，やる気を起こさせて，初期評価期間と全治療期間の両方を通して，ポジティブな証拠を創り出すために取り組むようにさせる。クライエントが将来問

題を起こす危険性が低い状態にあると紹介元が確信しない限り，クライエントと紹介元の間の，裁判所の命令による不本意な関係は，続く可能性が高い。

クライエントは一般的に，裁判所の命令による不本意な関係から抜け出したいので，普通，自分の生活が今後どのようになるかについての考えだけでなく，この関係の終結を合法的に正当化するのに何が起こる必要があるかについての考えも，熱心に探究しようとする。これが，成功についての責任はクライエントにあることをはっきりさせるので，抵抗はすぐにそれていく。さらに，治療の決定事項に積極的な発言権を持つことを許された薬物乱用のクライエントは成功する可能性がより高く，その後の再発に対する脆弱性はより小さいことを示す証拠が，ますます多くなっている。その上，治療の決定事項に発言権を持つ人々は，変化に対する高い意欲を示す。ベルギーのブルージュ（Bruges）にある聖ヨハネ病院のアルコール治療プログラムにおいて開発されたブルージュ・モデルは，テリーのプログラムと同様なやり方で，選択肢と責任をクライエントに提供する[注2]。これが高い成功率をもたらしてきたが，これは，クライエントをエンパワーして自分自身の治療に発言権を持たせることと直接的に関係するようである。ブルージュ・モデルによって治療された外来患者の最近の調査結果によれば，自分自身のゴールを持ち，このゴールに到達するアプローチを選べることが，問題飲酒者の治療のカギとなることを示唆している（Isebaert, 私信, 2001）。

スーザンというクライエントとの次の対話は，彼女のニーズを探究することから生み出された勧告と彼女自身の治療に対する発言権を，どのようにしてクライエントに与えることができるかを説明している。

セラピスト：ここに来た結果として，将来，どんなことが違ってほしいなあ，と思っていますか？

クライエント：何も。ただ，ケースワーカーに，もうメトについての問題は私にはないと分かってほしいだけよ。以前は毎日メトを使っていたけど，やめたの。私には治療の必要はないわ。ケースワーカーが私には必要だと考えてい

注2）このようにクライエントにコントロールと責任の座を戻すことは，ブルージュ・モデルのやり方（de Shazer and Isebaert, 印刷中）に類似している。つまり，裁判所の指示により来たクライエントや他の人々が，禁酒プログラムか，節酒プログラムか，または治療を受けないか，のいずれかを選択することが許される，ベルギーのブルージュにある聖ヨハネ病院で開発された解決志向アルコール治療プログラムである。彼らにはアルコール中毒についての教育的情報が提供され，禁酒は，節酒プログラムがうまくかない患者に推奨される治療であると助言される。最近行われた71人の患者の4年間の追跡調査によれば，継続した成功率は，禁酒プログラムを選んだクライエントで50％，節酒プログラムを選んだクライエントで23％であることが明らかになった。

るのは，分かっているわ。彼女は，私がこれからも再発を繰り返したりするだろう，と考えているの。

セラピスト：あなたが永久にやめたとケースワーカーが確信するためには，どんなことがあなたから彼女に見えてくる必要があるのでしょうか？

クライエント：ケースワーカーは，先生にそう言ってもらうだけでいいの。そのために，彼女は私をここに送ったんだもの。

セラピスト：あなたに書いていただいた，そのアンケートに少し目を通して，ケースワーカーに何を話すか，考えてみましょう。アンケートを覚えていますか？

クライエント：ええ。

セラピスト：〔SASSI-3を持って〕このアンケートは，あなたが楽な気持ちで質問に答えられていたことを示しています。そうですか？

クライエント：はい。

セラピスト：これで，あなたが言われたこと——あなたはアルコール以外のいろいろな薬物を，やや広範囲に使ってきたこと——が確認できます。さらに，いろいろな人からどうすべきかを言われて，どんなにつらい目にあったか，ということについてあなたが話されたことが確認できます。

クライエント：先生に本当の話をしていると言ったでしょ。誰も私のことを信じてくれないの。

セラピスト：これは，あなたが本当の話をしてきたと言うときに，それを裏付ける良い証拠ですね。あなたが大変率直であったことに，私は大変感心しています。このアンケートで，あなたのこれまでの発言を確認できます。残念ですが，アンケートでは，あなたが将来，確実に再発しないだろう，ということは確認できません。ただ，あなたが言われたように，それについてケースワーカーが心配しているということですね。この点で私たちがこれから創造的になって，あなたがそれをはっきり示すために必要な証拠を，我々がどうやったら提供できるかということに取り組まなくてはなりません。もう一つあなたに質問があります。1から10の物差しで（10が，ケースワーカーが，あなたが薬物から距離をおくことができると完全に信頼しているとし，1が，全く信頼していないとすると），あなたから見て彼女はどのあたりでしょうか？

クライエント：だいたい2。

セラピスト：以前，もっと低かったことがありますか？

クライエント：ええ，もちろん！　0まで行ったことがあるわ。そのときに，ケースワーカーが子どもたちを取り上げたの。

セラピスト：どうやって，あなたは0から2まで上がって来たのですか？

クライエント：一生懸命に頑張ったわ！　以前付き合っていた例の人たちとは，今では付き合っていません。今はもう，あの連中と一緒に夜遅くまで騒ぐことはありません。私は以前よりもずっと責任感があるわ。

セラピスト：すごい！　もう成果を上げられたようですね。ケースワーカーも，こういった変化にちゃんと気づいているのですね。

クライエント：ええ，それで，ケースワーカーはまだ，私の親権を終わらせることまではしないようにしてくれているんです。

セラピスト：あなたの中のどんなことがケースワーカーに見えているので，まだ，希望があり，あなたのことを諦めるべきではないと，彼女に分かるのでしょうか？

クライエント：ケースワーカーは，前に私がちゃんとするのを見たことがあるわ。本当に，これがうまくいってほしいと思っているの。子どもたちはとても大切なんです。昔の友達から離れることがとても難しいことだったということは，彼女にも分かっているし，私が彼らから離れたとき，それは彼女にとっても大きなことだったと思うわ。

セラピスト：それでは，ケースワーカーは今あなたにどんなことを期待していると思いますか？

クライエント：グループに出席することが大切なんだろうと思うわ。ケースワーカーは，再発しないために，私がいくつかスキルを学ぶ必要があると言い続けているの。本当に大変だわ。彼女はさらに，私が元の恋人と付き合わないことと，生活のために安定した住居と仕事を得ることも望んでいると思うわ。

セラピスト：そういったことについて，あなたはどう思われますか？

クライエント：多分，グループに出てもかまわないわ。大変な時期の過ごし方について，少し考え方を理解する助けにだってなるかもしれないもの。私もずっと，元の恋人と付き合うのをやめる必要があると考えていたの。ついうっかりメトを使ったときは，いつも彼と一緒だったもの。それで，自分と子どもたちのために，いろんなことを安定させたいと思っているわ。

セラピスト：あなたが実際にいくつかのグループに出席し，再発予防の方法についていろいろな考え方を理解し，そして，元の恋人との関係で自分がしたい

ことについてもう少しよく考えたとしたら，それでケースワーカーは私たちの物差しでどのあたりにくるでしょうか？

クライエント：たぶん6。

セラピスト：それで大きく違ってくるでしょうね！

クライエント：そうだろうと思うわ。ケースワーカーはもっと信頼してくれるでしょうし，それが，私がいろんなことを整理する助けになるかもしれないわ。

セラピスト：わかりました。ここに，私の中でだいたい固まりつつある治療の勧告があります。これで，自分が行きたい所へあなたが近づけると思うかどうか，私に教えて下さい。あなたが今はもうメタンフェタミンを使っていないということを示す何らかの証拠を得るために，尿検査を受けることに加えて，再発の問題に焦点を合わせたグループに参加することが役に立つだろう，と思われます。私たちはそのことから始めて，そこから進んで行くように，勧めるつもりです。あなたはどう思いますか？

クライエント：それでいいわ。

当然ながら，ほとんどの治療プログラムは治療計画を必要とする。さらに，地元，州，そして連邦の諸規則と許認可局は，普通，これらの治療計画を初回面接の日から所定の日数以内に完成することと，これらの計画が測定可能で，具体的であることを要求している。この結果として，援助者にとって多くの事務手続きを意味することになるが，それは，治療が目的を持ち，ゴールに向けられることを保証するように意図された，理解できる要求である。はっきりと定義されたゴールがなければ，セラピストとクライエントに，いつ問題が解決されて治療が完了したかが分からないし，治療は無限に続くかもしれない（de Shazer, 1988）。残念ながら治療計画を立てるのは治療開始時で，しかもクライエントと十分に協力することが可能になる前のことが多いが，この時期に完成するように要求されるので，その性格上，セラピスト主導で指示的になる傾向がある。

一般的に使われる治療計画のモデルでは，問題を確認し，望ましいゴールを述べ，その問題を解決するためにクライエントとセラピストの両方が取り組む段階をリストアップする。治療計画のゴールは問題行動と密接に関連していることが多い（例，「クライエントは，お酒を飲まないで抑うつ症状に対処することを学ぶ」「クライエントは，体罰を使わずに自分の子どもを躾ける能力を得る」）。これらの計画は，クライエントが持っているとセラピストが確認した問題に由来す

ることが多く，変化が必要であるとクライエントが認識した領域ではないことが多い。

解決志向治療計画

　その背後にある実際的な目的にもかかわらず，治療計画の問題志向的な要求は，解決志向アプローチに向かって動こうとしていた我々の初期の試みに重大な挑戦的課題を突きつけた。これは，驚くようなことではなかった。なぜならば，SFTはクライエントが持つ能力を利用して，問題が存在しないという文脈から問題を想像し，記述し，そして，自分にとって有意義な小さな変化を確認し，実生活で演ずるからである。

　治療中にクライエントがその必要性に気づきそうな段階を，クライエントが予測するように援助することは難しかった。初期の我々の試みは問題解決の精神状態を作り出し，そのために，我々のアプローチが持つ潜在的なパワーを引き出すことに失敗した。治療計画の内容を更新することはできても，SFTの創造力を取り込むことはなかった。

　ゴールへ向かう治療にコミットする点では我々も同様であったが，クライエント主導で，かつ，我々のアプローチが求める，セッション間に必要な柔軟性を提供する文書化された計画は自分たちで創り出す必要があった。我々の解決は，治療計画の言語を拡大することであった。我々の解決志向の治療ゴールは（例えば，「クライエントは，自分の抑うつを効果的に処理する能力を獲得する」というように）以前の問題志向の治療計画に類似していることが多いが，普通，クライエントが踏む段階はより包括的で，クライエントが変化を実験してみる必要性をより受け入れ，そして，我々のアプローチにより一致している（治療計画例は，図7.1を参照）。

　ほとんどの人々は，我々の治療計画がアルコールや薬物使用に言及するのはまれだと聞いて驚く。クライエントは，これらの要素がもはや問題として存在しない未来に向かって取り組んでいるので，それらがクライエントの将来の一部であることはほとんどない。経験豊富な解決志向セラピストとして，このアプローチを使うことがクライエントの人生に意義深い影響を与えるであろうと我々は期待するようになった。クライエントの多くは，完全な奇跡が治療中に実現したことを報告した。

　しかしながら，問題志向の社会の中で働き，紹介元と監督機関に対して具体的に説明責任を果たそうとするには，クライエントの奇跡を，他の専門家にもっと

個人治療計画

クライエント氏名：　　　　　　　　　　　　　　　　　　クライエント番号：73770
カウンセラー氏名：　　　　　　　　　　　　　　　　　　日付：2001/03/20
****

ゴール：クライエントは，薬物を使わずに生活するのに必要なスキルを確認し，実践する。

短期目的：クライエントは，薬物を使わずに生活するのに必要なスキルを確認する。

目標期日：2001/05/10

クライエントの段階：

1. クライエントは，1回，ミラクル・クエスチョンに答える。
2. クライエントは，1回，薬物を使わずに生活をするのに役立つことで，自分が現在していることのリストを作る。
3. クライエントは，1回，薬物を使わずに生活をするのに役立つことで，奇跡が起こったならば，自分がしていると思われることのリストを作る。
4. クライエントは，1回，薬物を使わない状態を続ける能力に自信があるとき，自分の人生において何が違ってくるか，を探究する。

短期目的：クライエントは，薬物を使わずに生活するのに役立つだろうと思われることで，自分がリストアップしたことを実践する。

目標期日：2001/05/10

クライエントの段階：

1. クライエントは，薬物を使わずに生活をするのに役立つことで，自分が現在していることをやり続けて，6週間，毎週1回，グループと話し合う。
2. クライエントは，自分ができそうなことのリストから，毎週一つ新しいことを実践し，6週間，毎週1回，成人のグループと自分の進歩を共有する。
3. クライエントは，奇跡に関する自分の進歩を6週間，毎週1回，グループと話し合う。

カウンセラーの段階：

1. カウンセラーは6週間，毎週2回，グループのファシリテーターをする。
2. カウンセラーは6週間，毎週2回，クライエントの進歩をモニターする。
3. カウンセラーは6週間の期間の終わりに1回，クライエントの進歩を評価する。

_____　_____　_____　_____
クライエントの署名　　　　日付　　　　カウンセラーの署名　　　　日付
****

_____　_____
クライエントがゴールを完了した日　　　　　カウンセラーの署名

図7.1.　治療計画例1

楽に伝えることができるように，より小さなゴールに分割することが必要となることが多い。さらに，ゴールは，奇跡の日に関するクライエントの説明から直接的に出てくる場合が多い。

　我々は，奇跡が起これば何が違ってくるだろうとクライエントが述べるか，注意深く耳を傾け，クライエントが治療中に特に取り組みたいことと一致する奇跡の部品（構成要素）が含まれていないか，注意して傾聴する。次のやり取りは，ミラクル・クエスチョンの話し合いからゴールを確認するために，セラピストがクライエントと協働作業する様子を示している。

セラピスト：あなたに変わった質問をしようと思いますが，よろしいですか？
クライエント：いいですよ。
セラピスト：今夜眠っている間に，奇跡が起こると想像してみて下さい。その奇跡は，今日あなたが述べられた問題のすべてが解決していることです。しかし，あなたは眠っていたので，奇跡が起こったことを知りません。そこで，明日の朝あなたが目を覚ましたとき，どんなことが違っていて，奇跡が起こったことが，あなたに分かるでしょうか？
クライエント：うわーっ！　変な質問ですね。そうですね……多分，自分にエネルギーがあって，ベッドから出たいと思うのに，気づくでしょうね。熟睡したと感じるでしょうから，両眼が開くでしょう。普段感じる，あの重い落ち込んだ感じがしていないでしょう。私はたぶん，目覚まし時計のボタンを押すまでもなく，さっと起きあがって，シャワーを浴びるでしょう。
セラピスト：他にどんなことに気づくでしょうか？
クライエント：ええと，シャワーの後は，台所に行って，少し朝食をとるでしょう。たぶん，実際に夫と少し時間を過ごすでしょうし，それは楽しい会話になるでしょう。
セラピスト：あなた方は，どんなことを話しているでしょうか？
クライエント：ただ，私たち二人がその日にする予定についてですね。そうですね……遅れを取り戻すこと。
セラピスト：ご主人は，その朝は，あなたについて，どんなことに気づいているでしょうか？
クライエント：夫は，私が起きて食事をしていることに，とても驚いているでしょう！
セラピスト：あなたがそこに一緒にいることで，ご主人にとってどんなことが違

ってくるでしょうか？

クライエント：夫は喜んでいるだろうと思います。夫はいつも，私を起こそうとやってくるのです。それで，私たちは二人とも良い雰囲気で外に出て行くだろうと思います。もしかすると，丸一日がもっとうまく行くかもしれません。

セラピスト：私たちの治療がちょうど終わるところまで，人生を早送りすることができて，あなたの人生において違ってきたことが一つあって，それが世界を全く変えたとしたら，それは何でしょうか？

クライエント：私がもう落ち込んでいないということ。

セラピスト：本当に？　そのことで，あなたにとってどんなことが違ってくるのでしょうか？

クライエント：とっても大きく違ってくるでしょう！　夫ともっとうまくやっているでしょう。仕事が見つかって，それを続けることができるでしょう。私は幸福でしょう！

セラピスト：それは，あなたがここに来られている間に取り組んでみる価値があることかもしれない，というように聞こえますね。あなたはどう思われますか？

クライエント：そうなれば良いですね。

（我々の同僚がすぐに理解するように，治療計画の言語で書かれた）このクライエントの最終的な治療のゴールは，クライエントは自分の気分をうまく処理するためのスキルを獲得する，というものになるだろう。

以下は，このゴールについて治療計画上で記載される可能性のある段階の一部である。

- クライエントは，1回，ミラクル・クエスチョン（奇跡は，自分の気分に問題がないことである）をし終える。
- クライエントは，自分の気分をうまく処理するために現在自分がしていることのリストを作る。
- クライエントは，5週間，毎日1回，自分の気分を（10が，自分の気分に問題がないとし，1が，気分のために何もできなくなっているとする）スケーリングで評価する。
- クライエントは，自分がしていることで，このスケール上で自分の評価を上

げることになることを五つ，毎日書き留める（5週間）。
- クライエントは，自分のどんなことが夫に違って見えているかを，毎週1回，夫に尋ねる（5週間）。

この治療計画の例は，図7.2を参照のこと。

この方法でクライエントの奇跡を治療計画に翻訳することで，クライエントの生活における他の専門家たちに対してだけでなく，紹介元に対しても，セラピストがより容易にコミュニケーションをとることが可能になる。これらの他の治療専門家たちは，クライエントを診断して，より伝統的な立場から取り組むことを選ぶかもしれない。奇跡を治療計画に組み入れることで，診断的な言語に巻き込まれることなく，これらの専門家たちが必要とする，測定可能な治療の最新情報を我々が提供することが可能になる。我々はこれらの他の専門家たちに，クライエントの進歩についての彼らの評価を求めるが，彼らにも測定可能となるように，この進歩の程度をスケーリングするように依頼することが多い。

クライエントは，自分の治療計画を完了した結果として，自分の人生の多くの領域でポジティブな変化を報告する場合が多い。何も追加の治療が必要ない場合が多いけれども，クライエントや紹介元が，治療が終結する前に違っていてほしいと思う，別の領域を認識する場合もある。

終　結

関係するすべての当事者が，クライエントが必要な変化を成し遂げたことに同意するとき，治療サービスは終わる。セラピストの役割は，漠然とした考え方を避けて，説明可能で測定可能な言葉により，すべての当事者が進歩を定義するのを手助けすることである。これはスケーリングを使って行われ，多くの場合，全ての援助者がクライエントの進歩についての現在の見解を示し，治療開始時の所見とそれを対比させることを重点的に行う。次のやり取りは，治療の終了時期を決定するために，我々がクライエントと紹介元の双方に対してスケーリングを使う方法を示している。

セラピスト〔電話で紹介元と話している〕：カレンが治療に来るようになってから，どんなことが彼女の中で違ってきたのが，あなたに見えてきたでしょうか？

紹介元：あのう，カレンはすべてのことを最後までやり通しました。以前の彼女は，それができませんでした。カレンは，あなたが勧められていることをす

```
                              個人治療計画
クライエント氏名：                           クライエント番号：314073
カウンセラー氏名：                           日付：2001/02/13
```

ゴール：クライエントは，自分の気分をうまく処理するためのスキルを獲得する。

短期目的：クライエントは，自分の気分をうまく処理するのに必要なスキルを認識する。

目標期日：2001/04/05

クライエントの段階：

1．クライエントは，1回，ミラクル・クエスチョンに答える。
2．クライエントは，1回，自分の気分をうまく処理するために現在自分がしていることのリストを作成する。
3．クライエントは，1回，奇跡が起こったならば，自分の気分をうまく処理するために自分がしていると思われることのリストを作る。
4．クライエントは，1回，自分の気分をうまく処理することができるとき，自分の人生において何が違ってくるだろうか，を探究する。

短期目的：クライエントは，自分の気分をうまく処理するのに必要なスキルを実践する。

目標期日：2001/04/05

クライエントの段階：

1．クライエントは5週間，1日1回，自分の気分をスケーリングで評価する。
2．クライエントは，上記のスケールでの自分の評価を上げることで，自分がすることを五つ，毎日書き留める（5週間）。
3．クライエントは，自分の中のどんな違いが夫に見えるかを，毎週1回，夫に尋ねる（5週間）。

カウンセラーの段階：

1．カウンセラーは5週間，毎週1回，グループのファシリテーターをする。
2．カウンセラーは5週間，毎週1回，クライエントの進歩をモニターする。
3．カウンセラーは，彼女の進歩と追加の治療サービスの必要性を評価するために，5週間の期間に引き続いて，個人的にクライエントと会って話をする。

_____ _____ _____ _____
クライエントの署名   日付   カウンセラーの署名   日付

_____ _____
クライエントがゴールを完了した日   カウンセラーの署名

図7.2．治療計画例2

べて終えましたか？

セラピスト：カレンは，予定された八つのグループ全てに出席しました。私たちは当初，自分の気分をうまく処理するために必要なスキルを彼女が獲得するという治療ゴールを設定しました。彼女は自分の治療ゴールを完了しました。彼女は現在，毎朝，目覚まし時計が鳴って5分以内に起床することができると報告しています。今では毎朝朝食をとっており，結果として安定した仕事を見つけて，続けていると述べています。あなたに私の勧告をお伝えする前に，私が必要な情報を全て持っているかどうか確かめるために，あなたに二三質問をしたいのですが。1から10の物差しで（10が，彼女には気分の問題はないとし，1が，自分の気分のために何もできなくなっているとすると），治療開始時には，この物差しでカレンはどのあたりだったと思いますか？

紹介元：だいたい3。彼女は，本当に大変な状態でした。そのために，カレンが何度も面会の予約時間を守れなかったのかもしれません。

セラピスト：今日は，カレンはその物差しでどのあたりだと思いますか？

紹介元：8。カレンは，前よりずっと堅実です。

セラピスト：あなたが，カレンが後は自分一人でやっていけると確信できるには，この物差しで彼女がどのくらいになっている必要があると，あなたは思われますか？

紹介元：8で大丈夫です。カレンがやってきた取り組みを続けている限り，彼女は一人でやっていくことができると思います。先生が必要だと言われなければ，私はこれ以上治療の必要はないと思います。

セラピスト：どんな最終勧告をするにしても，それを伝える前に，私はカレンと会って話をする必要があります。しかし，あなたが彼女の進歩に満足しておられるので，彼女もこれらの勧告に満足するようでしたら，彼女と一緒にアフターケアの計画を作成して，治療を終了したいと思っています。彼女とのセッション後に，私からあなたにお電話します。

セラピストは，治療終結の決定のためにクライエントに会って話をする前に，どのような外的な必要条件が存在しているかを知らなければならない。この知識がなければ，セラピストと紹介元が争うことになりかねない。というのは，達成されていないニーズが紹介元にある限り，治療を終わることはできないからである。これは，治療が時間無制限に続くべきであるということを意味するのではない。治療の必要性が解消されたときにはクライエントの中で何が違ってきてほし

いかが，紹介元には明確でないために，治療を無制限に続けるように紹介元が要請するときがある。この状況でセラピストは，治療の必要性が解消されたならば，クライエントの中でどんなことが紹介元に見えてくると思われるかを明確化するように，紹介元を援助すべきである。紹介元からの情報が得られたら，セラピストはクライエントと正確な決定をすることができる。

セラピスト：これまでに大変多くのことに取り組んでこられたわけですが，あなたの生活はどんなふうに違ってきていますか？

クライエント：全部違っています！　私は夫と前よりうまくやっていますし，ずっと気力があり，そして，働いています。こんなに変化するとは，信じられないわ！

セラピスト：我々の 1 から 10 の物差しで（10 が，あなたには気分の問題はないとし，1 が，自分の気分のために何もできなくなっているとすると），治療を始めたときは，ご自身をどのあたりだと言われていたか，念のために教えて下さい。

クライエント：だいたい 2。

セラピスト：そして今は？

クライエント：9。たいていの日は，自分の気分について考えさえもしません。それは問題じゃないんです。2 カ月間以上もの間，問題ではありませんでした。（確かに先月はベッドから出るのに苦労しましたが，でも，それを乗り越えることだってかなり楽にできました！）私は仕事にずっと行っていますし，友人や夫と出歩いています。そうですね。普通のことを全部やっています。

セラピスト：私たちが今日から 1 年先へとあなたの人生を早送りすることができて，あなたが起こした変化を維持するために，過去 1 年間にどんなことをしたかを私に教えてくれているとしたら，何をしたと言うでしょうか？

クライエント：起きる気がしないときでも起床し，運動し，ちゃんと朝食をとり，そして，本当に自分にとって大切なことに集中し続けた，と言うでしょう。

セラピスト：この時点で，私にしてもらいたいと思われるのは，どんなことですか？

クライエント：私はやり終えたと思います。

セラピスト：ケースワーカーはあなたの進歩について，どんなことを言うだろうと思いますか？

クライエント：ケースワーカーは随分感心しています。先生が他に何かするように勧められない限り，彼女も私にこれ以上の治療は必要ないと思っていると，私は思います。

セラピスト：それでは，私の勧告です。まさに今言われたように，そのおかげで違いがでてきた，とあなたが気づかれたことをやり続けるように，お勧めするつもりです。またいつかお会いすることがあれば，そういった，とてもうまくいっていることを，あなたがどうやって忘れずにやり続けてきたかを，私はとても知りたいと思うことでしょう。

自分が続ける必要がある，ということについてのクライエント個人の専門知識が，直接，アフターケア計画に組み入れられる。セラピストは，アドバイスをより格式ばったものとするために，クライエントにこのアドバイスを書き取らせて，家に持ち帰るようにすることが多いが，これがいつも必要なわけではない。

クライエント記録は解決志向セラピストにどう役立つか

クライエント記録は，問題志向の言語で解決志向の取り組みを説明する鍵となる。多くのセラピストが事務処理をとても嫌うが，それと同じくらい，セラピストが問題志向の治療文化の中で成功するために，記録は絶対に必要である。ありがたいことには，解決志向の介入はどのようなものでも，他のアプローチを使う同僚がすぐに理解できる問題志向の言語で記述できる。それにより同僚は，それまでの治療を理解し，その真価を認めることができる。例えば，前述のクライエントの個人セッションで，彼女の治療ゴールに向けた進歩の概略を記した記録ノートは次のように書かれている。

> データ：治療の進み具合を話し合うために，クライエントは個人セッションに出席した。クライエントは抑うつ症状がおさまったと述べた。彼女は，自律神経症状がない状態が30日間，自殺念慮がない状態が60日間以上続いていると報告した。クライエントは，（仕事やレクリエーション，および社交的な交流といった）活動的なライフスタイルを維持できると報告した。我々は，クライエントの再発予防計画を検討した。彼女は，再発予防における運動と栄養の重要性に関する適切な知識を持っていることを示した。自分の気分をうまく処理する点での自分の進歩の程度を，（10が，気分にもはや問題がないという）10ポイント尺度で9だとクライエントは評価した。彼女は，

これで治療終結に十分であると述べた。この点は紹介元にも確認された。治療計画を彼女が完了したことと，この時点でこれ以上の治療が必要ないことで，意見が一致した。

アセスメント：クライエントは自分の気分をうまく処理するために必要なスキルを持っていると思われ，現在，抑うつ症状は何もないようである。クライエントのアフターケア／再発予防計画は十分であると思われ，彼女は，必要ならば軽度から中等度の症状再発に対処することができるスキルを持っているようである。さらに，将来必要な場合には，彼女は追加の治療サービスを求める意志があるようである。

計画：クライエントの治療を終了する。追加の治療が必要ならば，クライエントは機関に連絡をとることになっている。

セラピストから問題志向の言語（例えば，自律神経症状の評価）を話題にはしていなかったが，クライエントが熱心に治療上の自分の進歩を説明した中で，クライエントはこの情報を提供していた。セラピストはそこで，この進歩を問題志向のアセスメントに翻訳することができる。都合が悪いのは，これが事務処理量を増す場合が多いことである。解決志向の介入と問題志向の必要条件の間を明確に関連づけるためには，より詳細な記録が必要である。成功の鍵となる明確さを達成するために，臨床スタッフは全員，問題志向の言語で記録することの関連性を理解し，解決志向のオリエンテーションから働きかけ続けながらも，正確に記録するために十分な程度に問題志向アプローチに精通している必要があった。これが無理な要求になるかもしれない場合が時々あるので，強力な解決志向チームのサポートの存在が成功に不可欠である場合が多い。

監督機関をクライエントとみなす

SFTを直接的に妨害するような管理規則に対して，または，その命令に従うためにセラピストがより多くの仕事をしなければならないような規則に対して，欲求不満に陥るのはたやすい。それでも，監督機関がどんなゴールを重要だと見なすかを理解するために，心の中で監督機関の立場にたってみることは重要である，と我々は信じている。これは我々に，判断を控えて，監督機関のゴールを我々の治療ビジョンに進んで組み入れるように要求する。この姿勢のおかげで我々は，監督機関を，単に勝手な要求をもつ非人間的な機関としてではなく，正当なニーズを持つもう一人の「クライエント」として敬意を払って見ることがで

きる。

　監督機関をクライエントとみなし，解決志向の考え方を仕事のすべての領域に適用するというこの習得スキルは，我々がセラピストに求める最も難しい仕事になる場合が多い。それでも，このプロセスを通して共通のゴールが認識されることが多いので，これなしでは，セラピストの燃え尽きと欲求不満の危険性が増すことになる。

　そこで，この共通のゴールが，解決志向セラピストが自分の哲学に忠実でありながら，問題志向の監督機関と連携して働く好機を提供する。（監督機関のゴールが我々のゴールに似ているのに気づくことは多いが，これらの目標を達成するために必要だと認められる段階は全く異なる場合が多い。同様のゴールにもかかわらず，解決志向と問題志向で必要な段階が異なる場合がいかに多いかを示す例については，囲み7.1，7.2，および7.3を参照のこと。）

　例えば，最近の傾向によれば，薬物乱用の治療グループでは事前に決定された話題（topic）を扱うようにセラピストに求められている。クライエントからの情報がない状態で事前に決定された話題を使うというのは解決志向アプローチの特徴ではないが，アプローチに関わらず，全てのグループが目的を持ち，薬物を乱用するクライエントに共通する話題を取り扱うべきであるということは，我々も認識している。クライエントたちが一般的なテーマ（テーマに対応する問題志向の用語は「話題」である）を共有することが多い，という基本的概念に同意することにより，〔訳注：SFTの原則から逸脱することなく〕セラピストはそこで，クライエントがグループ・セッション中に確認し，取り扱った具体的な話題と作業を文書化することができる。

　このプロセスのために，必ずしもセラピストが治療を変更する必要はないけれども，セラピストは，クライエントとのやり取りを記録するときに，行われた治療を問題志向の用語で正確に記述するために，監督機関の要求を十分に分かっていなくてはならない。これにより，取り組みを問題志向の見方から明確に理解することが保証されることになる。クライエントが持ち込んだテーマを我々が注意して取り入れる結果として，要求された話題がグループ・プロセスにおいて自然に扱われるようになることを，皮肉にも我々は一貫して観察してきたが，これは監督機関が，本来クライエントが取り組む必要があることをきちんと理解する，という立派な仕事をしてきたためである。我々は要求された「話題」を問題志向の見方から探求するわけではないけれども，それにもかかわらず，クライエントが始めた「話題」が彼らの奇跡にあてはまる様子や，それが彼らの長期的な成功

囲み7.1. 内容の知識

必要条件：特定の内容／話題の領域がグループ・セッションで扱われることになっている。

解決志向アプローチと問題志向アプローチ双方のゴール：全てのクライエントが，指定された領域で知識とこの知識を応用する能力を自分が持っていることを，確実に示せるようになる。

セラピストの段階：

問題志向アプローチ

1. 話題を中心とする明確なカリキュラムを作成し，全クライエントが要求された情報を知っていることを保証するために，事前に決定された教育セッションを提供する。

2. 要求された教育領域が扱われたことを文書化する。

解決志向アプローチ

1. 解決志向の構造化グループや個人的な会話の間に，クライエントのどんな発言が，指定された話題において扱われる情報を彼らが知っていることを示すか，注意深く聞く。

2. クライエントが指定された話題を自然に持ち出すとき，誤った情報は訂正する。クライエントが持っていないと確認した資源への接近方法を提供し，かつ／または，誤った情報を訂正することが必要な時は，追加の事実を提供する。

3. グループや個人的な会話の間に，質問しなければクライエントが話し始めないかもしれない話題を取り扱う具体的な質問をする。

4. グループや個人的な会話の間に，これらの内容の領域でのクライエントの応用について，具体的な質問をする。質問は，クライエントの見方からだけでなく，クライエントの人生に関わる人々（例えば，ケースワーカー，子ども）の見方からもなされる。これが，クライエントの答が現実的，全体的，そして，正確であることを保証するのに役立つ。

5. 追加の質問をして，学んだ情報をさらに統合するために行動を変えるやり方を，クライエントが確認する援助をする。

6. 紹介元に，教育を通して取り扱う必要があることで，何か追加の関連領域が認められるかどうかを質問し，取り扱う領域についてのクライエントの見方が，紹介元の見方と間違いなく一致していることを確かめる。

7. 上記のすべてを文書化する。

囲み7.2. 評価および治療計画

必要条件：全てのクライエントが総合的な評価を受けて，適切な治療計画が得られることを保証する。
解決志向アプローチと問題志向アプローチ双方のゴール：現在の問題を解決し，問題の再発を予防するために，全てのクライエントが，関係するあらゆる生物・心理・社会的（biopsychosocial）な領域を取り扱う，最も適切で効率的な治療サービスが受けられることを保証する。
セラピストの段階：

問題志向アプローチ

1. 生物学的，心理学的，そして，社会的な側面を取り扱う，綿密な評価を提供する。
2. 評価から作成された，関連するすべての領域の問題のリストを作成する。
3. 重要な点のどれに一番緊急性があるかを決定し，クライエントと協力して治療計画を作成する。治療計画は，重要であるとクライエントが同意しないかもしれない問題点を取り扱う可能性もある。
4. 治療全体を通して，必要であれば，治療計画を振り返ったり，更新したり，または，追加したりする。
5. 終結の時に，クライエントの全ての重要な点の状態を文書化する。

解決志向アプローチ

1. 生物学的，心理学的，そして，社会的な側面を取り扱う，綿密な評価を提供する。
2. 評価から作成された，関連するすべての領域での重要な点のリストを作成する。
3. 重要な点のどれに一番緊急性があるかを，クライエントと紹介元の双方との協力的な会話を通して，決定する。
4. 一番緊急性があるとクライエントが認める重要な点を最低一つは確認し，出発点として，これについて治療計画を作成する。
5. 他にどのような重要な点を取り扱う必要があるか，そして，他にどのような行動が変わる必要があるかを自分で評価する助けとなるように，治療全体を通してクライエントに質問する。質問は，クライエントの見方からだけでなく，クライエントの人生に関わる人々（例えば，ケースワーカー，子ども）の見方からも，なされる。これが，クライエントの答が現実的，全体的，そして，正確であることを保証するのに役立つ。
6. クライエントが，追加の重要な点を確認し，これらの点に取り組みたいという希望を表明する時，治療計画を更新し，追加する。
7. クライエントは，前のセッションからこれまでの間に自発的に解決した重要な点について報告することがよくあるが，結果として，これらの自発的に解決した点については，何も正式な治療計画を作成する必要はない。
8. 終結の前に，重要な点のリストにある全ての点が，クライエント，紹介元，そして，関係者全員が満足するように，確実に解決済みになるようにする。
9. 終結の時に，クライエントの全ての重要な点の状態を文書化する。

訳注：この囲みではproblemとissueを使い分けている。日本語ではいずれも「問題」と訳す場合があるが，ここではproblemを「問題」とし，issueを「重要な点」と訳した。

囲み7.3. 個別化された治療サービス

必要条件：治療サービスが個別化され，クライエントの性別，文化，性的嗜好などに敏感であることを保証する。

解決志向アプローチと問題志向アプローチ双方のゴール：各クライエントに特有のニーズに敏感である，高度に個別化された治療サービスを，全てのクライエントが受けられることを保証し，その結果として，クライエントの長期的な成功の可能性が増大するようにする。

機関／セラピストの段階：

問題志向アプローチ

1. スタッフ全員が，クライエントの部分集団（subpopulation）に特有のニーズと，これらの一般的な事実をクライエントの治療に適切に統合する方法について，確実に理解しているようにする。

2. 各クライエントが，クライエントが同一視している部分集団に一致するサービスを，確実に受けられるようにする。

解決志向アプローチ

1. スタッフ全員が，クライエントの部分集団に特有のニーズについて，確実に精通しているようにする。クライエントが，各自の部分集団とどの程度一体感を持っているかを傾聴する方法と，各自の文化，性別，性的嗜好などに関して各クライエントが必要とし，望んでいるのが何であるかが語られるのを注意して傾聴する方法について，全スタッフが確実によく訓練されているようにする。

2. 現在の問題が解決したならば，自分の生活がどのようになってほしいかについて，全てのクライエントが明確なイメージを作り出す援助をする。クライエントが，自分の属する部分集団に関連する変化をどの程度含めるかについて明確な注意を払い，それについて具体的な質問をする。

3. 治療全体を通して，クライエントが属する部分集団に特有な領域を含めることについて，クライエントが望む程度について質問する。

4. クライエントが同一視している部分集団について，希望する資源または情報は何でも提供する。

5. 治療全体を通して，部分集団の他のどのような重要な点を探究する必要があるかを自分で評価する助けとなるように，クライエントに質問する。質問は，クライエントの見方からだけでなく，クライエントの人生に関わる人々（例えば，ケースワーカー，子ども）の見方からもなされる。これが，クライエントの答が現実的，全体的，そして，正確であることを保証するのに役立つ。

6. 治療全体を通して，部分集団の重要な点に関するクライエントの決定が，自分が望むゴールを達成する能力に対して及ぼすポジティブな影響を，自分で評価する助けとなるように，クライエントに質問する。

7. 終結の時に，クライエントの部分集団の全ての重要な点の状態を文書化する。

（奇跡に対応する問題志向の熟語は「長期的目標」である）を促進する様子をしっかりと理解して，クライエントはグループを離れていく。これは，事前に決定された話題がクライエントの回復にどのように否定的に影響するか，または，その可能性があるかを，クライエントに確実に理解させようとする監督機関のゴールと一致している。

クライエント記録の目的が，治療結果の文書化と要約を提供することと，それを読む者に対して鍵となる情報を伝達することだと，自分自身に言い聞かせるのが役立つことを我々は知っている。SFTと問題志向のアプローチは結果として，同じ問題がクライエントにより取り扱われる状態を生む。唯一の違いは，問題が解決されるプロセスである。セラピストが監督機関のニーズを理解することにより熟達すると，これらの機関の質問により上手に答えることができる，と我々は思っている。セラピストは，これらの答が記録の中に存在することと，読み手がすぐに理解することができる言語で書かれていることを保証することができる。これは結果として，クライエントに対する質の高い治療を生み，その質を監視している人々にこの治療を明確に伝えることになる。

まとめ

問題志向の世界でSFTを提供することは，献身，スキル，そして，しばしばイデオロギー的に二言語を話す能力を必要とする。我々が他の分野やアプローチからやって来る同僚に対して，効果的に敬意を払ってコミュニケーションをとることに失敗するならば，我々は彼らに対して信用を失うだけでなく，クライエントを援助する我々の能力を損なうことになるであろう。我々は，多くの援助専門家にとって問題志向の用語がまだ支配的な言語である世界で仕事をしているので，敬意を伝えて共通理解を育むために，必要なときには，解決志向の言語と問題志向の言語の両方を我々のコミュニケーションに組み入れて「バイリンガル（二言語使用）」になる義務を，我々はクライエントに対して負っている。他機関に対するこのような外交的手腕についての価値と重要性を自分自身に思い出させたいとき，「フランス語」会話術として，我々はそれに言及するのである。

第8章

解決志向スーパービジョン：一歩後ろから導く

　　　　　人が起こると予期していることが，その人の行動に影響する。
　　　　　　　　　　　　　　　　　　　　　　スティーブ・ディ・シェイザー

　この章では，我々の機関で開発した，スーパービジョンに対する解決志向アプローチの構造と原則を説明する。「一歩後ろから導く」という表現は，キャントウェルとホームズ（Cantwell & Holmes, 1994）に由来する。

なぜ，解決志向スーパービジョンか？

　短い答は「それがうまくいくから！」である。それにもかかわらず，このアプローチに批判的な者が「あなたがボスなんだから，なぜ，あなたがまず決めて，それを彼らにやらせるようにしないんですか？」と尋ねるときがある。経験豊かな解決志向スーパーバイザーは，人々と一緒に取り組み，好奇心を持ち，傾聴することが，自分がどこへ向かっているかを彼らに教えるよりも，常により効果的であることを知っている。スーパーバイザーは，問題を超えた先の，それが存在しない未来のある時点まで見えるように，時間を投資することの重要性を知っている。チーム・メンバーは，自分が理解していて，その未来との関連性が見える決定を支持する。

　優れたマネジメントのために必要とされるスキルは，臨床の仕事に求められるものとは大きく異なっていると見られることが多い。マネジメントが理論に基づいていると見なされることはめったにないので，マネジメントの理論と臨床の理論は，非常にかけ離れていると考えられる場合が多い。そこで機関の中での「理論」の効果的な活用は，マネジメントではなくクライエントとの協働作業から始まる。**これは根拠のない神話である。**機関が目的をもち，理論に一致するためには，管理スタッフは第一線のスタッフと同じ価値体系と理論的構成概念を共有し

なければならない。したがって，本当にSFTを活用する機関になるには，スーパーバイザーとマネジメント・チームもこのアプローチを採用しなければならない。

さらに，SFTを実践する者には，今日の問題だけに焦点を合わせるのではなく，クライエントの奇跡を理解することに時間を注ぐのが賢明だということが分かっている。そのやり方が最初は効率的ではないように思えるかもしれないが，クライエントが行きたいところを積極的に想像するように援助する力は驚異的である。セラピストも例外ではない。

解決志向スキルをスーパーバイズの文脈に適応させる

解決志向スーパーバイザーのスキルは，解決志向セラピストに必要とされるものに似ている。解決志向セラピストと同様に，解決志向スーパーバイザーは発見し，好奇心を持ち，説明責任を果たす環境を尊重する。スーパーバイザーの最初の仕事は，セラピストが自分の専門家としてのゴールを明確化する手助けをすることである。これは極めて難しいことかもしれない。なぜなら，それには機関の指導者としての仕事に取り組むことに加えて，セラピスト一人ひとりに時間を注ぐ必要があるからである。

これには自ら行動する姿勢が必要となるが，多忙を極めたスケジュールに追われるスーパーバイザーの多くが，これではあまりに時間がかかりすぎると不満を言う。しかしSFTの場合と同様に，解決志向スーパービジョンは，時間をかけて傾聴し，自分の個人的課題は傍らに置き，職員の独自の解決を尊重する，ということがすべてである。スーパーバイザーが時間をかけて関わり，自制した丁寧な方法で自ら聴こうとする意志を持たなければ，解決志向スーパービジョンはなし得ない。

新しいセラピストは解決志向スーパービジョンのスタイルに懐疑的である場合が多い。各セラピストの将来のビジョンが，機関で働き続けるという長期的計画を含むか否かにかかわらず，このアプローチにより自分のビジョンに純粋に興味を持つようになるので，最初は，ほとんど「あまりに話がうますぎる」と思えるかもしれない。これは，スーパーバイザーが，セラピストを失うことで機関がこうむる可能性のある問題に対する彼ら自身の恐れをわきに置かなくてはならないことを意味している。この態度はセラピストにとって最初は意外であることが多いが，それは，歴史的には，ほとんどの問題志向スーパーバイザーの第一の関心事が機関のニーズであったためである。スタッフたちは一人ひとり異なるという

よりも，置き換え可能で交替可能であると見なされていた場合が多かった。

　解決志向スーパーバイザーは，各スタッフが，機関全体のために測り知れないほど貴重な資源を構成する独自の天賦の才，ゴール，そして興味を所有していると想定している。解決志向スーパーバイザーは，機関とスタッフ一人ひとりの双方に対して同時に深く関わっている。スタッフは機関に所属していたいものと想定して，彼らが機関にとけ込めるような独自の有意義なやり方を発見するように援助することはやりがいのある課題である。

　質問することが解決志向スーパービジョンにおいて重要な役割を果たす。ちょうどクライエントが，日常生活がどのように自分の奇跡の一部になる可能性があるかを問うように励まされるように，スタッフは，機関での彼らの仕事が，自分の専門家としての奇跡に調和するように，どのように形作られる可能性があるかを問うように促される。スタッフは，現在の雇用と自分の長期的目標との間のつながりを創り出すので，機関に対するコミットメントを感じるようになる。結果として，解決志向スーパービジョンは，自分の仕事に対するスタッフの情熱を解き放ち，機関は増大した創造的なエネルギーと献身から利益を得る。この情熱と創造性は，目的を伴うゴールとあいまって，説明責任と治療的有効性が高く評価される職場環境を作り出す。

　このオープンな雰囲気の中では，セラピストのアイデアや挑戦は歓迎される。その結果，すべての決定が目的を持ち思慮深くなされることが期待される，心理的に安全な環境が生まれる。要するに，すべての質問が注意深く考慮されて丁寧に答えられる。スーパーバイザーが示す，意思決定における目的を持った規律と綿密な検討に対するオープンさのモデルを見ることで，セラピストも同様に，自分のクライエントとのやり取りにおいて目的を持ち，規律を保つことを学ぶ。

　質問は，無能力をさらけ出す脅威としてではなく，歓迎されることとして，そして説明責任とつながる貴重なものとして見られる。できるかぎり意思決定にスタッフを含めることがエンパワーすることになり，相互の敬意を育むことになる。結果として生じる，セラピストの一歩後ろから導くスーパーバイザーの能力は，階層的モデルよりも生産的である。なぜなら，セラピストとスーパーバイザーが共通の目的において団結するからである。

　率先して行動し，効果的に計画を立てる能力がマネジメントの重要なスキルであるため，ゴール設定（例えば，奇跡を定義すること）を重視するSFTは，スーパーバイザーの仕事に楽に適用できる。この未来に焦点を合わせる姿勢は，戦略的な計画策定や，危機管理の文化からより率先行動的な環境へと機関文化を変

えることに対して，効果的な手段を提供する。さらに，クライエントに効果的に機能するのと同じ解決志向の質問を，臨床スタッフがゴールを作り出して変化を記録する援助をするために適応させることができる。例えばミラクル・クエスチョンは，スタッフに対して使用するために，次のように修正することができる。

　　今晩，眠っている間に奇跡が起こる，と想像してみて下さい。その奇跡とは，外部のいろいろな制限によりあなたの仕事が強く影響されているにもかかわらず，この機関があなたが想像しうる限りで最善の職場だ，ということです。しかしあなたは眠っていたので，奇跡が起こったことを知りません。そこであなたが明日の朝，目を覚まして職場に来たときにどんなことが違っていて，奇跡が起こったことと，ここが素晴らしい職場であることが，あなたに分かるでしょうか？

　スタッフは例の介入だと理解して心得顔に微笑むものの，彼らは行動に向かうやり方で考えはじめる。ミラクル・クエスチョンに答えて彼らは，強化された信頼感やチームワーク，コミュニケーションなどの貴重な要素を認識するかもしれないし，これらがやがて，チームが機能する度合いに非常にポジティブな影響を及ぼす。チームの集団としての奇跡が確立され，その細部が確認されたならば，スーパーバイザーはそれからチーム・メンバーに次のように尋ねて，この奇跡に関連してチームがどのあたりだと彼らが思うかを，スケーリングするように求める。

　　1から10の物差しで（10が，この奇跡が今の生活の状態であるとし，1が，全く正反対だとすると），チームとして私たちはどのあたりだとあなたは思いますか？

　スーパーバイザーはそれからメンバーたちに，彼らが選んだ数を共有するように求め，そして，現在，チームにおいてこの奇跡のどんな側面が彼らに見えているかを尋ねる。次の段階では，チーム・メンバーに，チームが現在よりも数が1だけ上がったときに，彼らに何が見えると思われるかを話すように求める。これは，自分のチームの奇跡を実現させる際に，どんな小さな歩みが大きな違いを生み出すことになるかを，それぞれのチーム・メンバーが確認する手助けをするのに役立つ。

　この同じアプローチを，次の方法でミラクル・クエスチョンをすることにより，5年間の戦略計画策定のために使用することができる。

今晩，眠っている間に奇跡が起こる，と想像してみて下さい。その奇跡とは，今は5年後でこの機関がすばらしい方向に成長していて，外部のいろいろな制限によりあなたの仕事が強く影響されているにもかかわらず，この機関があなたが想像しうる限りで最善の職場だ，ということです。しかし，あなたは眠っていたので，奇跡が起こったことを知りません。そこであなたが明日の朝，目を覚まして職場に来たときにどんなことが違っていて，奇跡が起こったことと，ここが素晴らしい職場であることが，あなたに分かるでしょうか？

　これに答えてスタッフたちは，機関の将来についての彼らの希望や夢，考え方を共有することができる。このプロセスは，スタッフ各自の創造的なビジョンを取り込むので，結果として，スーパーバイザーが独自に完成したものよりも，遙かによい成果を引き出す。それはまた，より大きな計画に自分自身が調和している様子をスタッフがどのように心に描いているか，そして，機関がより大きな地域社会に調和している様子が各自にどのように見えているかを，スーパーバイザーが理解することを可能にする。

　我々の機関でこの種の戦略計画策定からでてきたテーマの例としては，家族サービスの強化，子どもたちのグループ，他の地域社会への拡大，そして，特定の地域社会や住民集団のグループからの紹介の増加などがある。このような考え方が出てくれば，スーパーバイザーはそこでチームの話し合いを始めて，奇跡の中のこれらの事柄を自分たちが成し遂げている様子をチームがどのように想像するかを，知ることができる。

　私（TP）は，この未来の場所からやって来る考え方と解決に，ずっと驚かされてきた！　さらにもっと驚かされるのは，スタッフが仲間意識と未来の変化に対する期待から恩恵を受けながら，チームの奇跡を達成することに向けて取り組むときに，スタッフが自発的に起こす著しい変化である。

　この種の計画策定と変化が機関に対して持続的な啓発的影響力を持つために，スーパーバイザーは，定期的にスタッフの奇跡を繰り返し話題にして，彼らに進歩をスケーリングするように求めなければならない。クライエントに使うか，スタッフに使うかにかかわらず，もしもミラクル・クエスチョンが一時的な介入としてだけに使われて，スーパービジョンの現在および未来の対話のための統一的な基礎として使われないならば，それはずっと効果の乏しいものになるだろう。こうして頻繁にチームのゴールと考え方を繰り返し話題にすることは，スタッフ

のゴールと考え方がスーパーバイザーにとって重要であること，変化とチームの評価がチーム文化の一部であること，そして，小さな違いが高く評価されることを効果的に示すのに不可欠である。

　定期的に（信頼やチームワークのレベルのような）関心がある特定の領域をスケーリングすることは，これらの要素に対するチーム・メンバーのゴールを明確化し，理解するのに役立つことが多い。チーム・メンバーは，このプロセスがチームの構築と計画策定に有益であるだけでなく，クライエントにミラクル・クエスチョンとスケーリングを活用する方法についての自分たちの理解を深める，と報告している。さらにこれは，クライエントとの協働作業やお互いに対する取り組みにおいて，継続的な評価の重要性と価値について，調和した説明を与える。さらに加えて，この種の仕事は未来への希望の感覚を創り出すが，そのことは結果として，行く手に控える職務に対するやる気，熱狂，そして，興奮を引き出す。

　解決志向スーパービジョン・モデルを使いながらも，一部の決定では，スーパーバイザーは独立して決断する必要があるだろう。それは主として，即座の判断を要するものや，チームがあまりに早い段階で巻き込まれた場合に，否定的な影響をチームに与えるようなものである。例えば，あるチーム・メンバーが，機関が自分に一番向いているか否かに疑問を持ち，辞めることを考えているときには，チームを含めることで出てくる可能性がある（例えば，職員数が不足する恐れといった）否定的な影響は，必要のないものだろう。というのは，そのセラピストが辞めるまでは，それはチームの問題ではないからである。さらに，他のチーム・メンバーが非常に早い段階で巻き込まれた場合，疑問を抱いているチーム・メンバーに対して，要求したり教えたりするエネルギーを，使わないかもしれないが，それはもっともなことである。この結果として，疑問を抱いているチーム・メンバーの内的なプロセスが，仲間の反応により否定的に影響されることになるだろう。そのときに，万一そのセラピストが本当に辞めた場合に備えて仕事をカバーするためのバックアップ計画を考えておくのは，スーパーバイザーの思慮分別であろう。

　しかし，ひとたび決定が明らかにされたならば，このような決定でさえオープンにされ，チームで詳しく吟味される。なされた決定によって強い影響をうける人々に対する説明責任が自分にもあることを，解決志向スーパーバイザーは保証している。解決志向スーパーバイザーはチームに対して，彼らが外部の要因についてどのくらい情報を欲しいと思っているか，そして彼らが意思決定にどのくら

い関与したいと思っているかを定期的に尋ねる。当然，これらの質問に対する答は，チーム・メンバー一人ひとりの性格と長期的な関心によって異なる。将来，自分がスーパーバイザーの立場に立つことを想定しているセラピストは，外部の制度・規則に関する要因について学ぶことに，非常に興味をもつ傾向がある。

一方で，制度・規則に関する領域にそれほど興味がない人々は，単に，自分の情報が尊重されたことに感謝するだけのことが多い。この種のスーパービジョンのモデルでは，スーパーバイザーが手助けをして，スタッフ・メンバーがいろいろな角度から決定の選択肢を探究し，いかなる最終決定がなされようとも，その前に確実にしっかりと問題を把握しておくようにすることが必要となる。

セラピストが機関に影響する制度・規則の要因や財政的要因を理解するにつれ，自分がどのくらいこれらの領域に関わりたいかを，より上手に決定できるようになる。中には最小限の役割しか望まない者がいるかもしれない。逆に，チームが直面する挑戦についてもっとよく学べるという見通しをもって興奮する者もいるかもしれない。彼らが専門家としての奇跡に向かって取り組み続ける上で，これは，個人的スーパービジョンにおいてセラピストが探究すべき貴重な話題である。

ひとたびスタッフ・メンバーが機関のゴールを自分自身の人生に関連することとして経験すれば，彼らはコミットするようになる。彼らが心からコミットするようになれば，結果として生じる彼らの情熱，熱意，気力から機関が恩恵を受けないはずがない。最初はより多くの時間が実際に必要ではあるものの，その結果，共通の旅路で興奮し，勢力争いはほとんどなくなり，将来の問題もわずかしかおこらない。価値を認められ，尊敬されていると感じているスタッフ・メンバーは，自ら進んで公然と機関のために戦うことがずっと多くなり，制度・規則に関連する失敗をすることがずっと少なくなる。彼らは，自分が機関の計画の一部であるということから，より自信を持ち，これが結果として，説明責任と目的のある文化を生むことになる。

解決志向スーパービジョンの実際の構造

個人的スーパービジョン，グループ・スーパービジョン，毎日のグループ・プロセス，そして即席のスーパービジョンが解決志向スーパービジョンを構成する。

セラピストが機関の最も重要な財産であるので，セラピストと会って話し合うのに時間を割くことの重要性を，私（TP）がいくら強調してもしすぎることは

ない。彼らがいなければ機関は存在しない。彼らの発展，サポート，指導，成長にいくら時間を投資しようとも，それは10倍になって機関に利益をもたらすだろう。しかし残念ながら無視をすれば，それがどの程度であっても100倍になって戻ってくるだろう。

個人的スーパービジョン

　（ベテランのセラピストに対してさえ，毎週することが強く勧められる）定期的な個人的スーパービジョンは，このアプローチを使うことから起こる臨床および専門家としての問題の両方を，各セラピストが個人的に探究するために必要な時間を提供する点で価値がある。解決志向のスキルを学び始めたときにセラピストは，自分が解決志向アプローチをしっかり把握していると信じていることが多い。しかし，このアプローチに精通するにつれて彼らは頻繁に，自分の核となる信念の正当性を疑うという自己分析の期間を経験し，その結果として，このアプローチが，最初に思ったほど実行するのが簡単ではないことに気づく。

　やがて我々は，解決志向アプローチに多くさらされればされるほど，どれほど自分が分かっていないかを実感したと，多くのセラピストが打ち明けるのを聞くようになった。例えば，セラピストは一般的に「専門家」になる方法を学校で学ぶ。彼らは，詳細に評価をして意見を作成するように訓練されている。逆に，解決志向アプローチでは，セラピストの第一のスキルが事実に基づく傾聴のスキルになるように，そういった教育，評価，意見の作成の全てを脇に置かねばならない。セラピストが挑戦すべき課題は，クライエントにとって最善のことについてではなく，変化のプロセスについての専門家になることである。

　この概念は最初，単純に割り切りすぎているように思えるけれども，逆説的になるが，これは，人が修得するのに最も難しいものの一つかもしれない。典型的な場合，このプロセスは時間を要し，マネジメントのレベルとスーパービジョンのレベルの両方で，一致して解決志向アプローチをモデルとして用いる安全な環境を必要とする。

　個人的スーパービジョンは，チームのメンバーに個人の問題とチームの問題を区別するように教えるための，適切な文脈を提供する。職場の環境がこの区別をしないとき，繰り返し不満を言ったり，感情的に「発散」したりするというネガティブな文化が結果として生まれる。個人的スーパービジョンは，セラピストが言いたいことを言う安全な環境を提供すべきではあるが，これはカタルシスを促していると誤解してはならない。

最初はフロイトにより広められたが，感情の発散は通常，泣いたり，とげのある言葉を言ったり，物を壊したりといった行動を通して，人が「感情の貯蔵庫を空にすること」を遂行しようと努める，構造のない独白の形式を帯びる（McKay, Rogers, & McKay, 1989）。表現されていない感情は抑圧され，結果として不健康な防衛機制が使われることになるだろうと，まだ誤って考えられている。クライエントが抑圧された感情を感じ，受け入れはじめることを援助することが，治療環境で受け入れられる解決になる（Wegscheider, 1981）と考えられている。

　第一に，スーパービジョンは治療セッションではない！　第二に，感情をカタルシスにより解放することが有意に有益な反応をもたらすことを，研究は支持していない（Ebbesen, Duncan, & Konecni, 1975；Feshbach, 1956；Straus, 1974；Tavris, 1982）。実際，その反対が真実かもしれない。叫んだり，話したり，ある感情を行動化したりすることが，その感情を弱めないだけでなく，それが実際に「同じことをもっと多く」するためのリハーサルの役目をする（McKay, Rogers, & McKay, 1989, p. 21）。マッケイとロジャーズ，およびマッケイはさらに，「表現された怒りは，いっそう人を怒らせる傾向があり，怒りの態度を強固にする」と記している（McKay, Rogers, & McKay, 1989, p. 22）。これがチーム環境で許されるとき，結果として（クライエント・グループの環境における発散の結果と同様に）ネガティブな文化が生まれる。

　スーパーバイザーは，セラピストがどんな結果を望んでいるのかを彼らが確認するのを手助けすることと，希望するこの結果が達成されたとき，彼らがどんな行動をしているだろうかを尋ねることで，スタッフが不満を言ったり，感情を発散したりする行動に対して，優しく立ち向かう。このように望む結果と説明責任に焦点を合わせることで，セラピストは，発散することの価値を評価し，個人責任を確認し，重要なことに再び焦点を合わせるように援助される。

　発散へのこのアプローチは，発散や不満がチームの士気に対して与える破壊的影響を最小限にすることでチームにとって貴重であるだけでなく，クライエントによる発散に対しても丁寧に反応する方法を，セラピストに直接的に示すことにもなる。セラピストが個人的問題を明確にして解決したならば，残っているチームの問題は何であれ，適切なチーム・メンバーのところへ効果的に持っていくことができる。チーム・メンバーは，職場で起きる個人的な問題は各自が適切な方法と環境で取り扱うだろうと確信しており，結果として時間をより効果的に使うことができ，チーム内での信頼を強めることにつながる。

職務の問題とプロセスの問題はともにスーパービジョン中に生じる。そして，この二つの要素のバランスを上手にとれるようになることが，よく機能するチームを作り出すのに重要である。セラピストの中には，チーム力学とプロセス志向の問題を排除してしまうほど，自分の職務に焦点を合わせる者がいる。他のセラピストで，プロセスの問題にとても夢中になり，自分の職務を仕上げるのに苦労する者もいるかもしれない。

個人的スーパービジョンは安全な場所を提供して，スタッフがこれらの二つの要素をどう見ているかを探究し，これらの不可欠な要素に関して自分自身をどう見ているかを話し合うことになる。確認された問題が解決されたならば，スタッフが職務とプロセスのバランスを達成したいという希望を表現するのが普通である。このようにスタッフの一人ひとりに焦点を合わせることが，より大きなシステムの問題への気づきとあいまって，グループ・スーパービジョンと組み合わされるとき，安全な環境を創り出す。というのは，各人が，自分が違ってほしいと思っていることを確認することに慣れているからである。このことが，他の人々への非難や批判を減らし，説明責任の文化を強化する。

グループ・スーパービジョン

定期的なグループ・スーパービジョン（毎週から隔週が勧められる）は，（職務志向とプロセス志向の両方について）全般的なチームの問題を取り扱うのに役立つ。これは，解決志向のロールプレイを行ったり，理論的な議論をしたりするのによい環境でもある。グループ・スーパービジョンはまた，SFTとは正反対の病理志向の前提に対して，スーパーバイザーが穏やかに問いかけることができる貴重な環境でもある。

チームが団結し，信頼を得るにつれ，このような核となる前提がより明らかになり，セラピストはより熱心に，このアプローチの微妙な点を探究するようになる。このアプローチを学ぶことは，結果としてセラピストが自分自身の専門家としての信念に挑むことになるので，グループの環境で意見，苦闘，経験や考え方を共有することへの強いニーズがあることが多い。セラピストたちは，これらの会話が燃え尽きの防止に役立つことがよくあり，このアプローチに対する熱意と敬意の高まりにつながる，と報告している。グループ・スーパービジョンはまた，チーム内のより小さなサブグループに対して適用しても効果的である。例えば，特に青年期の人々とともに働くスタッフは「青年期のチーム」を形成して，この集団に特有のニーズを話し合うために定期的に会うことが役立つのに気づく場合

が多い。

日々のグループ・プロセス

　別のタイプのグループ志向のスーパービジョンは日々のグループ・プロセスである。伝統的な環境では，セラピストは自分の職務を遂行し，必要な場合に指導を求めることが期待されている。この伝統的なモデルを使うセラピストは，自分自身，一日の終わりに仕事環境から離れるのが難しく，燃え尽きのリスクが増大しているのに気づくことがよくある。毎夕30分間，グループとして集まり，各セラピストの臨床セッションのその日の様子を簡単に話し合うことが，より効果的であることを我々は発見した。

　これにより行動に向かう構造が提供され，セラピストたちが，スーパーバイザーや仲間からサポートを受けること，自分の仕事についての考え方やフィードバックをすぐに受けとること，そして，このアプローチを活用する際にチームとして働いている他の仲間から学ぶことが可能になる。また，これによりスーパーバイザーに提供される日々の情報は，クライエントのケアの質に関するものや，別の環境でスーパービジョンする際に注意が必要となる個人やチームのさまざまな問題に関するものである。セラピストたちもまた頻繁に，その日に起こったさまざまな臨床的問題で，今後のグループ・スーパービジョンや個人的スーパービジョンのセッションでもっと深く取り扱いたいこと（例えば，クライエントの発散の取り扱い方，SFTをグループ環境に活用する方法）を確認する。

即席のスーパービジョン

　最後になるが，即席のスーパービジョンは非常に貴重である。セラピストは，困難な状況に対処するときに自分が孤独ではないことを知る必要がある。スーパービジョンがいつ必要か，彼らが常に計画を立てることができるわけではない。そこで，「廊下のスーパービジョン」すなわち，オープン・ドア方針により，ストレス時に昔のより生産的ではない思考過程に戻る可能性を減らすことができる。多くの場合に，5分間の会話をすることで，後で訂正が必要となるような，制度・規則に関する失敗や不必要な臨床的誤りを予防できる。必要なときに時間をとってスーパーバイズすることが，スタッフに，現場で学び，工夫し続けるためのサポートを提供する。

既存の機関において
解決志向スーパービジョンを開始するための原則

　私（TP）は「これはとても素晴らしいけれども，私のところはすでに確立した機関なので，最初からやり直すような贅沢はできない！」とよく言われてきた。安心してほしい。これらの概念は極めて強力で，規模を問わず事実上どのような機関でも，その方向を変えることができる力を持っている。唯一の必要条件は，変革を開始する人がセラピストのグループに対して第一の責任と権限を持っていることである。これは，上層の管理職が勝手に，下層の管理職に実施するように指図してできるアプローチではない。

　しかし，上層の管理職が自分の直属の部下にこのアプローチを使うことはできるし，一人ひとりのスーパーバイザーが自分の個別の治療チームに対してこのアプローチを始めることにより，より大きな機関が強く影響される可能性がある。解決志向アプローチには伝染力があり，ひとたび，より上層の管理職がこのアプローチのポジティブな強い影響力を経験すると，彼らは好奇心を持つようになり，結局，支持的になる。それにもかかわらず，機関の哲学を変更することは，大変なことかもしれない。ここに，我々の機関の旅路から私が学んだ最も強烈な管理の教訓がある。

- 自分の期待がスタッフにとって明確であるようにする。
- 自分自身とスタッフに対する基準を高く設定する（奇跡を期待する）。
- ゆっくりと進む。
- あらゆることを質問する。
- 間違えても安全であるようにする。
- SFTについて論争したり，弁護したりするのを避ける。
- 苦痛であったとしても，フィードバックを求める。
- 傾聴する，反応しない。
- 現在が大変なように思われるときでも，奇跡に焦点を合わせる。
- いつも「強力な計画」を持っている。

自分の期待がスタッフにとって明確であるようにする

　解決志向セラピストは，クライエントが望むことは何でも，それに向かって行動して取り組み，指示はしないだろうと考えられている場合が多い。これが解決

志向スーパーバイザーについても想定されているときがある。**これは神話である。**解決志向の実践家は変化のプロセスに関する専門家であり，将来の変化につながる考え方に向かう質問を使うことを通して，クライエントまたはスタッフを導くことに努める。これらの質問はクライエントやスタッフの現実が含まれるように奨励するし，これが結果として，現実に基づいた好ましい意思決定を生む。しかし，解決志向の実践家は，その個人にとって最善のことに関する専門家ではない。現実に対する対処方法を決めるのは，その個人次第である。

環境のどのような現実が職場での交渉の余地がないかについて，解決志向スーパーバイザーは，情報やフィードバックを与えることに尻込みしてはならない。たとえそれがどれほど困難で時間がかかることであっても，規則にある要求に従うことは，交渉して変えることはできない。スーパーバイザーは，スタッフがこれらの要求を確実に理解し，それから（セラピストと機関の双方にとり実行可能なやり方で彼らが従う方法という）セラピストがコントロール可能な側面をスタッフが探求する手助けをしなければならない。自分には機関の限界とスーパーバイザーの期待が分かっていると納得すると，スタッフは自分自身のために好ましい決定をすることができる。

スタッフには，存在する現実についてスーパーバイザーが今後も自分たちに正直であるし，質問がなされるときは自分たちの答えが心から求められている，と分かる必要がある。これが結果として，スタッフとスーパーバイザーの間で突発的な事態が起こることはないという強い信頼を生む。

特に初期には，スタッフは解決志向アプローチの活用方法に関する具体的な情報と考え方を必要とする。解決志向スーパーバイザーは，このアプローチを学ぶ人々にとってメンターとして奉仕することを快く感じ，特定の介入方法や使用される方法の背後にある目的に関する質問に，快く答える必要がある。効果的なスーパーバイザーは，彼らが情報を提供する必要があるのはいつか，そして単にスタッフに耳を傾けることがより生産的になるのはいつかを決定する能力を獲得しなければならない。

自分自身とスタッフに対する基準を高く設定する（奇跡を期待する）

このアプローチは驚くべき結果につながるので，自分の機関にとって高い基準を心に描くことを恐れてはいけない。スタッフの離職率は非常に低くなる可能性があり，スタッフの士気は極めて高くなり，そして仕事の質は近隣の機関の基準を越える可能性がある。ただ少し時間がかかるかもしれない。

スーパーバイザーが今日行う決定は，将来の機関がどこにいるとそのスーパーバイザーが見ているかの直接的な結果であろう。スティーブ・ディ・シェイザー（de Shazer, 1985）の「人が起こると予期していることが，その人の行動に影響する」（p. 45）という言葉は，このことを映している。SFTは奇跡で始まって，そこから後ろ向きに取り組むが，解決志向スーパーバイザーはこの立場を取らなければならない。これは，もしも奇跡が可能であると理解されていなければ，機関がごまかされる危険を冒すことを意味している。

　機関の管理者が，期待と目的の文脈からではなく，危機に呼応してごまかしの決定をすることは，よくある誤りである。スタッフでさえもときには，永続的な変化を捜し求める特別な努力ではなく，結果として問題をすぐ解決することになると思われる決定をスーパーバイザーがすることを好むだろう（例えば，人員不足のときに，ただ「人」をいれるためだけに，この仕事に向いていないと思われるスタッフを一人雇うように）。残念ながらこれは，危機が継続し，わずかな成長にしかつながらないのが普通である。もし，機関が将来どこにいるだろうか，ということに基づいた決定をスーパーバイザーがするならば，これらの決定は長期目標と一致するだろう。これは結果として受け身的な決定が少なくなり，目的を持つ変化が増加することになる。またこれにより，スタッフからのサポートも増すだろう。というのは，変化には理由があること，そして変化は合意された奇跡に向かうより大きな計画の一部であることを，彼らが確信すると思われるからである。

ゆっくりと進む

　SFTは小さな歩みを進めていくことを尊重し，解決志向セラピストは「一人の人間の行動における小さな変化が，関係する全ての人々の行動に，深く広範な違いを生む可能性がある」と認識する（de Shazer, 1985, p. 16）。スーパーバイザーが急激に著しい変化を実施に移すとしたら，それはスタッフにはひどく大変なことに思えるかもしれない。小さな特定の領域を徐々に目標とすることから始めることが，より効果的なアプローチであろう。そして，スタッフが一つ変化を取り入れたならば，徐々に別の領域に進むようにする。

　例えば，私（TP）が我々の機関で実施した最初の変化の一つには，終結要約の質を高めることが含まれていた。次の処理に移る前に私はそれぞれの要約を読み，セラピストが要約において述べた情報を彼らがどのようにして知ったのか，質問しはじめた。これが結果として，セラピストが根拠のない仮定を削除したり，

説明を支持する証拠を引用したりすることにつながった。それは小さな一歩だったが，それでも，仮定または解釈をあてにするのではなく，説明を裏付けるために事実を使うことを求めて，このように優しく要求することの影響は広範囲にわたった。それは，セラピストが絶対的な専門家であるという概念に挑戦することへと向かう，最初の一歩であった。

スーパーバイザーはスタッフのニーズに敏感でなければならない。スタッフが変化に圧倒されているならば，スーパーバイザーはよりいっそう速度を落とし，彼らのニーズを聞くべきである。スーパーバイザーが内から導き，前から引っ張りはしないということは，非常に重要である。急速に成長するときと停滞するときがあるだろう。不平があるならば，彼らの懸念と，彼らが行きたいと望んでいる所を聞くために，個人的にスタッフから話を聴くことに時間をかけてほしい（不平はチームの問題ではなく，むしろチーム全体に広がった個人的問題であるのが普通なので，チームの環境で聞くことはほとんどの場合にネガティブな感情発散につながり，逆効果であろう）。スタッフが聞いてもらったと感じ，機関の方向性を共有できれば，彼らは再び新たなエネルギーをもって専門家としての旅路を再開する場合が多い。

あらゆることを質問する

解決志向アプローチが進むべき道であることを人々に納得させることは，人々がこのことを直接体験によって気づいたわけではないならば，不可能でないにしても，おそらく難しいだろう。これを始める最も効果的なテクニックの一つは，単に「それはうまくいきましたか？」とスタッフに尋ねることである。答えが「はい」であるならば，彼らに続けるように励ましてほしい。答えが「いいえ」であるならば，どんなことをしていたらもっとうまく行ったかもしれないと彼らが思うか，耳を傾けてほしい。

介入が失敗したり，スキルが酷使されたりしている時期には，セラピストは別のアプローチに強い好奇心を示す場合が多い。このようなときは教育の可能性を示す時期であり，おそらくその結果として変化が期待できる。例えば，我々の機関で解決志向アプローチを実践し始めた初期の数カ月間，私（TP）は，セラピストとのさりげないおしゃべりを，彼らのグループの終了直後に必ずするようにしていた。私は彼らの部屋を訪れて，「それで，グループはどうでしたか？」と尋ねるようにしていた。私は心から好奇心をもって，この夕方の話し合いを楽しんだ。

その場にいて好奇心をもつことで私は、いつこのような教育が可能となる瞬間が現れるのかを認識することができた。そして、スタッフが自分の方法について持つ前提に優しく挑戦する質問をすることができた。セラピストが後で打ち明けてくれたのだが、彼らは次第に、私がそこにいないときでさえ、心の中で私の質問を期待しはじめた。質問する文化が始まった。

このように質問することは、毎日のスーパービジョンの一部である。というのは、解決志向スーパーバイザーの役割は、何をすべきかをセラピストに言うのではなく、彼らから知恵を引き出すことだからである。ほとんどの場合、セラピストの方が最善の決定をするのに都合のよい場所にいる。というのは、スーパーバイザーはせいぜい、間接的な知識により臨床的決定をすることになると思われるからである。このやり方ではイライラさせられることになりかねないと、セラピストが言ったことがある。というのは、私が彼らにただ何をすべきかを言った方がより簡単なように思えるときがあるからである。しかし、クライエントと協働作業するのと同様に、セラピストが自分自身の独自の答を探究して見つけるように援助することほど、専門家中心のアプローチは効果的ではないだろう。専門家中心のアプローチは、より直接的な答を提供するかもしれないが、解決志向スーパービジョンの特徴である専門家としての挑戦とエンパワメントは、提供しないだろう。スーパーバイザーとしての私の役割は、彼らがスーパービジョンを求めていなかったならば見落としたかもしれない領域を探究するのを援助するために質問することであり、その結果として、セラピストが臨床的により健全な決定をするのを援助することである。

間違えても安全であるようにする

すぐに質問するという環境は、間違いが学習のための貴重な機会と考えられていないならば、人を圧倒し、脅威を与えるようになる。残念ながら、ほとんどのスタッフは、間違いが失敗と無能力の印として見られる環境を経験している。

解決志向アプローチは学習と発見の価値を重視しているので、間違いは予期されているだけでなく、成長のための好機として受け入れられている。この姿勢は、一致した態度でスーパーバイザーから伝わってこなければならないし、本物でなければならない。これには、スーパーバイザーが間違いを認め、指導の変更が必要なときを認めることの重要性を強く信じることが求められる。

間違いが受け入れられるならば、スタッフがあまり期待しないようになり、尊大になるだろうという懸念を、あるスーパーバイザーたちが表明するのを聞いた

ことがあるが，我々の経験はまさにその反対であった。スタッフは質の高い仕事を優先するので，彼らは自分の間違いを認める。間違いを話し合い，批判せずに間違いを訂正する方法を探究する環境を持つことで，一人の人間の間違いが，一般的に全ての人に貴重な学びを提供するという期待が生まれる。力点は間違い自体にではなく，間違いが解消されるスキルに置かれ，結果として生じる学びに置かれる。再びこれが，より大きな期待と説明責任の文化に対して，さらに貢献する。

SFTについて論争したり，弁護したりするのを避ける

これは，私（TP）が学ぶ上でずば抜けて最も難しく，苦痛を伴う教訓であった。私はこのアプローチに情熱を持っているし，このアプローチが間違って説明されたり，その基本的な教えに無知な人々により批判されたりするのを聞くと，私は不愉快になる。誰かがかつて「最も価値のない答は，尋ねられてもいない質問に答えることである」と言った。これは，ここに記す例においても，全くの真実である！　機関で我々が作り出した変化を最も強く批判した人々は，より上層の管理職やセラピスト，クライエント，紹介元ではなくて，外部の監督機関や他の治療機関であったことに，私は気付いた。

我々が作り出した変化の結果について，初期の頃，天真爛漫で興奮していた私（TP）は，尋ねられてもいない質問に対しても自発的に答えることが多かった。皆が本当にこのアプローチを理解し，ケアの質に対するその強い影響を理解したならば，変化がどれほどすばらしいかが分かり，それを教えてもらったことを誰でも感謝するだろうと，私は思い込んでいた。残念ながら，これは結果として，他の人々には見えない問題を傲慢にも私が解決しようとしていると見られることになった。私はついうっかり，一歩後ろから導くことを忘れて，我々の挑戦者の前に飛び込み，彼らが後に続くようにしようとしていた。

この体験は，情報を提供する前に，機関で我々が成し遂げたことに対して人々が好奇心を示すようになるまで待つことの重要性を，私に教えてくれた。そのときになっても，歩みのスピードを落とし，尋ねられている質問にだけ答えることは重要である。強力な解決志向アプローチを実践しながら，無数の問題志向の規則について，注意深く，静かに従うための方法はある。それには，かなりの程度の，献身，忍耐，創造性，そして，このアプローチが持つ力に対する信念を必要とする。というのは，この分野の規範に挑むことは，必ずリスクを伴うからである。

苦痛であったとしても，フィードバックを求める

　私が受け取った最も有益な情報のいくつかは，非常に困難な時期にスタッフから来たものである。私のスーパービジョンのスキルについて，彼らからの情報を信頼することを，私は学んだ（他に誰が，本当にスキルを評価する立場にいるだろうか？）。ストレスの多い時期には「管理職としての決定」を行うように誘惑されそうになることがよくある。自分が上司であれば，これを正当化することは容易である。しかし，このような時期に，スタッフに耳を傾け，チームの奇跡に焦点を合わせることは，はるかにより効果的な選択である。

　例えば，定期的にスタッフに，スタッフ会議や個別のセッション中に私がどのような印象を与えているかを尋ねることを，私は学んできた。これにより，難しいチーム力学が起こっているときに，私がしていることとしていないことについての貴重な情報と洞察が提供される。スタッフは，私が違ったやり方でできそうに思えることや，私に聞こえていないことで，チーム・メンバーが必要とすることについて，私が本当に知りたいと思っていることを知っている。結果として，私はチームから学び，彼らは懸念を表現しても安全な場所であることを学ぶが，そうでなければ懸念は取り扱われないかもしれない。プライドは，スーパーバイザーが傾聴することを妨げるので，解決志向スーパーバイザーにとって有益な感情ではない。機関の成功はスーパーバイザーの結果ではなく，チームの結果である。

傾聴する，反応しない

　スタッフが予期しないことや計画の方向からそれることを話しているときに，彼らに耳を傾けるのは非常に難しいことかもしれない。彼らからの情報のすべてを含めて考慮することにより，充実した決定がなされる。（砂の中に頭を突っ込んで何も聞こうとしない）「ダチョウ」のようなアプローチの方がより快適であるように思える日々があるかもしれないが，それではうまくいかない！　勢力争いはほとんどの場合，スーパーバイザーが快く聞こうとしないことの直接的な結果である。

　スタッフは，（クライエントによく似ているが）自分が認められるか，あきらめるまでは，言う必要があることを言い続けるだろう。あなたが自分のことを聞きたいと思っていることがスタッフに分かっているときは，自分の考えが直ちに理解されないときでも，スタッフはずっと辛抱強くしている。スーパーバイザーが時間をとって傾聴し，スタッフが言うかもしれないことを恐れる気持ちを脇に

置くときにだけ，スタッフは団結し，共通のゴールに向かって一緒に進むだろう。

現在が大変なように思われるときでも，奇跡に焦点を合わせる

このプロセスに痛みが伴わないと言えば，誤解を招くことになるだろう。全てのスタッフが，自分の仕事の仕方についての質問に答えたり，自分がする仕事について説明責任がある状態におかれたりすることを望んでいるわけではない。そして，全てのスタッフが，医学モデルや伝統的な治療モデルに伴う専門家の役割を放棄したいと望んでいるわけでもない。このようなスタッフは，この新しいアプローチに移行中のある時点で，やめようと決心するだろう。場合によっては，彼らがやめていくことが，機関のためだけでなく彼らのための最善の手であるかもしれない。

解決志向スーパーバイザーの重要な役割が，スタッフがどこで働きたいか，そしてどのような役割を機関において持ちたいかを明確化するように彼らを援助する役割であることを思い出してほしい。あるセラピストが前進する決心をすることが，スーパーバイザーがその職務を全うしたという証拠になる場合があるかもしれない。

セラピストが，機関の方向性にもはや興味がないときには去っていくこと，そして，そのような場合に彼らが辞めることが，それから機関が希望する変化を作り出して強固にするのに実際に役立つことを，我々は発見した。皮肉なことだが，機関の旅路のある時点で機関の発展と成長への鍵となったスタッフが，後の時点では相反するゴールのために障害になることがあるかもしれない。

それにもかかわらず，スタッフが辞めていくことは，最も経験を積んだスーパーバイザーにおいてさえ，パニックを引き起こす可能性がある。このときがまさに，全体のゴールに焦点を合わせた状態を保つことが非常に重要なときである。空いたポジションを満たすために仕方なく人を雇ったり，もはや機関のゴールを共有せず，すでに辞めると決めた者に残るように説得しようとしたりすることは，実際には状況を悪化させることになるだろう。それよりも，スタッフが辞めることを，将来，立派な解決志向セラピストになる者を見つける好機として見てほしい。このようなセラピストをいつも簡単に見つけることができるわけではないことを我々は学んだが，彼らは待つだけの価値は十分にある！

スタッフが入れ替わっている時期や，ストレスの多い他の時期に，チームの奇跡に焦点を合わせることにより，創造的な解決が明らかになることがよくある。

例えば，最低の状態の時期に，通常業務を手伝う有資格のスタッフを雇うために，人材派遣業者を使えば，中核となるセラピストのチームを結束させることが可能になることに，私（TP）は気付いた。正規雇用はせずに，（グループ・スーパービジョンやチームの話し合いに含めない）一時的な補助を利用することにより，旅路に関わっていないセラピストからのネガティブな影響から，この中核のグループを保護することができた。

新規雇用の候補者が，我々が向かっている所へ行きたいと思っていることを，チーム・メンバー全員が確信するまでは，私は中核のチームへは誰も雇わなかった。我々はまた，このモデルについて最高の可能性を持つセラピストは，我々のモデルについて学んだ後で我々に接近して来たのであり，標準的な人材募集の実施結果ではなかったことにも気づいた。我々が気づいた特性で，このモデルに対してよく適合することを一番予測するのは，好奇心，高い労働倫理，フィードバックにオープンであること，自分の知識不足を自覚していること，そして，専門家としての継続的な成長を望んでいること，という特性であった。

いつも「強力な計画」を持っている

私（TP）がいつも「強力な計画」を持っているというのは，我々のチーム内においてだけ通じるジョークになった。しかし，チーム・メンバーたちも，「強力な計画」が快適さの源であると私に言った。スーパーバイザーは悪い知らせを持ってくる人であることが多い。彼らの役割は，チームに強い影響を与える外的な要因を取り扱い，チームが確実に生き残れるようにすることである。チームに問題を呈示する前に，奇跡の文脈において，潜在的な問題を何とかして取り扱う方法について考えておく必要があることに，私は気づいた。このことは，強力な計画が最終的なものであることを意味しない。これは，悪い知らせがやってきたときに，希望と対処方法がいつもあると，スタッフが安心できることを意味するだけである。これにより彼らは，自分の恐怖感を脇に置いて傾聴し始め，チームが共有する奇跡についての我々のビジョンに向かって旅路を続けるという，望ましい決定をすることが可能になる。

スタッフをとどまらせる

職員の定着率を高めるためにスタッフに報いる方法についての考え方を教えてくれる数多くの書籍が，今日では入手可能である。スタッフの離職率が高ければ費用がかかり，クライエントのケアを台なしにする。しかし，これらの書籍

(Kaye & Jordan-Evans, 1999 ; Nelson, 1994) の多くは，職員の専門家としての「奇跡」を本当に気にかけることではなく，職員をとどめようとすることに焦点を合わせている。皮肉にも，これらの本が推奨する（スケジュールの柔軟性，賞賛，有意義なプロジェクトのための目的と機会を創り出すことといった）行動の多くは，本来，解決志向スーパービジョンの特徴である。

　我々の機関の離職率は，SFモデルを取り入れて以来，64％から18％に減少した。我々の機関の治療計画について，チーム・メンバーは自分たちのものだ(ownership) という感覚を持っているので，彼らは一緒に働いて，スタッフの担当範囲がいつも適正であり，必要な全ての仕事が完了され，締め切りが守られることを確実にしている。よりベテランのセラピストは本能的に，新人のセラピストを保護して目を配り，このポジティブな文化を永続させるために必要な指導をしている。このことがスーパーバイザーの介入と命令の必要性を最小限にするし，それがさらにチームの士気を増大させる。

　さらに加えて，このモデルを導入して以来，我々の地域社会における評判が良くなった。これが結果として，紹介が増え，収入が増加し，職員の志気が向上し，クライエントの満足度が高まり，同業者から全国的に認知されることになった。我々は，この本を書くこと，修士レベルのインターンを訓練すること，我々の機関について全国レベルで発表すること，そして，研究プロジェクトを計画し実施すること等の，挑戦的で目的をもったプロジェクトを創り出している。これらのすべてがセラピストにとって有意義であり，専門家としての奇跡を獲得する助けとなっている。チームの驚くべき一体感を我々は創り出し，その中で，我々は毎日このモデルを共同で創造している。我々の機関全体にわたるすべてのレベルのマネジメントが，今や我々のモデルを取り入れ，クライエントとスタッフに与える奇跡的な影響力を信頼している（昔は常にこうだったわけではない！）。痛みを伴う多くの苦闘があるにもかかわらず，この旅路は信じられないほどに価値がある。

まとめ

　十分に確立して現状に満足している機関であっても，解決志向の教えは単に適用可能であるだけでなく，変化のために，生産的に実施することができる。一人ひとりの独自性と真の傾聴が持つ力の価値を評価すること，協働作業する人々の能力を尊重すること，小さな変化が引き起こす可能性のある大きな影響力の真価を認めること，そして，問題がもう存在していない未来に焦点を合わせることは，

スーパービジョンの仕事において測り知れないほど貴重である。スーパーバイザーがこれらの教えを取り入れるとき，彼らは，一歩後ろから上手に導くことができる立場にいる。これが奇跡的な結果を生むための好機を作り出す。なぜなら，これは，以前は未開発であった，スタッフとスーパーバイザーの両方が持っている創造的なエネルギーを解放し，機関とそこで働く人々を永久に変化させてしまうからである。

第9章

チームのミラクルを維持する：
我々の解決志向チームからの観察

メーガン・シェイ／ダイアン・ストラウズ／ケイリン・クロウ

開かれていることは好奇心への先駆けである。

ケイリン・クロウ

　効果的なチーム環境を創り出して維持することは，無数の要因からなる挑戦的なプロセスである。多くの機関で，管理者はチーム環境をサポートしていると主張するが，それにもかかわらず，有効な仕事上の関係を損なう可能性がある隠れた危険に対して，機関は弱点をもっている。この章は，これらの隠れた危険性を避ける方法を示し，我々が効果的なチーム環境をどのようにして創り出したのかを説明する。

　我々は，個人的にも，専門家としても，全メンバーのためになる方法でチームを発展させるように，熱心に取り組んできた。我々は一般的に，仕事に来ることを楽しみ，ここが学ぶのに安全な環境であることを本当に理解している。我々は互いを支え合い，互いにフィードバックしたり，されたりすることに満足している。我々はまた互いを尊敬しているが，その結果としてチーム・メンバーと自分自身のスキルに対する，相互の高い期待と信頼が生まれている。メンバーは，自分が何者であるか，そして，自分がキャリアから何を望んでいるか，つまり，自分自身のミラクル・クエスチョンへの答を認識するように励まされている。

　この章は，チーム・メンバーたちがチームで何がうまく行ったかを探究し，どのようにして自分たちの「チームの奇跡」を達成したかを振り返って，メンバー間で交わした何時間もの会話の結果生まれた成果である。チーム・メンバー全員がこの章の内容を作り出す助けとなったが，この章を記述する上で追加情報を提供してくれたダーラ・オグレヴィー，カレン・ニールセン，ジョナサン・ハイツスミス，およびシャーリーン・ウィルソンに対して特に感謝したい。

我々は皆，解決志向アプローチが理論以上のもので，実際，世界に対する全く新しい見方であることを，直接体験により気づいている。この新しい世界観は，我々一人ひとりの個人的な変化をもたらし，自分自身の奇跡を求めて邁進する助けにもなる。SFアプローチはまた，自分が本当に所属したいと思うような機関を我々が創造し維持する助けともなるし，我々の心が仕事と結びついているので単なる仕事以上のものにもなる。チームに対するコミットメントが，結果として，前向きの考え方，興奮，遊び心，そして，笑いをもたらしている。我々は全員このチームの一員であることにとても大きな誇りを持っているし，チームの将来の成功が確実なものになるように専念している。

スーパービジョンの強い影響

　チームに解決志向アプローチを活用して具体的な変化を起こすには，管理者側による根気強い努力を必要とする。階層的ではない環境という感覚を創り出し，効果的にこのアプローチをモデルとして行動し，そしてスタッフが自分のペースで自分自身のゴールに取り組めるようにすることは全て，良好に機能する解決志向チームの重要な要素である。これらの要素が一体となり，結果として高い質，献身，心の安らぎ，幸福，忍耐，受容，そして連帯感を尊重する環境を生む。この環境に含まれるのは，探究・活力・冒険の感覚と，個人的および職業上の成長の文化である。

階層的ではない環境

　階層的ではない環境という言葉で我々が意味するのは，各チーム・メンバーからの情報が高く評価され，期待されているということである。同時に各メンバーも，指揮系統を認識し，受け入れる。しかし，伝統的なトップダウンのマネジメント・スタイルとは異なり，我々は，決定と責任が共有される労働環境を共同で創造してきた。これは，以下の例に反映されている。

　各チーム・メンバーの専門的知識のレベルにかかわらず，各メンバーの貢献は等しく貴重なものと見なされる。チームの中でも職位は分かれているが，これらは個人の業績と考えられ，チーム構造やチーム内の個人的地位には影響しない。チームでの高い職位が仕事で目指す個人的なゴールと考えられるが，職位が我々の平等主義の感覚を妨げはしない。

　別の例では，チームに影響する決定事項の大多数は全体としてチームにより決定され，チームからの情報なしに管理者側が決定し，実施することはないという

ことがある。チームに影響する可能性のある制度・規則の問題については，我々は継続的に知らされるし，自分が知りたいと思う程度に合わせて安心できるぐらい詳しく教えてもらうことも選択できる。これにより結果としてチームは，決定事項のそれぞれについて努力し，その結果について責任を取るようになる。

モデリング

我々は，スーパーバイザーが解決志向アプローチをモデルとすることが非常に重要であると信じる。これは，チームの変化に著しく寄与した。実際，SFTに対する我々の信頼と自信は，最初は，解決志向スーパービジョンを経験することから発展した。スーパーバイザーは，この新しいアプローチを試すようにチームを励ましただけでなく，解決に焦点を合わせることが何を意味するかを，終始一貫してモデルとして示した。

これを示す例はいろいろある。勤務スケジュールにおける柔軟性は一つの例である。機関が柔軟であるおかげで，各チーム・メンバーが職業上のゴールを発展させることができるだけでなく，我々自身の個人的な奇跡のための余裕，すなわち，自分が何を望んでいるかを確認するための構造と，それを実現させるための計画も提供される。柔軟性とお互いへの敬意により，我々が職場の外で自分にとって重要なことを達成することができるようになる。

チーム・メンバーが協働作業しやすい特定のクライエント集団に，そのメンバーを組み合わせるように努力すること，そしてお互いの力を高め，自分の弱さを改善しようと試みることは，プログラムの柔軟性を示す別の例である。我々が全員，必要なときには休みを取ることができるように，そして各チーム・メンバーが個人生活と専門家としての生活のバランスを保とうと試みるときに行う選択を尊重するように，お互いに対して柔軟であり続けることもまた，我々にとって重要である。

労働環境

学校，家族，友人，キャリア，またはこれらのすべての組み合わせのどれであるかにかかわらず，チームがミラクル・クエスチョンを活用してきた結果として，各人が，自分にとって一番重要なことを認識し，それを達成するために働くことを許される環境が生まれた。これにより我々は，今日自分がする仕事を，個人および専門家としての人生で明日に成し遂げたいゴールに結びつけ，それがどの程度うまく行っているかを評価することが可能になる。

重要な点は，この種の思考が，我々がクライエントに尋ねたり，期待したりすることとよく似ていることである。我々と全く同じようにクライエントも，解決志向アプローチを活用し，我々のサポートを受けて，自分の個人的な時間に自分に最もうまく行くことを見つけるだろうと，我々は期待している。チームはいつも新しい洞察を学び，獲得することを期待しているし，自分自身や他の人々に対しても，我々は忍耐強くあらねばならないことに，我々は気づいている。

このような働き方は，我々が燃え尽きになるのを防ぐ。我々が本当に熱中している未来に取り組むときに，いったいどれほど燃え尽きる可能性があるだろうか？　チームメイトと関わることも，たいへん有益であった。誰でも，職業上の奇跡とともに自分自身の個人的な奇跡を持っていることを，我々は直接体験により学んできた。そして，チーム・メンバー全員が自分の願望を追求することが尊重され期待されている職場を，我々は創り出してきた。これにより結果として，チーム・メンバーが自ら進んで100％以上打ち込むようになった。

我々のチームでは，新しいチーム・メンバーの一人ひとりが，前提と治療上の慣例に疑問を持つことが，臨床スキルを開発するための有益で貴重な方法であることに気づいていなくてはならない。スーパーバイザーとメンバーの両方による継続的で丹念な質問を通して，我々は解決志向アプローチを適用することを学んできた。有益であるためには，このような質問は，純粋な好奇心から尋ねられる必要がある。

ときにはこれは，ある特定の介入がクライエントにどう役立ったかを尋ねるのと同じくらい簡単である。この方法でお互いに説明責任を持つようにしておくことで，我々のチームは，間違っても大丈夫なことと，働き方の中に目的があることを学んだ。新しいチーム・メンバーは，過去の訓練や経験にかかわらず誰でも間違うこと，そして，メンバーやスーパーバイザーの助けにより，これらの間違いを取り扱い，修正することが可能なことを知る必要がある。我々は間違いを学習プロセスの一部とみなしているし，旅路の一部として絶え間なく学び続けているので，これらの間違いを予想し，必要に応じて訂正する。

必要なときはいつでも，スーパーバイザーとベテランのチーム・メンバーが控えていることを保証することは，このアプローチをチームが実践する上で，もう一つの重要な構成要素であった。お互いに求めに応じられる状態を保つことが，さらに自分が支持されているという雰囲気の一助となり，誰も難しい決定を一人でするような状態に取り残されることはない。できるだけ自分のオフィスのドアを開放して質問を奨励することにより，そして，勤務時間中はポケットベルを持

つことにより，我々はこれを実現する。これは，メンバー全員が求めに応じられる可能性を高めるだけでなく，結果としてクライエントに対する一貫性をも生む。

ゴール

チームが共有する奇跡を心に描き記述することは，チームが機関のゴールを設定することにつながり，チーム・メンバーが自分の個人的な奇跡を心に描くことは，専門家としてのゴールを定義することにつながる。スーパーバイザーは，これらのゴールを尊重し，メンバーが自分のペースで，かつ自分のやり方で，それらを達成するプロセスに取り組むことを受け入れる。

我々は，クライエントに対して解決志向アプローチを活用するようにコミットするだけでなく，チームに対してこのアプローチを使うことが正しいと，固く信じている。我々は繰り返し自分自身にミラクル・クエスチョンをし，それに答える。困難な時期には，その問題がもはや存在していないときには事態がどうなっているだろうか，ということに焦点を合わせるのが大事だと，我々は信じている。チームとして機能している様子についての皆の見方を知るために，スタッフ会議において頻繁にスケーリングが用いられる。

チームにこのアプローチを使うことは，個人のゴールやチームのゴールを設定するのに役立つだけでなく，このアプローチの潜在的な影響力に対する洞察ももたらし，継続的な訓練にも貢献する。これはまた，同じ旅路に対して我々が共有するコミットメントを促進することにも役立ち，我々が選んだことが全員にとって正しい道筋であるという我々の確信を強める。大部分の重要なスキルと同様に，これを作り出すのは時間と労力が必要だが，それは本当にやりがいのあることであった。

チームの標準

我々が解決志向モデルを学びながら作り出したチームの標準（すなわち，我々がやがて標準的であると理解するようになり，お互いに対して期待した行動）は，チームの文化のバックボーンになった。これらの標準は，正直さ，境界，お互いに対する敬意／評価，あらゆることを質問すること，労働倫理，そして信頼を含んでいる。我々のチームは，より効果的に機能するための方法を開発し，発見し続けているので，すでに実施されている標準を続ける一方で，チームが成長する助けとなる新しい標準を今後も作り出していくものと理解している。

正直さ

　我々は，（ときには，個人にとって挑戦的課題になるが）チーム・メンバーにフィードバックする際に，オープンで正直であることが可能なことを経験から学んだ。セラピストとしての自分の成長をめざし，解決志向アプローチを実践できるようになるための旅路において，この率直さは重要な要素である。メンバーたちはお互いに開かれていて，セラピストとしてのスキル，解決志向アプローチの活用状況，そしてクライエントが各セラピストのスキルから恩恵を受けている様子について，率直なフィードバックを与える。メンバーからのフィードバックは，お互いへの敬意をもって提供され，受け取られる。

　チーム・メンバーのフィードバックを聞くことで，我々一人ひとりが，セラピストとして自分のスキルを成熟させ，開発することができる。これは結果として，チーム内に建設的で体系的な説明責任を生んできた。忙しくて，ストレスを感じることの多い我々の仕事の世界では，仲間が知らないかもしれないことは，わざわざ指摘などしないで彼らをそっとしておく方がずっと楽だろうと思えるときがある。しかし我々はチーム・メンバーの一人ひとりに，解決志向アプローチの，どのように（how）となぜ（why）ということについて明確な理解を持っていてほしいと思っている。したがって，長期的な利益をみれば初期にエネルギーを費やすだけのことは十分にある。

境界

　我々は，お互いに対して職業上の境界を維持することが，心からお互いに関心を持つ能力に，著しく寄与すると信じている。チーム・メンバーとして共有する専門家仲間という関係の中には，お互いに関心を持ち，敬意を払うこと，お互いに助け合うことができること，そして，本当に各人の個人的成長と専門家としての成長に興味をもつことが含まれている。

　しかし，職場外で親交を育むことは，これがチーム・メンバー内の派閥や個人的な文脈の形成にすぐにつながり，チームにとって重要なことに焦点を合わせる能力を妨げるかもしれないので，チームにとって有益ではないだろうと思っている。さらに，そうなれば結果として，プロらしくない雰囲気を生んで，仕事について不満を言ったり，発散したりすることが自然で容認できると感じられるかもしれない。

　我々のチームの境界を，不必要なしめつけとみなす人もいるかもしれないが，経験により我々には，境界がチームのために有益であることがわかっている。も

しかすると逆説的かもしれないが，実際には，職場外でチーム・メンバーが親交を持たないことで，メンバー間で共有されるより強いきずなが築かれているように思われる。

　仕事に関連する懸念をすぐに取り扱うことができる，開かれた正直な労働環境を我々は創り上げてきたので，自分の仕事について我々がお互いに不満を言いあうことが，必要で望ましいことだとは思わない。いつの間にか隅へ行ってお互いに批判したり，不満を言ったりする必要は，我々にはない。

　自分の懸念をスーパーバイザーが気づくようにすれば，その懸念はすぐに取り扱われるし，誠実に思いやりをもって具体的に扱われるであろうと，我々には経験からわかっている。ただし，スーパーバイザーは，我々の代わりに問題を解決してくれるのではなく，自分で解決を構築する手助けをしてくれることを，強調しておく必要がある。例えば，我々が仕事に優先順位を付けること，より効果的に仲間とコミュニケーションをとること，解決のためにいろいろな選択肢を発見すること，等である。最終決定をセラピストに任せることで，スーパーバイザーは，選ばれた解決への努力とコミットメントを確実なものとする。

　チームの境界を維持することにおけるもう一つの重要な側面は，我々全員が個人的なニーズと問題を，職場ではなく，私人として処理するだろうという期待である。このことは，我々一人ひとりが自分を大切にするために必要なことをするだろうし，（可能ならば，どんな程度であっても）我々がそうするための柔軟性と自由が与えられるだろう，という共有する期待により支えられている。

敬意／評価

　お互いに抱く敬意と高い評価は，チームメイトと共有する関係において，きわめて重要な役割を果たす。チームに属する者は誰でも，我々が心から個人としてお互いに関心を持ち，困っているときには，進んでできることをして助けようとすることを知っている。お互いに対する相互の敬意と配慮を反映して，必要なときには勤務スケジュールを喜んで調整するし，互いに礼儀を示す。

　例えば，確実に一人ひとりが安全に自分の車の所まで行けるように，我々は全員一緒に夕方に職場を出る。我々はまた，学校への出席，インターン実習の修了，職場外の訓練への参加，医学的問題の処理，子どもの世話等のためのスケジュール調整において，お互いに十分な柔軟性を確保するために必要なことを行う。

　たぶん，我々がお互いの価値を評価し敬意を払っているので，チームは遊び心を持ち，頻繁に笑うことができるのだろう。我々のチームを観察する人々は，暗

に否定的な意味合いを持つことなく笑ったり，遊び心を発揮したりすることができるという，見てすぐにわかるチームの能力について，よくコメントする。我々は，誰も意地悪な気持ちになることなく，チームが互いに対して遊び心を示すことができるという事実を，我々が共有する関係の健全さのしるしと見ている。お互いにユーモアを楽しむことは，チームの献身的な努力に不可欠である。なぜなら，それにより我々は互いに仲間であることを楽しみ，優秀であろうと努力する最中でも楽しい時間を過ごすことができるからである。

　仲間のスタッフと共有する敬意と高い評価は，さらにクライエントや紹介元へと拡大する。共通のクライエントにサービスを提供することになれば，紹介元が必要とすることを注意深く聴くことが非常に重要である，と我々は信じている。そして，我々の機関と紹介元の関わりの全過程で，クライエントの状態について最新の情報を紹介元が確実に持てるようにしている。クライエントについては，我々は個人として彼らに敬意を払い，高く評価して，受容的で価値判断をしないように努力する。クライエントに対する我々のゴールは，彼らの人生で本当に違いをもたらすことを見つけて，それから，そのようなゴールを取り巻く治療計画を立てるために彼らと共同して働くことである。

　チームの一人ひとりが我々の優秀な標準にかなうように努力し，これを達成する方法について心から知りたいと思っている，と我々は確信している。機関での毎日が，成長へのドアを開く挑戦である。我々は，謙虚であることが継続的な成長への鍵であることを学んだ。自分がすべての答を持っているとは，誰も思っていない。その代わりに，我々全員が自分の強さと弱さを認め，自分の知識について謙虚であり，他の人々の知識を尊重することができる。我々は，この意図的な謙虚さという姿勢が，我々のさらなる成長に寄与すると信じている。

労働倫理

　全員が非常に高い労働倫理を持っていることで，チームに属する者は皆，意見が一致している。我々にとって，自分がする仕事は単なる仕事ではない。それは我々の生涯の職業である。さらに我々は，毎日の生活で，我々の（解決志向の方法で世界と関わり合うという）行動を実践する。我々の行動の全てにおいて，チームとして共に優秀であろうと努力する態度があるが，チームに加わった新人のセラピストが，機関で仕事を開始した最初の日からそのことは明白にわかったと，我々に教えてくれた。チーム・メンバー全員が手本を示して自分の知識を伝達するとき，このコミットメントが敬意を生む。

我々は，新人のセラピストの訓練において細心の注意を払うことを学習しているので，質問のための開かれた討論の場を維持するように注意している。新人セラピストの訓練は1〜2週間後に終わるものではない。我々全員が継続的に学びの状態にあり，可能な限りベストであろうと努力することは，機関で共有する人生哲学である。新人セラピストは，仕事の仕方を学んでいるときに一貫してサポートされ，自分のスキルに自信を持つようになるまでは，仕事上の義務を果たすように一人で放っておかれることはない。

　関心をもつというすばらしい雰囲気は，我々のスタッフ訓練プロセスの中ににじみ出ている。純粋さと思いやりをもって建設的なフィードバックが与えられる。メンバー一人ひとりが仕事の細部と説明責任について注意し続けるように期待されているし，言うまでもなく，我々の行動には全て目的がある。我々の労働倫理の一部は，チーム・メンバー全員がプロ意識と期待されている仕事の質を維持して毎日できることを全てしている，と知ることから生じている。

信頼

　とりわけ相互の信頼感が，ここまで議論してきたチーム標準の全てに対する基礎を提供している。この信頼は時とともにもたらされ，今では全チーム・メンバーにより尊重されている。我々はチームとして，メンバー一人ひとりの意図を信頼することができるし，もし多少の誤解があれば，お互いに明確にするように求めることができる。その昔，誰がよく仕事をして，誰が仕事をしていないかとか，（このアプローチに我々が移行する初期に）解決志向アプローチを学習し，活用することに誰がコミットして，誰がコミットしていないかとかに疑問を持っていた時代はとっくに過ぎ去った。その代わりにあるのは，我々一人ひとりができることは全てしているという信頼と，我々一人ひとりがこのアプローチを学び，活用することにコミットしているという信頼である。それは良い気持ちである。

チームの奇跡を維持する

　本章の前半で示したように，効果的なチームを作り出すのは，複雑ではあるが，極めてやりがいのあるプロセスである。挑戦的課題は，チームを作り出す際に生じるだけでなく，新しいチーム・メンバーが加わったり，ストレスの多い時期に直面したり，チームに対する理解と献身が不足することに関連した問題が起こったりしている中で，進歩を維持する際にも生じる。我々が作り出した素晴らしいチームを維持する一つのやり方は，我々がチームとして今どこにいるかを一貫し

て評価し，必要なときに自己修正することである。

　我々は，チームの問題を優先することが，問題がコントロール不能になるのを防ぐことを学んだ。我々はこれを，いろいろと違ったやり方で行う。例えば，発生する問題に対処し修正するために，チーム内での同僚の関係に我々は細心の注意を払う。問題が発生したとき，時間をかけてお互いに問題を話し合うことで，我々は同僚の関係が悪化することを避ける。お互いに話すことで率直に問題に直面することは，長期的に見て我々にとって時間の節約になる。時折，一対一のやり方では処理できない，より大きな問題が生じたときは，スーパーバイザーがそれを取り扱う。過去数年間に何度も，我々は，チーム関連の問題に対処するために，チーム・プロジェクトや話し合いを遅らせたことがある。チーム問題について話すためにこれらの他の計画やプロジェクトを延期することは，我々全員に，チームが効果的な労働環境を維持することが重要だとみなしていることを思い出させる。

　我々はまた，自分たちの言動に対してお互いが説明責任を果たすようになった。これは，敬意を持って注意深く行われ，そして，チームを健全な状態に保つのに不可欠である。これが可能なのは，我々がチーム・メンバー一人ひとりの意見に対して真に敬意を持っているからである。また，説明責任は我々に，お互いの欠点や弱さに寛大であるように求める。このバランスを達成するのは困難かもしれない。

　やがてチームは，メンバー間の違いに気づくようになり，我々は，自分たちの弱さの影響が広がらないようにするために，お互いの力を活用することを学んだ。我々は誰でも，上手にできないことはあるものの，本当に上手で，楽しんでやりたい事柄もあることを，認識している。強さと弱さのバランスをとることが，個人およびチームとして成長するための，自分自身に挑戦する継続的なプロセスになった。

自己修正

　ときどき昔ながらのパターンや問題で苦労させられる，といったことはないと暗示しているように聞こえたとすれば，それは我々の不注意であろう。チームに強い影響を与える通常の問題に我々のチームが影響されないわけではないし，チームは決して完全でもない。しかし，我々が直接これらの問題に対処し，自分たちの奇跡に再び焦点を合わせる能力を持っていることを，チームは学んできた。問題はそのとき総体的な見方の中へ置かれるが，それにより問題がより扱いやす

くなる。チームは，次のことに継続して焦点を合わせ続けることでこれを達成する。すなわち，どうやって我々が個々のチーム・メンバーとしてお互いに影響を与えるか，機関に調和するか，そしてどうやって我々の機関が（監督機関，地域社会，紹介元，SFT などの）専門家の世界で我々以外の組織に調和するかである。我々はこれを「大きな絵」〔訳注：全体像〕と呼ぶ。時々，我々はお互いに対して，この大きな絵が何から成り立つかということと，より長期的な目標を達成する際に我々が果たす役割を，思い出させなくてはならない。

　我々が仕上げるように要求される事務処理の量と，ありふれたことに思えるこれらの作業を完了するために要する時間は，人をイライラさせる。しかし，我々は，自分たちの仕事を文書に記録する重要性を，よく自覚している。これらの仕事が無意味でイライラさせることのように思えるときがあるかもしれないが，臨床業務を続行して問題志向の世界で平和に共存するためには文書記録をしなくてはならないことを，我々は互いに思い出させる。

　この観点から我々は，必要なときには個人的評価を入れずにお互いを改めて指導し，そして，チーム内の潜在的な問題を認識する際に率先して行動することを学んだ。定期的にお互いをチェックすることにより，そして，時間をかけて問題や関心事を話し合うことにより，我々はこれを行う。例えば，仲間が突然，日常の俗事に耐えられなくなったり，ひどい態度を示したり，一人で居がちになったりするといったことに気づくかもしれない。その行動について説明責任を果たす状態にチーム・メンバーをおくだけでなく，我々が手をさしのべて援助する方法を理解することも重要である，と学んできた。これが単に，時間をとって一緒に昼食に行き，話をすることを意味するだけのときがある。このことが，言葉で指導する機会も提供するが，その一方でメンバーに，我々が気づいており，気にかけていることを思い出させるのに役立つ。こういった時期には，苦労しているメンバーを励まして，個人的スーパービジョンを利用して問題をさらに取り扱うように促すこともよくある。

　我々はチームとして，クライエントと協働作業するための新しい技術を，今後も常に学んでいくことを受け入れている。我々の中で，職務を完璧にこなして次に進むことを習慣にしている人々にとっては，これは困難な課題であった。我々は全員，自分たちが旅路の途上にあり，決して完璧な状態に「到達する」ことはないだろうと，意見が一致している。我々は今後も常に，クライエントと協働作業をするために訓練をうけ，新しい方法を学んでいく。これらの「終わりのない」学びの課程は，解決志向の介入の活用に我々がより熟練するにつれて変化する。

そして，我々は新しいレベルで，ただ学び続ける。

我々が持っているものの真価を認めること

我々は，自分たちのプログラムとチームの真価を認めることで，やる気をもって現在のように熱心に働いている。我々の多くは，インターン実習や他の地域社会の活動への参加を通して，我々のチームを他の労働環境と比較したことがある。このことが我々に，他の機関では何が違っているか，我々がこの環境を維持するために現在のように熱心に進んで働いているのはなぜか，を思い出させてくれる。

また，チームの奇跡を心に留めることは，何に向けて働いているかを我々に思い出させてくれるし，チームが自分たちのものである（ownership）と我々が思うのにも役立つ。我々は戦い続けて，確実に自分たちが作り出したものを失わないようにする。我々は全員，このチームと自分たちのプログラムに信じられないほど熱中しているし，そのことが結果として，我々が頑張り続ける意欲につながる。

新しいチーム・メンバーを受け入れる

結束の堅い我々のチームを維持する上で，新しいチーム・メンバーを受け入れることは挑戦的なことである。チームが作り出した標準を尊重するような人々を雇うことで，我々がこれにより受けるかもしれない否定的な影響を減らしている。チームは有資格の志願者一人ひとりを面接した上で，チーム全体としてその人が我々の機関にふさわしいか否かを決める。雇用の決定は全員一致の決定でなければならず，躊躇する人が一人でもいれば，新しいメンバーを探し続ける。このプロセスが結果として，各メンバーが新メンバーの訓練と成功に深く関わることにつながる。

本章の前の方でも言及したが，新しいチーム・メンバーがサポートされるように，そして，仕事をする能力について彼らが自信を持つまでは，訓練期間中に一人で放っておかれることがないように，我々は念を入れる。このことが，我々のチームの結束力を維持，継続する方法に直接的に強い影響を与えるので，ここでさらに詳しく細部を説明する。

最初は，新人職員は，クライエントとの協働作業を観察するために，ベテランのチーム・メンバーに同行する，つまり「影」のようにつきそう。これにより，（前章までに記述されている）アプローチの基本を独力で適用できそうだとチー

ムが期待するようになるまで，学ぶことが可能になる。初めはこうして，解決志向モデルを一般化させる方法を学び，やがてそれを多種多様で具体的な状況に適用できるようになる。

この状況には，クライエントを援助すること，同僚とともに働くこと，スーパービジョンから利益を得ること，効果的に紹介元とコミュニケーションをとること等が含まれるだろう。我々のアプローチの基本を学びはじめると，彼らが独力で職務を実践する用意ができていると証明するまで，今度はベテランの同僚が新メンバーに影のようにつきそう。

効果的なチーム・メンバーであるのに必要な一貫性と正確さが彼らの仕事に確実に反映されるのに役立つように，フィードバックが彼らに与えられる。これは，解決志向アプローチの教えの枠内で取り組みながら，新メンバーが自分の個人的なスタイルを開発する余裕を提供する。この訓練は，疑問が生じた際にそれを質問できるような余地を残しておくし，それから，必要ならばこれらの疑問を詳細に議論することができる。

このプロセスは，新メンバーとベテランの同僚の双方が，新メンバーが他の人に頼らずに働く用意ができていると意見が一致するまで続く。初期に新しいチーム・メンバーの訓練に投資された時間のおかげで，要求通りに仕事を実行する方法について，皆が確実に基本的理解を持つようになるので，この訓練プロセスは必要な限り続く。

さらに，新メンバーは，大きな絵，すなわち，我々が共有するビジョンと，より大きな地域社会の中で我々の仕事が適合する様子を理解する必要がある。質の高い仕事をするというチームの期待のために，後輩のチーム・メンバーは，我々のアプローチを学ぶのに多くのエネルギーを注ぐことを要求されるが，大きな絵を心に留めることは難しいかもしれない。しかし，大きな絵を忘れたり，見過ごしたりすることは，チームにとって，そして新メンバーの健康にとって有害である可能性があり，これを思い出させることで仕事を正しく完了するように保証することができる。例えば，数え切れないほど多くの細部を完成させなければならない。これらの細部が大きな絵とは無関係であると見なされると，それらは恣意的で完璧主義のように見えるかもしれない。しかし，新しいセラピストが，より主流である問題志向の言語に我々の解決志向の仕事を翻訳する際の，細部の役割を理解するならば，その細部はより有意義なものになる。

我々は，時間をかけて，注意深く，そして，徹底的に新メンバーを訓練することが，長期的にみて成果をあげることを知った。我々は，新しい課題の学習や一

般的な訓練について，特定の時間枠を設定することはしない。新しいセラピストは，自分が準備できれば，追加の課題を引き受ける。我々は，間違いを失敗ではなく，学習経験と見なす環境を創り出した。一人立ちしたメンバーは誤りを指摘はするが，間違いが起こったのは，後輩のチーム・メンバーが職務を仕上げる正しい方法を知らなかったためだと想定する。したがって，間違いについて他の人々を非難することが問題の核心ではない。焦点を合わせ続けるのは，状況を修正するために何をする必要があるかである。

我々はまた，人には異なった学習のスタイルがあると認識しているし，可能ならばいつでも，これらのスタイルを取り入れるようにしている。新メンバーを上手に訓練するのに費やされたエネルギーからチーム全体が恩恵を受けることに，我々は気づいた。これが，以前に言及した我々のオープン・ドア方針を結果として生んだのである。状況に関わらず，誰もが楽な気持ちで，お互いのドアをノックして質問をするようにしている。

何がチームの成功を継続させるかということを本当に理解するために，我々が質問することを大切にするだけでなく，奨励もしていることは，繰り返す価値がある。我々は，初期にこれらの質問を取り扱う方が，後で間違いを修正する必要に迫られるよりも，ずっと多くの時間が節約できることに気づいた。（自立した先輩のメンバーと同じく）後輩のチーム・メンバーも，自分が経験している問題を話し合うのに，個人的スーパービジョンの時間を使うように奨励されている。

チームへの献身

前に言及したように，我々がこのチームとこのアプローチにひきつけられた要因の一つは，同僚と自分自身が高い基準を維持していることである。我々は皆，このチームとプログラムにひたむきに打ち込んでいる。しかし，我々は時々，この点について念を押してもらう必要がある。自分に期待されているいろいろなことで我々は圧倒されそうになる。これが結果として「視野狭窄」を生んで，チームや大きな絵よりも自分自身のことが気になるようになる可能性がある。我々は，一人ひとりがこの可能性を持っているのに気づいており，お互いに優しく思い出させることで，素早くこの問題を解決できることに気づいている。

このチームとこのアプローチに対して我々が献身的になったのは，解決志向になったことの当然の帰結である。解決志向アプローチがクライエントやお互いについて機能することがわかると，我々は興奮してこの成長過程に継続して関わるようになる。この興奮は，新メンバーや，我々のチームと密接に協働作業する他

の人々に，伝染する。同僚やクライエントに対するポジティブな結果が定期的に見えるので，我々一人ひとりがチームとSFTに専念するようになるのは容易なことである。

まとめ

チーム・メンバーは互いに対して敬意を持ち，メンバー一人ひとりのゴールを支持しなくてはならない。メンバーが一緒に笑うことができることはチームの健康のためにも役立つ。ただし，どうやってそうなったのかは我々にも正確には定かではない。チームの価値と標準は，訓練プロセスとスーパービジョンにより伝えられるだけでなく，もっと重要なことには，それらを将来の成功の必須の一部とみなすメンバー一人ひとりにより鼓舞される。

継続的な努力が効果的なチームを維持するのに必要である。そして，チームが決して完成の域に達することはないことを覚えていてほしい。しかし，それが成長への献身とコミットメントにつながるという点で，偉大なチームは注がれた努力に見合う価値はある。我々自身の経験からわかっているのは，うまく機能している解決志向チーム以上に支持的で養育的な環境があるはずはないということである。

第10章

自分の人生と我々の取り組み方を
変えたクライエントの事例集

> *人が願いを叶えようとするときには，必ず，それを実現する力も与えられる。
> しかしながら，そのために努力しなくてはならないかもしれない。*
>
> リチャード・バッハ

　この章は，我々（TP）の機関に来たさまざまなクライエントに対してSFアプローチを適用した際に，我々が最初に遭遇した障害の一部について検討する。そして，いろいろなクライエントの多くが裁判所の命令で，複数の問題を抱えて治療にやって来ていたが，我々が彼らにこのアプローチを適用した方法を事例研究を通して説明する。

静かな造反の事例

　数年にわたって我々（TPとYD）が善意の同僚たちから繰り返し警告されていたのは，SFTは，家族や夫婦のちょっとした葛藤，（依存ではなく）薬物の乱用，または，クライエントが明らかに十分なサポートと資源を持っている状況，といった簡単な事例に対してしか効果がないだろうということであった。これらのセラピストたちによれば，SFTは軽症で一時的な症状を持つクライエントのためのアプローチであった。

　私（TP）は，このアプローチは，パニック障害，境界性人格障害，自己愛性人格障害，大うつ病性障害，統合失調症，心的外傷後ストレス障害の症例のような，より難しい事例については有効ではないだろうと言われた。

　私（YD）は，SFTは身体的，精神的，または，性的な虐待が関連する事例については有効ではないだろうと言われた。

　我々が言われたのは，これらの状態にはもっと伝統的なアプローチが必要だ，

ということであった。残念ながら，伝統的なアプローチも，こういったクライエントに有効だとは思われなかった。我々は二人とも，SFTがこのような対象集団には有効ではないだろう，ということを証明する実際の証拠を見たことがなかったので，声をあげずに造反して，SFTを試みた。幸運にも，SFTについての根拠の乏しい限界説は正しくないことがわかった（Dolan, 1991, 1998；Berg & Dolan, 2001を参照）。それどころか，我々のクライエントたちはどんどん良くなった。

我々（TP）の機関のセラピストの中にもこの神話と取り組んだ者が何人かいたが，彼らはSFTが自分たちの特に難しい事例に対して効果的かどうか，再三疑問を持った。彼らは，重症精神病や他の困難な集団に対してこのアプローチを使用して効果的であったことを証明した研究（Eakes et al., 1997；Lindforss & Magnusson, 1997）を読んではいたが，初期には懐疑的なままだった。解決志向アプローチをよく知らない同僚からの善意の警告の言葉にもかかわらず，そしてスタッフの一部が最初は懐疑的であったにもかかわらず，機関のクライエント全員への取り組みに我々はこのアプローチを適用し，うまく行った。顕著な治療結果をセラピストたちが目撃したことで，やがて，我々を一番声高に批判した人たちでさえ次第に納得するようになった。

クライエントの全員が当初は薬物乱用か依存のために我々に紹介されるが，大部分は同時にさまざまな精神疾患の病名で診断されている。例えば，クライエントの多くは（双極性障害か大うつ病の）気分障害や境界性人格障害，（コカインやアルコール等の）何らかの薬物依存が併存していると診断されている。

これらの複数の問題，複数の診断名を持つクライエントは，事前に精神医学的評価を受けていることが多く，精神医学的治療を受けたことがあるか，または現在も受けている。我々の機関は精神障害の診断はしないし，治療の計画やサービスの提供にこれらの病名を使うこともないが，クライエントの精神疾患の症状が我々に頻繁に提示されて，薬物乱用／依存の症状に加えてこれらの問題も援助するように要求される。

我々は，精神医学の伝統的な治療を受けているクライエントをサポートするが，クライエントは，伝統的な治療方法だけでは自分が望む結果を得るのに役立たない，と決断することがよくある。彼らは，自分の精神衛生上の問題に対処するために我々の機関で学んでいる技術と未来への焦点合わせを利用することが多いが，それにより驚異的な結果を得ている。

当然ながら，最も困難な事例が最も多くのことを我々に教えてくれた。このよ

うなクライエントは，彼らの選択がたとえどんなに当てにならないように思えても，我々の判断を脇に置いて，クライエントの選択に敬意を払うように教えてくれた。クライエントは，自分の奇跡を実現するための資源を彼らが持っていることを，我々に示してきた。この章において（我々が最も多くを学んだ事例のうちから）下記のような数例を読者と分かち合うために選んだ。ちょうど彼らが我々にしてくれたように，これらのクライエントの話が読者の心に触れて，SFTの治療可能性に対する理解を豊かにしてくれることを，我々は望んでいる。

ジム

　ジムの代替プログラム担当官は，彼のマリファナ使用を止めさせることへの援助を求めて，我々の機関に彼を紹介してきた。ジムは最近，親友の自殺後からマリファナの使用を再開していた。当然ながら，ジムは治療開始時に抑うつと悲嘆の症状を明らかに示していた。彼は，食欲があまりなくて，長時間眠り，やる気を失い，以前は楽しんでいた全ての活動への興味を失ったことを涙ながらに説明して，繰り返し泣いた。彼は，自分の悲嘆と喪失に伴う強烈な感情に対処しようとしてマリファナを使ってきたと言った。彼は，友人を失ったことを本当に寂しがっていた。

　重要な喪失を経験したクライエントには，とりわけ喪失体験がこれほど破壊的なときには，自分の苦痛について話す時間が治療中に必要であると考えられている場合が多い。クライエントは，故人を知っている家族や友人と時間をかけて話すことで大変癒されると，よく報告する。強烈な悲嘆のときにこの追想と内省の時間が癒しを与えてくれることに我々は同意するが，治療時間をこのように使うことが最善か否かについては，我々は疑問を持っている。

　親友や愛する人々との間に起こる共通の理解と共感の経験は，唯一無二のきわめて個人的で意義深い出来事であり，個々の治療セッション中にセラピストとの間で簡単に繰り返すことはできないのではないか，と我々は思っている。我々の直感では，この自然な癒しのプロセスがどうも不十分である場合や，自分のいつもの対処方法がもはやうまくいかない場合にのみ，クライエントは専門家の援助を求めるのである。ジムの場合がそうであった。彼の悲嘆の徴候は，彼が家族や友人たちとかなりの時間過ごしたという事実にもかかわらず，静まっていなかった。さらに，悲嘆に対処するためにマリファナを使い続けたが，それが彼に安らぎを与えることができなかっただけでなく，今や彼は代替プログラムから外される危険にさらされていた（代替プログラムとは，裁判所から刑の延期を宣告され

たクライエントが，もし，彼らが厳重な監視下で治療を中心とする必要条件を遵守するならば，告訴が却下されることになる，コロラド州の法律プログラムである）。

　悲嘆によって打ちのめされている多くのクライエントと同様に，ジムには，友人の喪失を思い出し，それを認めるように援助する必要はなかった。それどころか，記憶と苦痛が彼を打ち負かし衰弱させるほどの影響を及ぼしていた。彼には，喪失体験にもかかわらず自分の人生を続けていくことができる方法を考えつくための援助が必要であった。というのは，彼には友人のいない未来を想像することができなかったからである。

　ミラクル・クエスチョンを使ってセラピストはジムに，友人についての意義深い側面と記憶を統合できている未来を記述するように求めた。

　　　今夜眠っている間に，奇跡が起こる，と想像して下さい。奇跡とは，自分にとって一番重要な人を失いはしたものの，これからもずっと彼が自分の一部であり，自分の人生に強い影響を与えることが，あなたにわかっているということです。しかし，あなたは眠っていたので，奇跡が起こったことを知りません。そこで，明日の朝，あなたが目を覚ましたときに，どんなことが違っていて，奇跡が起こったことと，友人が常に自分という人間の一部であることが，あなたにわかるでしょうか？

　この質問によりジムに初めて希望が少し見えたが，それは，友人が単に彼の過去の一部というだけでなく，彼の将来の重要な一部でもあるかもしれないということだった。

　（約1カ月の）比較的短期間の間に，ジムは自分自身の解決を見つけ，抑うつ症状とマリファナの使用が治まった。セラピストが，これが起こった様子を尋ねたところ，ジムはある日，友人の生活を描いた絵を書こうと決心したことを説明した。彼が描いたイメージは，（彼らがよく一緒にしていた活動である）スノーボードを友人がしている絵であった。

　その後，ジムが友人の家族にそのスケッチを見せたところ，彼らはその絵を友人の墓石に描くのがいいと決断した。このプロセスを通して，友人の記憶が自分の過去だけでなく，現在と未来の人生の重要な一部になった，とジムは説明した。

　この事例は，他の理論にある（儀式といった）癒しの介入が，我々のプログラムでクライエントと取り組む解決志向の作業に，容易に組み込まれる様子を説明

している。他のやり方とは異なる重要な特徴は、これらの介入がセラピストではなく、クライエントにより開始され、形作られることである。

儀式は強力な癒しとなる可能性があり、最も効果的なものは非常に個人的なものであることが多い。ジムが自分のために始めたのと同じくらい効果的なカタルシスをもたらす儀式を、セラピストでは決して計画できなかったかもしれない。友人の絵を描くというジムの考えは、友人が役割をまだ果たしている未来を見る、彼の能力から来たものである。これにより、自分のニーズにぴったりの個人的な儀式を彼が計画することが可能になり、愛する人々とこの記憶と絵を共有することによる癒しの力を呼び出すことが可能になった。これは結果として、彼の絵が友人の家族の未来の重要な一部にもなることになった。ひとたびクライエントが望ましい未来を想像することができたならば、彼らの苦痛はより扱いやすくなる。もともと常に存在していた答が目に見えるものとなる場合が多く、クライエントが苦痛から抜け出て前に進むことを可能にする。

トレーシー

トレーシーの代替プログラム担当官は、薬物乱用の治療サービスを求めて我々の機関に彼女を紹介した。薬物乱用に関連する問題の既往歴に加えて、トレーシーは双極性障害とパニック発作に対する精神医学的治療を以前受けていた。治療開始時に彼女は、これらの治療を受けるだけの経済的余裕がなくなっていたので、向精神薬や精神医学的治療をもう受けていないと打ち明けた。彼女は我々に、パニック発作に対処するために、処方された鎮痛薬を乱用していたと語った。彼女は我々に、結果的に生じた法律問題のために薬の使用をやめていたことと、治療開始時の彼女の一番の関心事が、頻繁におこるパニック発作であることを語った。

彼女は、自分が「何かバカなことをして、人から見られるのではないか」という恐れのために、家から出て行く気がしないと説明した。彼女は、この恐怖のために、仕事を続けることや、彼女の息子と何かをして楽しむことが難しくなっていると言った。例えば、彼女は店に入って行くのを避けたし、単に恋人と外出して人前で二人きりになることも避けていた。さらに、手掌が汗ばみ、呼吸が早くなり、動悸がし、人前に出ることへの恐怖を頻繁に経験していると、彼女は訴えた。

外出するのが恐ろしいにもかかわらず、トレーシーは我々の機関に来て、治療グループに参加した。数回、彼女はグループの治療セッション中にこれらの症状

(早い呼吸，頻脈，手掌の発汗）を経験した。そのたびにセラピストは，彼女が休憩を取って，自分がもっと冷静でいると感じるのに役立つことに注意を払うように，優しく彼女を励ました。

また，セラピストはトレーシーに，自分の感情の状態を評価するために（10が，彼女が完全に冷静でいることを意味し，1が，これまでで最悪の状態であることを意味する）スケーリングを使うように促した。このスケーリングを初めて使用したのは，治療セッション中にいつもの症状が起こったときであったが，クライエントは自分自身を3と評価した。トレーシーが休憩を取り，自分がもっと冷静だと感じさせることに集中し，それからグループ・セッションに戻ってきたときには，彼女は自分自身を8と評価した。トレーシーが自分の症状になんとか対処して部屋に止まることができるようになってから，セラピストはそのときの介入の焦点を（クライエント全員に我々がする作業と同様に）機関に来ることになった問題がない生活を彼女が想像するように援助することに合わせた。

1カ月もしないうちに，トレーシーは治療セッションにやって来て，彼女が恋人と一緒にクリスマスの買い物に行き，何も不安を感じることなく一人で別の店にも行ったと報告した！ セラピストが，どうやって彼女がそのような素晴らしい成果をあげたかを尋ねたとき，トレーシーは「自分がもう煩わされなくなるまで，お店に入って行くのを練習した」ことを説明した。さらに受けた質問に対してトレーシーが自ら説明したプロセスは，クライエントが（リラクセーションのような）恐怖と両立しないことをしながら，段階的により強いレベルの不安を引き起こす状況に，徐々に慣らしていく系統的脱感作法（Barlow & Durand, 1999）という行動療法的テクニックに極めて類似していた。

トレーシーは，社会恐怖を解決するために，伝統的にはセラピストが導入する介入を，自分一人で発見し，実施していた！ さらに，我々の機関にいるときは，彼女はパニックや不安に関する他の症状は何も経験しなかった。約2カ月後に治療が終結して機関から去るときに，この部分での彼女の進歩についてさらに尋ねられたときに彼女は，「今はもう，それが私の人生の一部じゃないだけだわ」と答えた。

我々は，SFTが，不安に基づく障害を取り扱うのにもともと自然に合う方法であることに気づいた。当然ながら，クライエントが，問題が解決している未来のある時と所に集中するように励まされるとき，彼らは，冷静で相対的に幸福な感覚を経験することができる。クライエントがこの未来への焦点合わせをスケーリングと組み合わせるとき，彼らは徐々に，問題がもう存在しない時期が増加す

ることを認識する。

　クライエントはそれから，この冷静な時期に自分がしていることで，何がパニックの反応を予防したり，それが起こり始める不安を止めたりするのかを認識することができる。外部刺激への反応をコントロールする能力が自分にあることをこのプロセスが明白に示すことで，クライエントはエンパワーされ，その結果，予期されるネガティブな反応が消散することになる。クライエントは達成感を得て，恐怖を感じずに自分の人生を送ることができるようになる。

ジュリー

　ジュリーは，現時点で薬物関連の問題がないことを確認するために，社会事業機関より我々の機関に紹介された。彼女には過去に薬物使用の既往歴があった。ジュリーは社会事業機関に関わることにひどく腹を立てていて，社会事業機関が我々の機関に紹介することを正当化するような問題は自分にはないと強硬に抗議した。

　彼女は最近，ドメスティック・バイオレンスの事件の後で「精神衛生上の留置」として拘束されていた（これは，クライエントに自傷他害の差し迫った危険があると，有資格の専門家により決定されたときに，コロラド州において使われる法律上のプロセスである。クライエントはそこで最高72時間まで拘束され，精神医学的評価を受けて，安全確保の目的でさらに治療が必要か否かが決定される）。留置は，他の人々の安全に対して潜在的な脅威があるとジュリーを評価した精神衛生担当職員により，措置されていた。「留置するために，職員は嘘をついた」と主張して，ジュリーは抗議した。ジュリーが提示した話は理解しづらく，多くの部分が矛盾するように思われた。彼女は自分の問題について他人を繰り返し非難し，自分の子どもを「小さな悪ガキ」と言った。

　紹介元と相談し，ジュリーの評価とテスト結果を見直した後で，我々はジュリーに，評価結果が一貫していないので，薬物使用の問題がないという証拠を彼女が示すことが可能になるように，短期間の治療を受けるように勧める，と説明した。ジュリーは当初，我々の機関所属の評価セラピストに，自分はこれらの勧告に同意すると言ったが，その後で，彼女と彼女の夫が二人とも繰り返し，私（そのセラピストのスーパーバイザーとしてのTP）に電話をしてきて，彼女が不公平に扱われていたと不満を言い，勧告は正しくないと抗議してきた。電話で話した後ではいつも，ジュリーは，自分には問題がないことをケースワーカーに証明するのに治療が役立つだろうと思う，と言った。後になって，彼女はよく自分の

立場を翻した。

スーパービジョンのセッション中に評価セラピストは，ジュリーが矛盾することを言い続けることや，クライエントからの再三の電話や質問に答えるために，この事例に極端に多くの時間とエネルギーをとられるので，自分がジュリーに対してイライラしていると打ち明けた。ジュリーは突然怒りを爆発させる傾向があり，矛盾した説明をして，他人を非難する傾向があるとの理由から，ジュリーが我々の治療グループから利益を得ることができるだろうかと，セラピストは疑問に思っていた。

この時点で，セラピストは中立の立場では全くなかった。彼女はジュリーと接触するのはどんなことでも恐れた。それにもかかわらず私はセラピストに，会話中はいつもジュリーの言うことを慎重に傾聴して，ジュリーに本当に必要なのは何か，ジュリーが進んでするのは何か，を理解しようとするように励ました。ただ，過去にうまく行かなかったという理由だけで，将来のやり取りも必ずひどいことになるだろう，と思い込む気持ちに負けないことの大切さを私は強調した。

評価プロセス中のジュリーとの協働作業でさまざまな困難を経験したにもかかわらず，我々は，解決志向アプローチで首尾一貫することで意見が一致した。我々は，ジュリーが再出発するのに値すると決断した。これを促進するために評価セラピストは，グループ参加前にセラピストがジュリーと経験した困難については，グループ・セラピストに話すことを意図的に控えた。

ジュリーの最初のグループ・セッションの最後に，グループ・セラピストが私のオフィスに来て，その日のグループでのジュリーの行動でイライラさせられたと言った。ジュリーが，自分を家から引き離すことで自分の子どもに「トラウマを与えている」と社会事業機関を非難したこと，そして，自分には治療の必要はないと主張していることを，セラピストは報告した。私がグループ・セラピストに，どのようにその状況を処理したかを尋ねたところ，イライラしたにもかかわらず，セラピストは上手にそれを処理したことが明らかになった。セラピストは，個人的にジュリーと話して，社会事業機関を非難することはグループの環境では容認できないことを説明し，その後でジュリーを励まして，彼女が今のこういった問題を通り過ぎたならば，自分の人生がどのようになってほしいか，について考えるように促していた。

我々が第8章で述べたように，(即席であろうと，予定されたものであろうと)スーパービジョンは，セラピストがクライエントを傾聴することに再び焦点を合わせて，中立性と客観性の立場を取り戻すのを援助する機会を提供する。我々が

出会う多くのクライエントと同様に，ジュリーは欲求不満を引き出した。それにもかかわらずセラピストは自制心を明確に示して，その瞬間に留まり，優しく限界を設定して実践し，そして，ジュリーを促して，自分の人生が将来どのように違っていてほしいかを想像し記述させた。

誰が治療から利益を得るかを，正確に事前に予測することは不可能なことを，我々は学んできた。したがって，我々は中立の立場をとる。解決志向アプローチに本来備わっているこの中立性により，クライエントがエンパワーされ，面目を失うことなく変化を引き起こし，そして，クライエントが起こすポジティブな変化をセラピストが承認することが可能になる。

当初，クライエントはこのアプローチに出会って驚くことが多い。そして，なぜ自分には問題がないか，したがって，なぜ変化する必要がないかを述べて正当化する。自分に問題があると我々がレッテルを貼ろうとはしていないことを，ひとたび彼らが認識すれば，彼らは自分の姿勢を変化させて，未来への焦点合わせを取り入れる場合が多い。我々は，非常に難しいクライエントが変化することを見てきた。そして，ジュリーも明らかに，同様に変わり得るクライエントの一人だろうと，この事例でセラピストに思い出させるのに，スーパービジョンが重要な機能を果たした。我々は，変化のプロセスを信頼することと，グループの環境でジュリーに対して我々のアプローチを続けることで，意見が一致した。しかし，もしジュリーが限界設定に従うことができなかったならば，「頼みの綱」として我々は，集団の規範への潜在的なネガティブな影響を最小限にしながら，彼女が自分の人生が将来どのようになってほしいかを確認する手助けをするために，個人セッションを提供したであろう。

彼女が，治療を受けなくてはいけないということを不満に思っているように見える状態が続いたが，ジュリーの第2回目のグループ・セッション中は，彼女がグループのプロセスを中断させることはもうなかった。グループ・セラピストは，ジュリーが自分から話し始めない限り，グループの環境で彼女に直接話しかけたり，質問したりすることを控えることによって，ジュリーに対してある心理的な「スペース」を注意深く提供した（我々はグループの環境で，腹を立てているクライエントに対してこのアプローチをよく使う。これにより，自分は治療に参加する必要がないというクライエントの信念に敬意を示すことと，クライエントが未来指向の話し合いに近づくのを可能にすることを，同時に行う。これは直接的に，我々の焦点が，過去ではなく，クライエントの望む未来にあることを示す）。

ジュリーの第3回目のセッション中にセラピストが，他のクライエントと彼ら

の奇跡を定義し，それに向けて働くことに取り組んでいたとき，ジュリーがこのグループ・ワークを遮って「先生は，まだ私にミラクル・クエスチョンをしていない」と言うのを聞いて，セラピストは驚いた。ジュリーは好奇心を示していた。

その瞬間から後は，ジュリーは積極的にグループ・セッションに参加し，自分の奇跡を獲得することに向けて熱心に取り組んだ。彼女はエネルギッシュになり，自分がコントロールできる未来について興奮するようになり，毎週，自分が引き起こしているさまざまな変化を報告した。意義深いことに，彼女が自分の将来を受け入れたときに，かつてジュリーのやり取りのすべてを特徴付けていた怒りは，突然消え去った。

彼女の最後のセッションのとき，（10が，彼女が自分の奇跡を生きていることを意味し，1が，その反対を意味する）10ポイントのスケールにおいて，ジュリーは自分自身を9と評価した。彼女は我々に，自分がスタッフの柔軟性に感謝していたこと，我々のプログラムで過ごした時間は有意義な体験であったこと，そして彼女には治療が役に立ったことを語った。ジュリーとの協働作業は，全クライエント（我々を再三イライラさせるクライエントでさえも）が，自分の問題を越えて進みたいと思っていることをスタッフに思い出させる，強力な経験となった。クライエントは，ただ，そこに到着する方法が不確かなだけである。中立の立場をとり続け，クライエントを傾聴することにより，将来，何が彼らにとって違いを作り出すのかを，我々は理解することができるのである。

コニー

コニーはアルコール乱用の既往歴により社会事業機関から我々の機関に紹介された。コニーの2人の息子は，コニーが子どもを性的に暴行した罪で告発された後，社会事業機関の保護下に置かれた。コニーは過去に精神医学的治療を受けたことがあり，自己愛的な特徴を持つ大うつ病の診断を受けていた。彼女は，以前の治療が有益ではなかったことや，さらには自分は抑うつ状態ではないことを，我々に対して主張した。

コニーは，性的暴行罪により保護観察中であったので，法律違反者に固有の治療に参加するように要求された。彼女が性的暴行やアルコール乱用を認めようとしなかったことや「ひどく泣き言を言う」ことから，保護観察官はコニーを「難しい」と評した。

最初，コニーは散発的に治療にやってきただけで，しかも，酔った状態で我々

の機関に現れることがよくあった。彼女は頻繁に予約なしにやってきて，自分のセラピストに会いたいと要求した。彼女は，セラピスト，ケースワーカー，保護観察官に矛盾した情報を与えた。

あるときコニーは，彼女が性的に虐待したと申し立てられた子どもと連絡をとり続けることで，出ていた禁止命令に自分が違反していたことを明らかにした。法律を遵守するためにセラピストは，その日の夕方に機関を去る前に，コニーが直ちにこの違反をケースワーカーに知らせるように，強く主張した。コニーはこのとき打ち明けた結果として2週間を刑務所で過ごすことになり，我々は，セラピストのコニーとのラポールが修復不能なほどに壊れてしまったのではないかと心配した。

しかし，コニーは拘置後に治療に戻り，解決志向の質問に答え始めた。彼女はミラクル・クエスチョンに答えて，達成する価値があると彼女が見なした未来を認識しはじめた。彼女は自分の行動を後悔することに飽きたので，自分自身について心地よく感じるのに役立つことをしたかった，と説明した。彼女は我々に，この欲求が結果として，自分の目標から離れる方向に導くような活動を避けようと決めることにつながった，と語った。

またコニーは，セラピストの賞賛に特に影響されたように見えた。なぜなら，対照的に他の専門家たちは彼女に，自分が「ひどい人間で，決して変わらないだろう」と言ってきたと，彼女が繰り返し言ったからである。ポジティブな変化が標準である環境を見つけたことで，明らかに気分がすっきりして，彼女に希望を与えることになった。

コニーが自分の奇跡を獲得することに向かって取り組み続けるにつれて，彼女の周囲の人々はその変化に気づきはじめた。そして，保護観察官は彼女を，より協力的だと表現した。しかし，最も際だったのは，コニーの母親が，ある夜の家族グループで説明した変化であった（クライエントは，ある特定の夜は，家族や他の重要な訪問者を自分の判断でグループ・セッションに連れて来るように奨励されている。コニーは母親をつれて来た）。

もともと，コニーの母親がコニーの子どもたちの安全について心配して，当局に連絡していた。彼女は，コニーの子どもたちがコニーの保護下から引き離されたとき，子どものうちの一人の養育も引き受けていた。コニーの母親は以前に，コニーが今後は薬物を使わない状態を続けて「自分の人生を台なしにする」可能性がなくなるとは，自分には信じられないと述べていた。したがって，その夜に母親が誇らしげに，自分の娘が立派にやるだろうということに疑いを持っていな

いことと，娘は子どもたちの養育権を取り戻すのに値するということを言明したとき，それは極めて重要で劇的なことであった。

　治療が終結して我々の機関から去る直前にコニーのケースワーカーが述べたのは，「永続計画（permanency plan）」では子どもたちを彼女の保護下に戻すことになったことと，これはコニーの変化が持続することをケースワーカーが信頼している結果だということであった。彼女の治療が終結して8カ月後に，セラピストの一人が地域でコニーに偶然出会い，彼女の進歩について最新の情報を得る機会があった。コニーは，自分が元気にやっていること，常勤の仕事をしていること，そして，実際に自分の息子の養育権を取り戻したことを報告しながら，幸せそうに微笑んだ。

地域の安全に関係する法律上の責任の取り扱い

　「違う帽子をかぶり」，治療的役割の外へと踏み出し，幼児虐待などを通報することで地域の安全を守らせなくてはならないときに，我々セラピストは苦労することが多い。これは不愉快な仕事で，クライエントとのラポールを損なう危険を冒すことになる。しかし，治療的な「帽子」だけでなく，この保護的な「帽子」をかぶることも，セラピストであるための必要条件である。同様に困難なのは，クライエントが児童虐待者であるとレッテルを貼られているときに，中立を維持して，クライエントに耳を傾けることである。クライエントを批判して，無邪気な子どもが犠牲者になっていることにぞっとする，という誘惑にかられるのはもっともなことである。特に，他の専門家がこの立場を取っているときには，そうである。しかし，これは逆効果である。なぜなら，典型的な場合，このように判断された結果としてクライエントに必要になるのは，自分がどうありたいかを探究することではなく，自分の行動を正当化することだからである。受け入れ難い行動にもかかわらず，中立であり続けて，人々が変化する能力を信じることが持つ強い影響力を，コニーの事例が明確に示している。コニーが，自分の人生が本当にどうなってほしいのかを自問するように援助したのは，この純粋に中立的で受容的な姿勢であった。他の人々が自分を信じているのがわかったことで，彼女は，変化が可能であると信じ始めることができた。彼女が自分の奇跡を実現することを助けたのは，この希望と未来への焦点合わせであった。

ケリー

　ケリーは，処方薬詐欺罪による代替プログラムで，我々の機関に紹介されてき

た。彼女は（約8人から一時期は11人までの）複数の医師からさまざまな病気のためにアヘン剤を処方されていたが，さらにデメロール〔訳注：麻薬性鎮痛剤〕の注射を求めて毎月，繰り返し救急病院を訪れていた。彼女は，以前に受けた性的暴行による心的外傷後ストレス障害という診断で精神医学的治療を受けていた。また，彼女は境界性人格障害に特徴的な症状も示していた。彼女は自分の問題で他人を非難し，（短期間の間に怒りから抑うつまでの）さまざまの強烈な感情を示し，不安定な人間関係を報告し，貧弱な自己像を持ち，他人に対して疑い深く，そして首尾一貫しないコミュニケーションをしていた。彼女は過去に自殺未遂と入院の既往歴を持っていたし，しばしばメロドラマ風の大げさな様子で現れた。

　ケリーは，我々の機関で決められた支払い方法に従うことに抵抗した。そして，彼女が治療費を支払わないときに，要求されている検査用の尿を提出させてくれないのは不当だと言って，頻繁に自分のセラピストを非難した。支払いについて話し合うと，ケリーは腹を立てて泣き，興奮した行動が増えて，セラピストのために自分が拘留される危険に曝されていると非難した。

　支払いと治療への期待についての混乱が何も起こらないようにするために，我々は彼女の紹介元と共同して書面による契約を用いた。我々の機関での治療が始まったすぐ後に，さらに別の処方薬詐欺罪のために，ケリーは代替プログラムから外された。彼女のケースはそこで保護観察へと回された。

　全てのクライエントに対して協働作業するのと同じやり方で，我々はケリーにも取り組み，彼女が我々のところに来ることになった問題が解決したならば彼女の人生がどうなるだろうか，ということに関する会話に焦点を戻すことで，治療セッション中にケリーが自分の話を語ったり，非難したりするのを優しく遮った。

　我々は，クライエントの将来に関する場合を除いて，感情についての話し合いを始めないように注意した。他のクライエントは，自分の奇跡が現実になったら人生がどうなるだろうかという記述に，感情を統合することができるように見えた。しかし，ケリーは感情に関係する話し合いにより圧倒されて取り乱し，自分が望む将来にしていると思われる行動を確認しようと苦闘しても，うまく行かないのが普通だった。

　この困難さに敏感に反応してセラピストは，ケリーが圧倒されているのに気づくと，注意深く，そして，優しくケリーを遮った。このようなときにセラピストは具体的な行動指向の質問をして，ポジティブで希望に満ちた未来をうまく想像するのに必要な構造をケリーに提供した。それに答えることでケリーは，より集

中し，自分の感情で圧倒されることが少なくなり，自分が望む明確な未来を言語化することができるようになった。処方薬を必要とする疼痛の犠牲者という状態から，自分の行動に責任をとる状態へと，ケリーが動いていくのが我々に見えた。

ケリーと協働作業する際にセラピストは，自分の奇跡が実現したときの人生が描かれている自分自身のビデオを見ている場面を想像するようにクライエントに求める介入（O'Hanlon & Wilk, 1987）をよく用いた。そのビデオは無声で，クライエントは，架空のスクリーン上で何が見えて自分に奇跡が起こったことがわかるかを，記述するように求められる。この介入は，変化を示す行動上の手がかりに，クライエントが特に注意を払うように求めている。その結果は，変化の前兆となる行動の役割と意味についての気づきが高まった状態である。やがてケリーは，自分の行動と自分が望む将来に焦点を合わせるのを維持することで，難しい感情に耐えることができるのに気づいた。

時々ケリーは，難しい感情と状況に反応する際の援助を求めて，グループにおいて時間をくれるように懇願した。その機会が与えられるとケリーは，すぐに感情中心の話にいつの間にか漂っていくのが常であった。そこでセラピストは，頻繁にケリーを遮って，彼女の話や彼女の感じ方ではなく，彼女に必要なことに焦点を合わせた状態を保つように手助けすることが，非常に有益であるのに気付いた。以下のやり取りは，これを行った様子を示す。

ケリー：今，本当に私のストレスになっている問題を解決するのを手伝ってもらうのに，グループの時間が少し必要なんです。

セラピスト：どうぞ。どんなふうに，私たちがお役に立てますか？

ケリー：木曜日までにしなくちゃいけないことがあるのに，それが私の交際の邪魔になるので，ずっとそれを避け続けているんです。これを片付けるのに，本当にストレスを感じているわ。

セラピスト：ふーむ。今日が来週だとして，その問題が解決されていると想像してみてはどうかな，と私は思っているのですが。

ケリー：わかったわ。

セラピスト：じゃあ，みんな集まっています。今は来週で，あなたはグループで，どうやってこの問題を処理したかを私たちに話しています。あなたはどうやったのですか？

ケリー：自分の全時間を交際に使う代わりに，しなくてはいけないことをやるた

めに，私はすこし時間を取っておきました。それをやったのよ！
セラピスト：すごい！　じゃあ，あなたはしなくてはいけないことをやったのですね！　それでどんなことが違ってきましたか？
ケリー：それを片付けたことで，私のストレスが減ったわ。
セラピスト：それで，ストレスが減ったことで，あなたにとってどんなことが違ってきましたか？
ケリー：ええと，しなくちゃいけなかったことを片づけたことで，ストレスが減り，そのおかげで自信が増しています。それが私の奇跡なんです。それが，私がここに来て，欲しいと思っているものだわ。

　この課題についてケリーからもっと多くの情報を集めて，なぜ彼女がその課題を完成するのを避けていたかを探究したとすれば，それはどれほど魅力的であっただろうか。しかし，この流れで会話を進めたとしたら，そのストレスを再体験させて，圧倒される状態にケリーを導いただけであろう。
　この問題が解決されている未来の時間と場所という総体的な見方からこの問題を見るように援助されたことで，ケリーはエンパワーされて，彼女自身の答を見つけることになった。彼女は，自分の難しい感情が持つかもしれない圧倒的な力の餌食になるのではなく，その感情を総体的な見方の中に置くことができた。セラピストは，ケリーがしなくてはならなかったこの難しい事が何であるかは全く知らなかったし，この話は，ケリーがその問題への解決を見つけることに関係はなかった。ケリーは，自分がする必要があることとその理由がわかったので，微笑みながらそのセッションを後にした。この新しい問題の見方と解決の見つけ方は非常に強力だったので，そのおかげで彼女は，自分の感情を総体的な見方の中に置き，以前は扱いにくかった自分の感情をなんとか処理できるようになった。

エレイン

　エレインは，彼女の広範な薬物乱用の既往歴のために我々の機関を紹介された。彼女には以前に（8回から10回の解毒治療のエピソードを含む）治療歴があったが，治療を受けたにもかかわらず，アルコールの使用を再開していた。彼女は最近，宿泊治療プログラムを終了していたが，追加の治療が必要だという社会事業機関のケースワーカーの意見に同意しなかった。アルコールの影響下でのさまざまな法律上の問題，家庭内の事件，そして，複数の自殺未遂の既往歴を彼女は報告した。我々の機関での治療中，クライエントは妊娠しており，年長の子ども

は社会事業機関の保護下にいた。クライエントはアメリカ先住民で,「体制」への強い不信を明確に示し,自分の話をすることについては慎重であった。

　エレインと協働作業するには信頼が一番重要な点であるように見えた。彼女は,セラピストがするのは,自分について判断を下し,わざわざ理解しようとはせず,問題があることを認めるように強く主張することだろう,と予想していた。彼女の不信を尊重する必要があった。SFTが個人の価値を認めて,クライエントが望む人生のあり方に焦点を合わせたことが,エレインに対して驚くべき影響を与えた。エレインのセラピストは,他のどのクライエントと比べても,彼女に特に異なることは何もしなかった。治療の焦点は,彼女の未来と彼女が望んでいるものであった。クライエントの文化は,彼女の治療で明示的に扱われなかったが,それでもこのアプローチの特質により,クライエントが望む程度に,彼女が自分の文化を治療に統合することができた。エレインは,このアプローチが提供する敬意と安全さを感じ取り,文化的な違いにもかかわらず,彼女はすぐにセラピストを信頼しはじめた。セラピストは,彼女がどうあるべきかを教えるためではなく,彼女を傾聴し,彼女から学ぶためにいることを,彼女は知った。エレインはセラピストに,以前の宿泊プログラムでのセラピストを彼女が信頼していなかったこと,そして,この不信が,彼女がその経験を活用することを妨げたことを語りはじめた。彼女は,苦労しているときには,現在のセラピストに電話をかけるようになり,そして自分の未来を探究することに興味を持ち,熱意を持ちはじめた。

　エレインはミラクル・クエスチョンに効果的に反応したが,自分の失敗ではなく,未来のゴールに焦点を合わせることが特に役立ったようである。例えば,彼女は,自分の胎児の安全を守り,年長の子どもの養育権を取り戻したいと思った。彼女が機関に来たときは,笑ったり,微笑んだりするようになり,陽気に機関のスタッフと対話しながら,よく待合室でコーンチップを食べていた。機関で彼女が陽気でいることが皆をさわやかな気持ちにした。

解決志向アプローチと文化的感受性

　セラピストとして私は,クライエントの文化に鋭い感受性を持つことの重要性を教えられた。というのも,この感受性なしでは,クライエントは心地よく感じないであろうし,最善のサービスでさえ役立たないと思われるからである。問題志向アプローチでは,この感受性は,さまざまな文化に特有の側面についてセラピストを教育することを通して得られる場合が多い(Atkinson, Morten, & Sue,

1998 ; Davis & Proctor, 1989)。これは，クライエントがその文化の伝統的な見方を共有するならば非常に効果的である。しかし，クライエントの個性や，文化的同一性の程度が人により異なることが影響し始めると，問題が生じる。多くの機関では，この潜在的な問題に対して，クライエントと同じ民族のセラピストを組み合わせたり，特定の一つの文化を専門としたりすることにより対処する。それは，セラピストとクライエントの間の類似性が，いかなる潜在的な文化的相違も最小限にするであろう，という信念からである。このアプローチが文化的感受性を増しはするが，セラピストの信念と文化は（たとえ似ていても）依然として，治療の内容と方向性に強く影響する。エレインの場合，彼女が以前に受けた治療は，スタッフが彼女の部族の信仰をよく知っているアメリカ先住民治療センターで，アメリカ先住民のセラピストからであった。しかし，このセラピストの文化が彼女自身の文化により似ていたにもかかわらず，彼女の個人的なニーズに適合しない治療サービスのために，彼女はこの機関に戻りたくないと思った。

　解決志向セラピストは，クライエントや問題についての特定の前提や先入観的信念から離れた立場を意図的に維持するので，一般的にほとんどの文化的な落とし穴を避けることができる。セラピストとクライエントの間の文化的相違は，治療に対する障害として働くことはない。文化は，クライエント一人ひとりを唯一無二にするもう一つの要因として評価され，理解される。セラピストは，クライエントの文化がどの程度重要か，または，どの程度解決の一部であるかについて，いかなる前提も持たない。セラピストは単に安全な環境を提供し，クライエントが望む未来に耳を傾けるだけである。この敬意を払った傾聴を通して，クライエントの文化，ジェンダー，そして，他のユニークな要因が果たす役割が明らかにされる。これによりセラピストは，リーダーとしての立場をとるのではなく，比喩的な意味で，旅路を通してクライエントの側を並んで歩くことが可能になる。

まとめ

　SFTは時々，複雑な，長年にわたる，難しい問題には適用できないと，間違って見なされている。文献的にもこの見方が支持されないだけでなく（Berg & Dolan, 2001 ; Berg & Miller, 1992 ; Dolan, 1991 ; Eakes et al., 1997 ; Lindforss & Magnusson, 1997），我々の機関のクライエントとの間で繰り返し得た経験により，直接的にこの見方は否定される。クライエントは，彼ら自身のユニークな解決を発見するための機会と必要な構造を提供することの重要性と，彼らがこれらの解決を実現する能力を持っていると信頼することの重要性を，我々に示してき

た。この章のクライエントの物語が，我々を感動させたように読者を感動させ，そして，解決志向アプローチに内在する非常に大きな治療的可能性についての読者の気づきを一層高めることに役立つものと，我々は希望している。

終　章

遊牧民の寓話

　昔々，約束の地を探し求めていた一群の遊牧民がいた。彼らは何年もの間，カ・オ・ス・（Khaos）の地を放浪して回ったが，自分たちの窮状にうんざりすることが多かった。他の人々が約・束・の・地・への道を発見し，定住して，遊牧民のアイデンティティを捨てるのを，彼らは見た。このことが，この遊牧民の集団に影を落とす絶望的な運命感を深めた。この集団には旅路の途中で経験した恐ろしい悲劇に耐えてきた者が多かった。一部には外見上も傷ついて見える者がいたが，他の人々は無傷のように見えた。生き残ろうとする努力の中で，この集団は一種の家族のようになり，自分たち自身の伝統と規則を形作った。この集団と接触した人々は，社会の規範を彼らが守らないといって，集団のメンバーをよく批判した。秩序がないこと，スキルを欠くこと，そして方向性を欠いていることで，メンバーは非難された。さらに批判されることを恐れて，遊牧民は部外者に対して疑い深くなり，他の人々からの援助を断ることが多かった。

　ある日，一部の遊牧民が，黒い甘草(カンゾウ)を食べると，痛む足と疲れた筋肉が楽になることを発見した。残念なことに遊牧民は後に，黒い甘草には毒性があり，その結果として，約・束・の・地・へ向かって努力しようとする熱意を失うことを知った。この砂糖菓子（麻薬）の毒性の魔力の影響下にあるときは，遊牧民は，カ・オ・ス・の地を脱出したいという希望を失っていた。しかし，新たにこれがわかったにもかかわらず，遊牧民の一部は，医薬としての特性がより大きな価値を持つと主張して，甘草を食べ続けた。これが，遊牧民の集団内に葛藤と争いを引き起こし，そのために彼らの旅路が遅くなった。これにより，カ・オ・ス・の地の居住者から遊牧民はますます批判され，軽蔑されるようになった。遊牧民の無秩序さ，内部の矛盾，進歩がないこと，そして，甘草を消費し続けていたことで，遊牧民は変化することができない，という居住者の信念はさらに強くなった。居住者は無理矢理，遊牧民が旅路を早めるように求め始めた。彼らはカ・オ・ス・の強制執行部の協力を得て，遊牧民が旅を続けてカ・オ・ス・の地を去るように要求した。より快適な生活を望んで，

遊牧民たちはそれに従った。

　旅路の途中の山で，遊牧民は越すことができそうにない尾根に出くわした。取り乱した遊牧民たちは，どうするか考えるようにリーダーたちに迫った。ところがリーダーたちは甘草を食べていて，窮状に無関心なのが彼らにわかり，愕然とした。リーダーシップなしでは，彼らの一時的な進歩は，消滅するように見えた。カオスの居住者は，障害物に気づいてはいたが，遊牧民が彼らの旅を続けることを命じるように，再び強制執行部に求めた。執行官たちは，遊牧民たちが尾根を乗り越えたいと思えばできるはずだ，と強く主張した。一見すると遊牧民に能力がないように見えるのは，甘草をむさぼったことと，組織と希望が欠けていることの単なる結果である，と彼らは裁定した。彼らはさらに，遊牧民が山を登る技術を獲得するために，山岳エキスパートと会って話をするように命じた。これは，以前にカオスの地を通過した遊牧民の集団に対して与えられたものと同じ命令であった。

　今では山岳エキスパートたちは，約束の地に行こうと努力していた遊牧民がよく直面したジレンマに，十分に気づいていた。山岳エキスパートは，以前は，山岳パイオニアと呼ばれたより大きな一族の一部だった。山岳パイオニアたちは，以前は，自分自身が遊牧民であった。彼らは，甘草を食べながらカオスの地を放浪していたし，カオスの居住者により，彼らもひどく批判されていた。しかし，山岳パイオニアは山を登り，約束の地に旅する方法を見つけていた。約束の地に着くには，足の痛みと筋肉疲労を抑えるために黒い甘草を消費することさえしなければ可能であると，彼らは気づいた。ひとたび彼らがこれらの教訓を学んだとき，この同じ窮状で苦闘している他の遊牧民を助けようとして，カオスの地に彼らは戻った。しかし，山岳パイオニアは，あらゆる種類の甘草を控えることに同意した遊牧民だけを助けようとした。この合意に達したならば，山岳パイオニアは爆薬を使って山を爆破し，山を登るために遊牧民が必要とした道具を取り出したのだった。

　山岳パイオニアの方法は効果的なことが多かったが，多くの遊牧民は彼らの援助を避けた。これらの遊牧民たちは，甘草を放棄する必要はないし，山岳パイオニアが援助の過程であまりにも多くの花や木を台なしにしている，と主張した。このため，山岳パイオニアたちの一部は自分たちの方法に疑問を持ち始め，より環境にやさしいアプローチを望んだ。彼らは山岳パイオニアと別れて，山岳エキスパートと呼ばれるグループを結成した。

　山岳エキスパートたちは，遊牧民が約束の地に着くためには甘草の消費を止め

る必要があることに同意した。しかし，彼らは，遊牧民が決して二度とどんな種類の甘草も食べないことに同意しなければ遊牧民を助けるのを断ることが，最も有益なアプローチであるとは限らないことに気づいた。ただし彼らは，甘草が遊牧民のジレンマの原因であるという確信は保持した。彼らはまた，遊牧民が山を登るのを手助けするのに必要な道具を取り出すのに，魔法望遠鏡と呼ばれる道具が，山岳パイオニアたちのダイナマイトとちょうど同じくらい有益かもしれないことにも気づいた。この魔法望遠鏡は，山岳エキスパートが遊牧民自身の持ち物の中から必要な道具を捜し出す助けとなった。彼らは，遊牧民の過去の世代も，しばしば気づかずにこの道具を所有していたことを，よく発見した。この魔法望遠鏡は環境にやさしく，山を登るために必要な道具をこの方法で捜し出すのを，遊牧民はより心地よく感じることが多かった。

　山岳エキスパートは，彼らの知恵とスキルのためにカオスの地の至るところで高く尊敬された。しかし，遊牧民の多くは部外者の援助については懐疑的なままだった。中には，山岳エキスパートが道具を求めて彼らの持ち物を探したときに，腹を立てた者もいたし，彼らのために山岳エキスパートが道具を探すのに，うんざりした者もいた。他の人々の中には，山岳エキスパートが発見するツールが本当に約束の地に自分たちを連れて行くのに適当な道具かどうかを疑うほどあつかましい者も，依然としていた。こういった遊牧民は，黒い甘草を食べ続けて，山岳エキスパートたちの助けは必要ないと主張した。彼らは山岳エキスパートの小屋を去り，カオスの地を放浪し続けた。これらの明らかな失敗が，多くの山岳エキスパートたちの心の上に重くのしかかった。多くの者は，遊牧民を助けるのはむだではないかと疑いはじめた。

　ある日，物好き魔法使いのあだ名で呼ばれていた一人の山岳エキスパートが，魔法望遠鏡に「PL」〔訳注：PLはPromised Land（約束の地）を暗示していると思われる〕という表示の小さなボタンがあるのに気づいた。山岳エキスパートたちは今までこのボタンを使ったことがなかった。山岳エキスパートのスキルは，他の助けなどは一切借りなくても道具を突き止めるのに十分だったために，ボタンを使っても大したことはないと物好き魔法使いは言われた。彼がひそかにボタンを押したところ，魔法望遠鏡から見える景色が変わったことにすぐに気づいた！　カオスの地の景色が美しい大地に変わった。それは，ほとんど約束の地のように見えた！　彼は興奮して，ある遊牧民に魔法望遠鏡を持たせて，以前は自分や他の好奇心の強いエキスパートにしか見えなかった不思議な世界を見せようとした。彼は，一緒に働いている遊牧民全員に望遠鏡を持たせはじめた。そして，遊牧民たちが魔法望

遠鏡のレンズから眺めているときに，このボタンを押しはじめた。眺めている遊牧民がこの希望の地を記述する様子に，彼は驚異と興奮の感覚を感じた。やがて物好き魔法使いは山岳エキスパートたちにバカにされるようになった。なぜなら，物好き魔法使いが遊牧民に自分自身の道具を探すようにさせる一方で，「PL」ボタンが押されていないときに魔法望遠鏡から見えたものにはもう価値を置かなかったからである。彼は，専門家の役割から離れるという決断のために，山岳エキスパート長から叱責されさえした。批判にもかかわらず，彼は遊牧民とともに歩み，彼らが「PL」ボタンが押された状態の魔法望遠鏡のレンズを通してこの美しい土地を探し続けているときに，質問をした。

　ある遊牧民との散歩の途中に，その遊牧民は荷物をまとめていることと，約束の地へ旅立つために身の回りの整理をしていることを物好き魔法使いに告げた。その遊牧民が必要な道具を見つけたとは散歩中に言っていなかったので，物好き魔法使いは驚いた。質問をしたところ，物好き魔法使いは，遊牧民が魔法望遠鏡を通して約束の地を調べたことから，必要な道具についての手掛かりを得つつあったことを知った。遊牧民は物好き魔法使いに，道具は数日の内に見つかるだろうと確信していることと，それを見つけたらすぐに出発できるようにしていたいということを語った。その遊牧民が物好き魔法使いと次に出会って話したとき，彼は重い袋を運んでいた。道具を見つけたので約束の地に向かっている，と彼が魔法使いに言ったとき，その声は興奮気味であった。それから，彼は袋を物好き魔法使いに手渡した。彼は，約束の地では袋の中身は必要ないだろうと言って，物好き魔法使いに，誰かそれが役に立つ者に袋を与えるように頼んだ。その遊牧民が素早く山を登って約束の地に向かって飛び越えるのを，物好き魔法使いは驚いて眺めていた。その遊牧民が視界から消えたとき，物好き魔法使いはかがんでその袋を開けた。驚いたことに，彼は黒い甘草を見つけた。「すごい！」と物好き魔法使いは思った。「私たちはまだ，甘草について話してすらいなかった。どうやって彼にわかったのだろう？」

　数年が過ぎていき，物好き魔法使いの成功のうわさがカオスの地全体に広がった。あらゆる階層の遊牧民たちがやってきた。そして，カオスの強制執行部は，援助が必要な遊牧民は直接彼のところへ行くように命じることが多くなった。山岳エキスパートたちの中には，自分の好奇心にまける者さえ出てきて，何人かは物好き魔法使いに彼の秘密を教えてくれるように頼んだ。彼らは，これほど年月が経っているのに物好き魔法使いがまだ持っている熱意と喜びにあこがれた。物好き魔法使いは新入りの学生たちと長時間の散歩をよくした。そして，頻繁に魔

法望遠鏡を彼らに見せて「PL」ボタンを作動させる挑戦をした。こういう散歩をしていたあるとき，ある学生が次のように尋ねた。「先生は，この望遠鏡で，なぜこんなに違う結果を得るのですか？ 山岳エキスパートと同じ道具を先生は使うのに，先生はまだ微笑みを保っています」。明らかに旅路を楽しんでいる様子で，二人はその道を登り続けながら，物好き魔法使いは学生に芽生えてきた好奇心に対して楽しそうにクスクスと笑った。それから彼は静かに秘密を打ち明けた。「その力を持っているのは，望遠鏡ではないのです」と言って，彼はこう続けた。「そうではなくて，そのレンズの中にある眺めなのです。約束の地が見えなければ，遊牧民たちは決して荷物をまとめようとはしなかったでしょう」

付　録

我々の解決志向治療チームから出てきた感想

信じることは見ること。

作者不詳[注1]

　この旅路の全行程を通して，セラピストたちと私（TP）は大変多くのことを学んだ！チーム内でも，そして個人的にも，我々がずっと話し合ってきたのは，過去7年間の本当に重要な部分であった苦闘と挑戦についてである。そして，最も強く心に残る教訓の一部は，これらの苦闘を通して，学んだものである。
　私は，セラピストや地域の機関等に対して，SFTによる治療に変えたことについて話すように頻繁に依頼される。そのときに私は好んで，臨床のスタッフ・メンバーの一人を共同発表者として一緒に連れて行く。最初，私は，自分のために（例えば，彼らに，発表する技術を学ぶ機会を提供するために，そして，私自身の発表のスタイルや改善点について有益なフィードバックを私に提供してもらうために）彼らを連れて行った。しかし，聴衆は旅路を経験したセラピストのより個人的な経験談を聞きたがっている場合が多いことが，わかってきた。例えば，（旅路の最初から我々の機関にいるセラピストである）ジョナサンと私は，デンバー地域の薬物乱用のセラピスト・グループに対して，最近，話をした。私はグループの流れのさまざまな段階を説明しながら，グループの環境におけるこの考え方の適用方法という，より技術的側面を報告したが，聴いていたメンバーは，発表のいろいろなところで質問を差し挟みながら注意深く聞いていた。発表の終わりに，他にどんな質問があるか彼らに尋ねたところ，私は彼らの反応に強い印象を受けた。彼らはジョナサンの方に向いて，「セラピストとして，他にどんなことを追加されますか？」と尋ねた。ジョナサンはそこでただ「いつもそんなにスムーズに行くわけではないということです」と答えた。
　シンプルではあるが難しい，これらの考え方を学ぶプロセスについてのジョナサンの誠実さのおかげで，人間性という必須の特徴が付け加えられたが，これはこのアプロー

注1）研究によれば，この引用文はおそらくミルウォーキーのブリーフ・ファミリー・セラピー・センター（BFTC）で作られたらしいことが明らかになった。しかし，センターの人々にとってさえ，具体的にだれが作ったのかは不明である。

付録　我々の解決志向治療チームから出てきた感想　241

チを説明するときに欠けることが多い。解決志向の立場からクライエントと協働作業することは，信じられないほどにシンプルではあるものの，逆説的になるが，学習のプロセスはそれと同じくらい欲求不満を引き起こす可能性がある。

この付録には我々の臨床チームから出てきた意見や感想が含まれている。この資料を含めるに当たっての私の希望は，この旅路の核心である人間らしさが読者に伝わることである。最初にチームのセラピストたちとこの旅路について記載するという考えを話し合ったとき，私は彼ら一人ひとりに，どんな教訓を読者と共有することが絶対に必要だと思うか，確認するように要求した。以下が，彼らの考え方である。

なぜ苦闘に耐えて解決志向になろうとするのか？

忍耐と決意が，問題志向アプローチから解決志向アプローチに変わるために必要である。私（メーガン）にとってこれは，治療を見る全く新しい方法を学ばなくてはならないということを意味した。それまでに私が学んでいた治療的介入の多くは，もはや有益ではなかった。治療の実践について学んできたことすべてを取り出して，新しいアプローチを学ぶためにそれを脇に置くのは難しいことであるが，これがまさしく，私がSFTを使うために必要だったことである。

過去に私は，自分の仕事はクライエントと彼らの紹介元に対して「専門家」であることだ，というふうに学んだ。クライエントたちのニーズを傾聴し，彼らが次のステップを決定する援助をするよりも，彼らが何をする必要があるかを教える方がずっと容易だったので，この役割を放棄することは難しかった。これは，アドバイスを求めるクライエントを取り扱うために創造的な方法を開発することを意味した。アドバイスを与えることがクライエントにとって役立たない解決に導く場合が多いこと，そして彼らがすでにやっていることや過去にやったことで有効だったことに耳を傾ける方が解決を作り出すのにずっと効果的であることを理解するのに，しばらく時間がかかった。

この機関で働き始めて間もなくして，あるクライエントのおかげで，これが私に明らかになった。彼女は，私が「専門家」であり，自分にアドバイスをしてくれるべきだと言って，何度も私の「アドバイス」を求めていた。私は優しくこれを断り，彼女を説得して，彼女にとってすでに役立っていることに耳を傾けさせようと試みた。しかし，彼女は私のアドバイスを要求し続けたし，私は，彼女に自分自身でこれをさせる，より繊細なテクニックをまだ身につけていなかった。にもかかわらず，彼女に役立ったのは，未来から自分自身へ宛てた手紙を書くという練習であった。20年から30年先の未来の彼女の「年を重ねた，より賢明な自分自身」（Dolan, 1991, p. 36）が，自分が望んだ道を続けていくのに必要なアドバイスを全て彼女に与えた。彼女の手紙は，薬物への渇望が出てきたときに対処すること，自分が住むべき所を決めること，そして，自分が直面しているいくつかの非常に困難な状況を取り扱う方法を含んでいた上に，他の人々との人間関係の取り扱い方をも含んでいた。このクライエントは自分が探し求めている答をすで

に持ってはいたが、その答を引き出す創造的な方法を開発することがこのアプローチを使う上できわめて重要である、ということが彼女のおかげで私にとってより明確になった。

最終目的地ではなく旅路として受け入れる

　たぶん、私（ジョナサン）がこの旅路において直面した最大の苦闘、それはまた個人的な問題と職業上の問題をも同時に含む苦闘であったが、それは最終成果を仕上げたいという欲求である。私が乗り出したこの旅路は、骨の髄までその願望に挑んでくる。いつも自分自身に疑問を持つことなく、可能な限り注意することで効果的に実践できるように、あることを習得する能力が、私があこがれる能力である。しかるに、このアプローチで取り組むプロセスにおいては、自問することが必要な要素になった。それは他の人々からの質問に対して私に心構えをさせてくれる要素であり、そして、それは必ずと言っていいほど起こる。私は、このことを説明責任として知るようになった。

　この領域で仕事を始めたとき、仕事の特性により、最終成果を私が見るのは不可能であることを知っていた。というのは、私が協働作業する人々は将来、私のところから去った後で成長し続け、違う人間になるからである。私が見たいと願う最終成果は、私自身の発達の中にある。テリーの表現を借りれば、私は「到達した」と思いたい。しかし、少なくとも私がこのアプローチを使って、このチームとともに働き続ける限り、そうはならないだろう、と私にはわかっている。挑戦が常であり、説明責任は重く、学んだ教訓は非常に貴重である。私は決して目的地には到達しないであろうが、それでも、私が今日いる所が正しいと常に言うことができると知りつつ、私はその旅を続けている。

　私に今わかっていることは、「到達した」ことには決してならないだろうということである。これは私にとって受け入れるのが難しい概念、つまり、いかなる方向であれ私が最終的にとった方向へと私を導いてくれるであろう、と私が信じる概念である。常に学び続けるだろう、ということは私にわかっている。自分の方法に目的を持ち、自分が使う介入方法の目的とそれを使うときを知り、本当にクライエントを傾聴しなくてはいけないことを、私は知っている。私はまた、すぐにすべてを理解し、優れていたいという私の願望を鎮めようとしなくてはいけないことも知っているが、それは、一歩進み、それが強固になったら、さらに次に進む、ということを意味する。過去5年間このアプローチを使ってきたので、自分が安心できるレベルがどこかを知ってはいるが、安心レベルを超えていくように自分自身に挑戦し続けなければならないことを、私は知っている。自分には能力があり、このアプローチが必要とする不変の準拠枠を持っていることを、私は忘れずにいなくてはならない。このアプローチに接したことでクライエントたちが多くの恩恵を得たことを私は見てきたし、それが効果的であると確信している。現在、解決志向アプローチについて話し合うとき、それが、私という人間の、そして個人的かつ職業上の私の活動の仕方の、重要な一部になりつつあるので、自分が話していること

に私は自信がある。

起こりうる変化のためにすべての機会を利用する

説明責任がある状態に置かれているおかげで，クライエントとのあらゆる触れ合いが違いを生む機会であることに，私（メーガン）は気づくことができた。廊下や待合室で通り過ぎるときの二三の言葉でさえ，クライエントが，自分のゴールに再び焦点を合わせたり，自分の進歩を振り返ったり，自分が経験している成功を際だたせたりするのに役立つ可能性がある。特にあるクライエントが私にこれを示してくれた。私はある青年期のクライエントについて評価をしたのだが，治療中にはほとんど彼女と接触しなかった。私は担当カウンセラーから彼女の進歩について少しは聞いていたが，情報はほとんど回ってこなかった。このクライエントは評価中に，自分がマリファナを使うのをやめることなんてできるはずがないと思う，と言って私のオフィスで泣いたことがあった。彼女は私に，ストレスや困難な状況に対処するのにマリファナ以外のやり方を自分は知らない，と言った。しかし，そのときに経験していたいくつかの法律上の苦境から抜け出したいと彼女は必死であったし，薬物を使わない状態を維持することが彼女にとっての必要条件であった。翌週から始まる集団療法に彼女が出席するまでの間に，彼女がマリファナを使うのを避けるためにできそうないくつかの手段を，我々は話し合った。そのクライエントは，次の予約までの間にマリファナを使う衝動に対処する具体的な計画を作った。彼女のケースは間もなく別のセラピストに引き継がれ，数週間の間，私はそのクライエントと全く接触しなかった。次に彼女に出会ったとき，彼女はにやりと笑って，顔に得意げな表情を浮かべながら，私と会って話をしてからずっと自分はマリファナを使っていない，と私に教えてくれた。私が彼女に，どうやってそうしたのかを尋ねたところ，彼女はすぐに，自分に役立つようにそれまでしていた，いくつかの事柄をあげた。彼女はまた，学校の成績が良くなり，両親との関係も良くなりつつあることも，私に教えてくれた。

自分の成功に明るい光を当てることが，クライエントが自分の人生において変化を引き起こそうと一生懸命頑張っている理由を思い出す上で重要であると，彼らは絶えず私に教えてくれた。クライエントの生活のポジティブな側面に焦点を合わせることは，我々が問題を無視することになるので，結果として「再発」につながるであろう，と私は過去に教えられていた。しかし，問題に焦点を合わせないことが，解決を提供し，クライエントの奇跡に向かって取り組む熱意を提供することになる。

前提を傍らに置く

SFTを知る前は，私（ダーラ）は問題志向アプローチで認められた前提を受け入れていた。私が持っていた主な前提は，自己開示が，クライエントとのラポールを確立する最も効率的な方法であるということだった。以前は自己開示を，クライエントが自分の

行動を変える援助をするための強力な道具であると,私はみなしていた。自己開示がクライエントとセラピストの間の治療的な結びつきを作り出すものと信じていた。SFTの実践を通して私は,この治療的な結びつきを作り出す上で一番重要なことは,クライエントにとって重要なことを,正確に聞き,理解する能力であると信じるようになった。これを達成するには,私自身の経験を共有するのではなく,クライエントを傾聴することを通して行うのがベストである。

　薬物乱用の領域で15年間の臨床経験を持っていた私は,SFTについて聞いたときに,解決志向アプローチはシンプルな治療形態だと思った。そのシンプルさにもかかわらず,これは,私が実践する上で最も難しいアプローチであった。私にとってそれをより難しくする理由の一つに,今では自分自身の疑問に答えなくてはならないということがある。これによりイライラすることもあるが,それでも,そのことが結果として,より長続きする答をもたらし,専門家としての,そして意外にも個人としても,成長につながった。

「かつての懐疑論者」からの感想

　私（カレン）は,このアプローチが「容易」だとか,この移行をするのは簡単だったとかを最初に読者に伝えて,話を始めようとは思わない。それは我々全員にとって非常に困難であった。解決志向であることは大変簡単そうに聞こえるけれど,習得するのは非常に難しい。人は安易に,自分が知っていることや,以前やっていて居心地良く感じていたことに頼ってしまう。このアプローチを使うセラピストとして,次の三つの要素をいつも心に留めておかなくてはならない。

1. 決して何も前提としない。
2. 自分自身に,それは誰が話し合いたいことかを尋ねる。
3. 決して急いで判断しようとしない。

　もしあなたに,あなたが目的を持っているかを絶えず質問してくれるチームやスーパーバイザーがいれば,さらにもっと良い。我々がチームとして学んだ最も大きな教訓の一つは,ひとたび解決志向アプローチを学び始めたならば,我々にはそれを習得するための長い道のりが待っているということである。

　SFTについて私を最も納得させたことは,クライエントが専門家だということである。私は専門家のふりをしたいとは決して思わない。というのは,そうあるのは難しい立場だからである。我々のチームは非常に高い職業倫理を持っていて,クライエントたちのニーズを満たすことに専念している。我々の時間の大変多くの部分を,自分たちの奇跡とクライエントたちの奇跡を理解することに使っている。過去の訓練で学んだことに逆らうのは,ときには極めて難しいこともあった。私は自分を振り返ることに何時間もかけてきたが,このアプローチは,読めば理解できるようなものではないことを私は知っている。それは,人が実践し経験しなくてはならないことである。今や私にはより大き

な全体像が見えるし，このアプローチを用いることが他の人々にどのように役立つかを理解することができる。それは本当に魔法のようであり，私の中の「懐疑論者」は消え去った。奇跡は，薬物乱用カウンセリングの領域においてさえ，まだはっきりと存在している。

SFTが持つパワーの証拠

　私（ケイリン）は，このアプローチでできることや人々が示す反応の仕方が持つ力を知っている。というのは，私にはクライエントの反応の仕方がわかるからである。自分にとって一番重要なことを発見した，ちょうどそのときに，クライエントたちが見せる驚きの表情を私は何度も見てきた。そして，私が時間をかけて，彼らが本当に言おうとしていたことが私に確かに聞こえていたかを確かめるとき，彼らは安堵の溜息をつきながら「ええ！」と言う。青年期の人は，人が間違っているときには真っ先にそれを言うので，彼らの言葉が本物であることが私にわかる。

　顔に誇らしげな表情を浮かべて人々が真っ直ぐに椅子に座っているのは，彼らが尊重され尊敬されていると感じている証拠であるが，そんなときには，クライエントたちはグループにとても熱心に取り組んでいるので，次の質問を聞こうと椅子からのりだすように座って待っている。クライエントは傾聴され，自分の言葉が届いていると感じているので，意欲的に関わっていて，いつでも話せる状態にあることが，これにより私にわかる。自分が傾聴され，理解されたと感じながらここを出ていくと，私はクライエントに言われたことがある。彼らは私に，自分が尋ねられた質問を考えながらグループから帰っていく，と言ったことがある。

　あるとき私はあるクライエントに，人生から何を得ることを期待しているかを尋ねた。彼はその質問を一生懸命考えて，それから，彼が自分の人生でしたいと思っていることについて，それこそ次々に話し続けた。言い終わったときに彼は深呼吸をし，溜息をつき，そして「わーっ，自分はこんなことを話したことは一度もなかった」と言った。別のときに，ある腹を立てた青年が，私を「やっつけてやる」つもりで私のオフィスにやって来た。ともかくも彼は，自分にとって重要なことに再び焦点を合わせ，問題を通り過ぎて問題がもう存在していないときの方を見て，一つずつ，どうやって彼が変化を起こすことができるかを私に話すことができた。オフィスを出ていく直前に青年期のクライエントがあなたに向き直って，あなたの目をみて握手するとき，それが彼にとって大事なことを意味しているのがわかる。

燃え尽きを予防する

　私（シャーリーン）は，読者がカウンセリング領域とは無関係でも，誰かの問題を傾聴することがどれほど大変かを読者は知っていると確信している。問題が複雑であればあるほど，ますます，それによりエネルギーが奪い取られる可能性がある。問題を傾聴

して理解しようとしながら，聞き手はほとんどの場合，問題を抱えた人がそれについてすべきことを一生懸命に考えているし，それからおそらく何かアドバイスをするであろう。このようにあれこれと傾聴したり問題解決したりした後で，どのみち人々はしたいことをするのだ，と読者が気づくことが何度あっただろうか？ 彼らが善意のアドバイスを捨て去ったときの失望感を読者は思い出すだろうか？ しばらくして，もしかするとそれは，読者が正しい解決だと信じることへとその人を導こうと何度か試みた後かもしれないが，その人について読者が持った意見や判断はどんなものだっただろうか？

解決志向アプローチを使っていれば，自分で意図してそうしようとしない限りは，私は二度と自分自身をこの欲求不満を引き起こす立場に置かなくても良い。ひとたび問題が解決されたら自分の人生がどうなっているであろうかということに深く関わるようにクライエントを導くことが，治療でクライエントが追求するのに，よりはるかに建設的な道筋であること，そして付加価値として，私にとっても疲れることがずっと少ない道筋であることを私は知っている。自分自身の方法で自分の問題を解決し続けるようにエンパワーされたと感じ，熱中して，我々の機関をクライエントが去っていくのを目撃することから得られる報いは，驚異的である。この取り組みで元気づけられるのは，そのクライエントだけでなく，私もそうである。

このアプローチの別の良さは，クライエントが自分自身でそれをすべてやったと信じて立ち去ることであるが，私も彼らがやったと信じている。私はクライエントたちに釣りの「仕方」〔訳注：“Give a man a fish and you feed him for a day. Teach him how to fish and you feed him for a lifetime."（人に魚を与えれば一日養うことができる。魚の釣り方を教えれば一生養うことができる）という諺を下敷きにしていると思われ，「釣りの仕方」は「生きていくために必要な技術」を意味している〕を教えたことはないし，むしろ私は，どうすればよいかすでに彼らにはわかっている，と彼らに示してきたのである。

専門家として，そして，個人としてのSFTの影響

読者は今，「それは本当にそれほど挑戦的で個人的に苦労して取り組む価値があるのか？」と自問しているかもしれない。読者に対する私（ダイアン）の答えはイエスである。私自身の専門家としてのキャリアにとってだけでなく，私が援助するクライエントたちにとっても，困難と欲求不満を経験しても，本当に信じられないくらいに，このアプローチにはそれだけの価値があることが，私にわかった。私は，自分がこの経験をしたことで，より良い人間でありセラピストであるとわかっているし，私は絶対にこの仕事が大好きである。私はまた，クライエントが治療や自分自身について違う見方を経験して立ち去るのを見ることもできる。評価期間中に，彼らを判定するために私がそこにいるのではない，とクライエントが気づいたときに彼らが変化するのを私が見た回数は，数え切れない。

紹介元に対してクライエントが必要とする証拠を提供する機会を彼らに与えることで，

彼らを手助けするために私がそこにいることを彼らが「理解する」とき、（姿勢をリラックスさせることで）物理的にも彼らが警戒心をゆるめるのを私は見てきた。クライエントたちがグループで開花するのを見ることも、喜びである。情報提供にあまり協力的ではないある紳士についての評価を終えたときのことである。彼は一般的な意味で、システムと私に対して多少疑いを抱いているようであった。彼がグループにどう反応するのか、私にははっきりしなかった。しかし、男性が生き生きしてくるのが見えた。彼はすべてのグループで次第に多くのことを共有するようになり、最後には、この経験がどれほど自分に役立っているかを言葉でカウンセラーに表現した。全体のプロセスが彼に大変役立ったことについて、私と同じくらいに彼も驚いていたと、私は本当に信じている。

　職場や個人の生活において、このアプローチが日常の生活に浸透してきたことに私は気づいた。私が人生の、そしてカウンセリングという職業の、新しい見方に恵まれたことを信じている。結びとして、この機関で働く機会を持ったことが私の人生において本当にあらゆる違いを引き起こし、そして、これほど楽しむことになるとは思ってもいなかった挑戦であったことを伝えなくてはならない。「他に誰がこの違いに気づいていますか？」と読者は私に尋ねるかもしれない。私の答は「私の夫、友人、そして家族」である。

まとめ

　SFTについて学ぶことに興味をもっている専門家と会って話をするときに、私（TP）はよく彼らに、このアプローチを学ぶことは文字通り「皮膚の下に入り込む」〔訳注：イディオムとしては"イライラさせる"〕ことになるだろう、と警告する。私が彼らに言うのは、このアプローチはセラピストとクライエントの両者に対してとても強い影響力を持っているので、彼らは二度と以前と同じように考えることはできないだろう、ということである。私が冗談を言っているにちがいないと思って、彼らは微笑むことが多い。しかし、ひとたび旅路を開始すると、彼らは理解し始める。彼らは、奇跡に通じる道を見つけたのである。

訳者あとがき

　本書はテリー・ピショー（Teri Pichot）とイボンヌ・ドラン（Yvonne M. Dolan）による"Solution-focused brief therapy：Its effective use in agency settings"の訳です。Solution-focused brief therapy（SFBT）は，これまでわが国では解決志向アプローチと呼ばれていた治療法のことで，ソリューション・フォーカスト・セラピー（Solution-focused therapy：SFT）とも呼ばれます。現在，わが国でこの方法を中心的な治療法として用いているセラピストの間では，SFTと呼ぶ場合が多くなってきています。本書ではピショーがこのSFTを学び，そして機関全体で活用するようになった様子が，SFTの説明とともに詳しく紹介されています。

　私はインターネットでSFT関連の新しい書籍の出版状況を定期的にチェックしていましたので，この本が出版された直後に早速購入しました。短期間に読み終え，非常に強い印象を受けたことを今でも覚えています。この方法を創り上げたインスー・キム・バーグやスティーブ・ディ・シェイザーによるすばらしい著作が何冊もありますが，これらの創始者を第1世代とするならば，ピショーはインスーたちから薫陶を受けた第2世代のセラピストということができます。SFTの基本的な考え方もしっかり書かれていますが，第2世代のセラピストでなければ書けないことがいろいろと書かれているのが本書の特徴の一つです。例えば，伝統的な心理療法の考え方からSFTの考え方に移行するときに経験した苦闘の様子がいろいろなところで描かれています。彼女の下で働いているセラピスト自身が経験談を語っているところも本書の特徴の一つだと思います。おそらく読者の中には，今まさに移行の最中にいる方も多いことでしょう。そのような読者が「今の自分と同じだ！」とつい言いたくなる表現があちこちに出てきたのではないでしょうか。

　SFTを勉強するための専門書としても本書は非常に優れた書籍だと思います。個人セッションだけでなく集団セッションやスーパービジョンを含み，ミラクル・クエスチョンの応用も書かれていますし，治療記録の作成の仕方まで書かれています。個人セッションや集団セッションの流れが詳述されているのも特徴の一つです。SFTを学ぶ者の間でよく話題になることの一つに，"どの質問"を"いつ"するか，というものがあります。SFTにはミラクル・クエスチョンやス

ケーリング・クエスチョンなどの強力な質問方法がいろいろとありますが，基本的な質問の仕方は明確ですので，個々の質問方法を学ぶのはそれほど困難なことではないでしょう。しかし，どの質問をどのタイミングで行うことがクライエントの解決構築に役立つかという点については，治療の流れ（文脈）と密接に関わってきますので，初心者にはなかなか理解できず，むずかしさを感じることが多いと思います。治療者が迷ったときに，本書で詳細に説明されている個人セッションや集団セッションの流れを読めば，参考になるのではないでしょうか。この流れを固定的に捉えるとSFTの精神からずれてきますので注意が必要ですが，一つの手がかりと考えれば有用な指針だと思われます。

このように初心者が読んでも役に立つのは間違いないと思われますが，本書が最も役に立つのは，これからもっと積極的にSFTを活用したいと思っている中堅のセラピストが読んだときではないでしょうか。SFTの基本を理解した上で自分の分野に応用したいと考えているセラピストや専門家が，ピショーが自分たちの領域で活用するためにさまざまな工夫をした様子を読めば，きっといろいろなヒントを見つけることができるはずです。北米においてSFTを実践しているセラピストの間でもピショーの原著が話題になっていますし，SFTの教育にも広く使われているようです。

ところで，北米のSFBTA（Solution Focused Brief Therapy Association）に所属するセラピストの集まり（学会）が2003年より毎年11月に開催されています。私は2001年と2002年にヨーロッパの学会（European Brief Therapy Association, EBTA）に出席し，その後はSFBTAに初年度より毎年出席しています。実はインスーからピショーを紹介していただき，その初年度の集まりの直前の2003年10月末に彼女が働いている施設にお伺いして，丸1日見学をしてきました。そして本書に書かれていることが実際に行われているのをこの眼で確かめてきました。彼女は原著の写真にもあるとおり，私よりずっと若くチャーミングな女性でした。私が突然お伺いしたにもかかわらず，スタッフ全員が集まり，施設の責任者の医師まで出席して歓迎していただきました。この歓迎ぶりから，彼女がスタッフ全員から高く評価され，尊敬されていることが私によく伝わってきました。そして，その日の仕事が終わってスタッフが家路につくときには，本書の第9章に書かれている通りに，お互いの安全を確認しながら施設の駐車場から去っていく様子を見て，感激したことを覚えています。

ここで少し私とSFTの関係について説明しておきたいと思います。私は心療

訳者あとがき　251

内科医ですが，産業医科大学では職場のメンタルヘルスに関わる研究，教育，研修に十数年間にわたって取り組んできました。その初期の1990年代中頃に初めてSFTに出会いました。その後SFTを本格的に学び始め，いろいろな研修に参加するようになり，自分の仕事に対してSFTを応用するようになりました。いろいろな心理療法に由来する考え方が職場のメンタルヘルスに応用されていますが，私はSFTが最も適した方法ではないかと考えています。実際にもいろいろな活動にSFTを応用してきましたが，そのときに最も役に立った書籍の一つが本書です。

　SFTが私の中心的な心理療法になってからほぼ10年間が過ぎていますが，この間，非常に貴重な経験をいろいろとしました。まず，言葉の問題です。初期には日本語訳の書籍を読んでいましたが，すぐに原著を読むようになりました。特にインスーやスティーブの単行本は全て原著で読んでいます。そして痛感したのは，SFTの効果的な質問を日本語で作ることの難しさです。英語でSFTの質問を読んでいるときには自然に頭に入ってくる質問でも，日本語に直すと途端に非常にぎこちない文章になります。つまり，SFTの質問は非常に英語的な質問なのです。これまで日本語に訳された書籍では，訳者がいろいろと努力して分かりやすい日本語になるように工夫されています。それはそれで非常に大事なことですが，分かりやすい日本語にしようとすればするほど，英語の表現とはかけ離れてきて，意訳よりも解釈に近くなってしまうように私には感じられてしまうのです。自分が英語で原著を読んだときと日本語訳を読んだときのイメージの違いにとまどいを感じたことが何度となくあります。

　インスーが記した書籍を出版年に従って順に読んでいくと，彼女が使った質問方法がどのようにして拡がっていったかがよく分かります。バリエーションが非常に豊富になっていっています。しかもその変化は決してむずかしいものではなく，英語で考えた場合には，基本が分かっていれば割に簡単に思いつくような変化が多いように思われます。つまり，全ての質問方法を丸ごと記憶する必要はなく，その基本さえ押さえれば，その質問を自分で再現することが可能ではないか，と思われます。ところが，日本語で考えると必ずしもそうではありません。

　本来のSFTの精神を実際のセッションにおいて実現しようとするのであれば，クライエントが使った表現を基にして，セラピストがその場で即座に質問文を構成する必要があります。もともと自分が知っている具体的な質問文をそこに無理に当てはめようとすると，クライエントが使った表現との間でずれが生じて，適切な質問ではなくなってしまいます。つまり，クライエントの思考の流れ（文脈）

にあわせて質問文を調整する必要が出てきます。この調整は英語であれば，とても自然に行えるような印象を持っています。しかし，私の未熟さも影響しているとは思いますが，日本語で行うとかなり困難な作業になるように感じています。特に初心者にとっては非常に大きな課題になると思います。

次に経験したことは，SFTの活用の広がりです。欧米でSFTを実践している人たちと交流すると，実にさまざまな人たちと出会うことができます。心理療法のセラピストだけでなく，教育関係やビジネス，コーチングなど，実に多種多様です。このような広がりは日本にも伝わってきていますが，まだまだ大きな差があります。そしてこのような広がりが生まれた要因には，SFTが持つ普遍性と日常の言葉を使ってセッションが行われているということが関係しているのではないか，と私は考えています。この点でも日本人にはハンディがあります。考え方の普遍性はそのまま当てはまりますが，言葉としてはやや不自然な日本語になりがちです。このことが日本における応用の広がりやそのスピードに影響しているように感じています。

本書の翻訳を本格的に始めたのは2004年の春頃ですが，上に述べたように私の英語に対するこだわりもあって，長い時間がかかってしまいました。最初は英語の構造が推測できるようにできる限り直訳に近い文章を考えました。直訳から出発し，そこからこなれた文章を作る過程を読者が行えるようにしたいと考えたからです。しかし，これはうまくいきませんでした。やはり，ある程度意訳をしないと，日本語として通じる文章にはならなかったからです。このために翻訳に倍の時間を費やすことになってしまいましたが，おかげで翻訳し直すたびに本書のすばらしさを何度となく再確認することになりました。是非，皆さんに読んでいただきたいとの思いがますます強くなり，何とか出版までたどり着くことができました。これもテリーの努力の賜かもしれません。なおこのような事情から，本書では直訳に近い文章と意訳による文章とが混在していると思われます。そのために読者が読みづらいと感じた部分が多々あったことと思われます。これは全て私の責任ですが，その意図を酌んでお許しいただきますようにお願いいたします。

この翻訳を進める間に衝撃的な事件が二つありました。それは，スティーブ（2005年9月11日）とインスー（2007年1月10日）の死です。相次ぐお二人の死はSFTを学び実践してきた世界中の人々に大きなショックを与えるとともに，お二人の偉大さを改めて知らせることになりました。どれほど多くの人々が彼ら

の死を悼んだことでしょう。そして私を含めて全ての関係者が，お二人に出会えたこと，そしてSFTを学ぶ機会を得ることができたことに感謝していると思います。わが国においてもSFTを活用し続け，発展させることが，お二人に対する最大のコンプリメント（賞賛）になると思っています。その目的のために本書が少しでも貢献することができるとしたら，これに勝る喜びはありません。

　本書の出版に当たっていろいろな方のお世話になりました。特に，長時間の翻訳作業におつきあいいただいた金剛出版前社長の田中春夫氏には，多大のご迷惑をおかけしました。また，翻訳に関する貴重なご意見もいただきました。ここに厚く御礼申し上げます。最後になりましたが，私にSFTを紹介していただき，研修でもご指導いただくなど大変お世話になった磯貝希久子先生に厚く御礼申し上げます。インスーを日本に紹介し続けるという磯貝先生の長年にわたる努力がなければ，本書は生まれなかったでしょう。また個別のお名前は控えますが，SFTを一緒に学んだ仲間にも感謝の意を表したいと思います。

2008年1月
三島徳雄

文　献

Alcoholics anonymous (Third edition) (1976). New York : Alcoholics Anonymous World Services.
The American heritage college dictionary (Third edition) (1993). New York : Houghton Mifflin.
Anderson, H. and Swim, S. (1995). Supervision as collaborative conversation : Connecting the voices of supervisor and supervisee. Journal of Systemic Therapies, 14 (2), 1-13.
Atkinson, D. R., Morten, G., and Sue, D. W. (1993). Counseling American minorities (Fifth edition). Boston : McGraw-Hill.
Barlow. D. H. and Cerny, J. A. (1988). Psycological treatment of panic. New York : Guilford.
Barlow, D. H. and Durand, V. M. (1999). Abnormal psychology : An integrative approach. (Second edition). Pacific Grove, CA : Brooks/Cole.
Bass, E., and Davis, L. (1988). The courage to real : A guide for Women survivors of child sexual abuse. New York : Harper and Row.
Beck, A. T., Steer, R. A., and Brown, G. K. (1996). BDI-II Manual. San Antonio, TX : Psychological Corp., Harcourt Brace.
Berg, I. K. (1994). Family-based services : A solution-focused approach. New York : Norton. (磯貝希久子監訳 (1997) 家族支援ハンドブック—ソリューション・フォーカスト・アプローチ. 金剛出版)
Berg, I. K. (1995). Solution-focused brief therapy with substance abusers. In A. Washton (Ed.), Psychotherapy and substance abuse : A practitioner's handbook (pp. 223-242). New York : Guilford.
Berg, I. K., and Dolan, Y. M. (2001). Tales of solutions : A collection of hope-inspiring stories. New York : Norton. (長谷川啓三監訳 (2003) 解決の物語—希望がふくらむ臨床事例集. 金剛出版)
Berg, I. K. and Gallagher, D. (1991). Solution-focused brief treatment with adolescent substance abusers. In T. C. Todd and M. D. Selekman (Eds.), Family therapy applroaches with adolescent substance abusers (pp. 93-111). Needham Heights, MA : Allyn and Bacon.
Berg, I. K. & Miller, S. D. (1992). Working with the problem drinker : A solution-focused approach. New York : Norton. (斎藤学監訳 (1995) 飲酒問題とその解決—ソリューション・フォーカスト・アプローチ. 金剛出版)
Berg, I. K. & Reuss, N. H. (1997). Solutions step by step : A substance abuse treatment manual. New York : Norton. (磯貝希久子監訳 (2003) 解決へのステップ—アルコール・薬物乱用治療へのソリューション・フォーカスト・セラピー. 金剛出版)
Beyebach, M., Morejon, A. R., Palen, D. L., and Rodriguez-Arias, J. L. (1996). Research on the process of solution-focused brief therapy. In S. D. Miller, M. A. Hubble, and B. L. Duncan (Eds.), Handbook of solution-focused brief therapy (pp. 299-334). San Francisco, CA : Jossey-Bass.
Bloom. M. and Fischer, J. (1932). Evaluating practice : Guidelines for the accountable professional. Englewood Cliffs, NJ : Prentice-Hall.
Bobele, M., Gardner. G., and Biever, J. (1995). Supervision as social construction. Journal of Systemic Therapies, 14 (2), 14-25.
Bradshaw, J. (1988). Bradshaw on : The family. Deerfield Beach, FL : Health Communications.
Brown, L. N. (1991). Groups,for growth and change. White Plains, NY : Longman.

Budman, S. H. and Gurman. A. S. (1988). Theory and practice of brief therapy. New York : Guilford.
Burns, D. D. (1999). The feeling good handbook (Revised edition). New York : Plume.
Cade, B. and O'Hanlon, W. (1993).A brief guide to brief therapy. New York : Norton.
Cantwell, P. and Holmes, S. (1994). Social construction : A paradigm shift for systemic therapy and training. Australia and New Zealand Journal of Family Therapy, 15 (1), 17-26.
Colorado Department of Human Services (1999). Alcohol and other drug abuse/dependence treatment standards. July. Available from Colorado department of Human Services, 4055 S. Lowell Drive, Denver. Co 80236.
Compton, B. R. and Galaway, B. (1989). Social work processes (Fourth edition). Belmont, CA : Wadsworth.
Corey, M. S. and Corey, G. (1987). Groups : Process and practice (Third edition). Pacific Grove, CA : Brooks/Cole.
Couiton. C. J. and Solomon, P. L. (1977). Measuring outcomes of intervention. Social work Research and Abstracts, 13 (4), 3-9.
Davies, D. L. (1962). Normal drinking in recovered alcohol addicts. Quarterly journal of Studies of Alcohol, 23, 94-104.
Davis. L. E., and Proctor, E. K. (1.989). Race, gender, and class : Guidelines for practice with individuals, families, and groups. Englewood Cliffs, NJ : Prentice-Hall.
de Shazer, S. (1982). Patterns of brief family therapy. New York : Guilford.
de Shazer, S. (1985). Keys to solution in brief therapy. New York : Norton. (小野直広訳(1994) 短期療法 解決の鍵. 誠信書房)
de Shazer, S. (1988). Clues : Investigating solutions in brief therapy. New York : Norton.
de Shazer, S. (1991). Putting difference to work. New York : Norton. (小森康永訳(1994) ブリーフセラピーを読む. 金剛出版)
de Shazer, S. (1994). Words were originally magic. New York : Norton. (長谷川啓三監訳(2000) 解決志向の言語学——言葉はもともと魔法だった. 法政大学出版局)
de Shazer, S. and Isebaert, L. (2003) The Bruges Model : a solution-focused approach to problem drinking. Journal of Family Psychotherapy, 14 : 43-52.
DeJong, P. and Berg, I. K. (1998). Interviewing for solutions. Pacific Gronve, CA : Brooks/Cole. (玉真慎子・住谷祐子監訳(1998) 解決のための面接技法. 金剛出版)
Department of Health and Human Services (DHHS) Substance Ahuse and Mental Health Services Administration (1999). Brief interventions and brief theapies for subsance abuse : Treatment Improvement Protocol (TIP) Series 34. (DHHS Publication No. SMA 99-3353). Rockville, MD : Center for Substance Abuse Treatment.
Dolan, Y. M. (1985). A path with a heart : Ericksonian utilization with resistant and chronic clients. New York : Brunner/Mazel.
Dolan, Y. M. (1991). Resolving sexual abuse : Solution-focusecd therapy and Ericksonian hypnosis for adult survivors. New York : Norton.
Dolan, Y. (1998). One small step : Moving beyond trauma and therapy to a life of joy. Watsonville, CA : Papier-Mache.
Donley, R. J., Horan, J. J., and DeShong, R. L. (1989). The effect of several self-disclosure permutations on counseling process acid outcome. Journal of Counseling and Development, 67 (7), 408-412.
Dryfoos, J. G. (1990). Adalescents at risk : Prevalence and prevention. New York : Oxford University.
Duncan, B. L., Hubble; M. A., and Miller, S. D. (1997). Stepping off the throne. The Family

Therapy Networker, 21 (4), 22-33.

Eakes, G., Walsh, S., Markowski, M.. Cain, H., and Swanson, M. (1997). Family-centered brief solution-focused therapy with chronic schizophrenia : A pilot study. Journal of Family Therapy, 19, 145-158.

Ebbesen, E., Duncan, B., and Konecni, V. (1975). The effects of content of verbal aggression on future verbal aggression : A field experiment. Journal of Experimental Psychology, 11, 192-204.

Edelwich, J. and Brodsky, A. (1992). Group counseling for the resistant client. New York : Lexington.

Erickson, M. H. and Rossi, E. (1979). Hypnotherapy : An exploratory casebook. New York : Irvington.

Erickson, M. H., Rossi, E., and Rossi, S. (1976). Hypnotic realities. New York : Irvington.

Feshbach, S. (1956). The catharsis hypothesis and some consequences of interaction with aggression and neutral play objects. Journal of Personality, 24, 449-462.

Forrest, G. G. (1984). Intensive psychotherapy of alcoholism. Northvale, NJ : Jason Aronson.

Forrest, G. G. (1997). How to cope with a teenage drinker : Changing adolescent alcohol abuse. Northvale, NJ : Jason Aronson.

Forward, S. (1989). Toxic parents : Overcaming their hurtful legacy and reclaiming your life. New York : Bantam.

Friedman, S. (1997). Time-effective psychotherapy : Maximizing outcomes in an era of minimized resources. Needham Heights, MA : Allyn and Bacon.

Cladding, S. T. (1996). Counseling : A comprehensive profession (Third edition). Englewood Cliffs, NJ : Prentice-Hall.

Gorski, T. T. and Miller, M. (1982). Counseling for relapse prevention. Independence, MO : Herald House/Independence.

Greene, R. R. and Ephross, P. H. (1991). Human behavior theory and social work practice. New York : Aldine de Gruyter.

Howard, R. (Executive Producer), and Caron, G. G. (Director) (1988). Clean and sober [film]. Warner Bros. Pictures.

Johnson, C. E. and Webster, D. (2002). Recrafting a life. New York : Taylor and Francis.

Kaplan, H. I. and Sadock, B. J. (1996). Pocket handbook of clinical Psychiatry (Second edition). Baltimore, MD : Williams and Wilkins.

Kaye, B., and Jordan-Evans, S. (1999). Love 'em or lose 'em : Getting good people to stay. San Francisco, CA : Berrett-Koehler.

Kottler. J. A. and Brown, R. W. (1996). Introduction to therapeutic counseling (Third edition). Pacific Grove, CA : Brooks/Cole.

Kreisman, J. J. and Straus, H. (1989). I hate you--don't leave me. New York : Avon.

Kubler-Ross, E. (1983). On children and death. New York : Collier Books.

Kunzman, K. A. (1990). The healing way : Adult recovery from childhood sexual abuse. Minneapolis, MN : Hazelden.

Laban, R. J. (1998). Treatment planning : Room for improvement. The Counselor, 16 (2), 32-33.

Lindforss, L., and Magnusson, D. (1997). Solution-focused therapy in prison. Contemporary Family Therapy, 19, 89-104.

Living sober (1975). New York : Alcoholics Anonymous World Services.

Marlatt, G. A. and Gordon, J. R. (Eds.) (1980). Relapse prevention : Maintenance strategies in the treatment of addictive behaviors. New York : Guilford.

Marlatt, G. A. and Gordon, J. R. (Eds.) (1985). Relapse prevention. New York : Guilford.
McCollum, E. and Trepper, T. S. (2001). Family solutions for substance abuese. Binghamton, NY : The Haworth Press, Inc.
McGregor, D, (1960). The hurnarr. side of enterprise. New York : McCraw-Hill.
McKay, M., Rogers, P. D., and McKay, J. (1989). Wllerr anger hurts : Qreieting the
storm within. Qakland, CA : New Harbinger.
Metcalf, L. (1997). Parenting toward solutions. Paramus, NJ : Prentice-Hall.
Metcalf, L. (1998). Solution-focused ~r-orrli ther-app-. New York : Free Press.
Miller, G. A. (1985). The substance abuse Subtle screening inventory manuasl. Spencer, IN : Spencer Evening World.
Miller, G. (1997). Becoming miracle workers : Language and meaning in brief therapy. New York : Aldine de Gruyter.
Miller, G. and de Shazer, S. (1998). Have you heard the latest rumor about . . . ? Solution-focused therapy as a rumor. Family Process, 37 (3), 363-377.
Miller, S. D. and Berg, I. K. (1995). The miracle methord : A radically new approach to problem drinking. New York : Norton.（白木孝二監訳（2000）ソリューション—フォーカスト・アプローチ—アルコール問題のためのミラクル・メソッド．金剛出版）
Miller, S. D., Duncan, B. L., and Hubble, M. A. (1997). Escape from Babel : Toward a unifying language for psychotherapy practice. New York : Norton.（曽我昌祺監訳（2000）心理療法・その基礎なるもの—混迷から抜け出すための有効要因．金剛出版）
Miller, W. R. and Rollnick, S. (1991). Motivational interviewing. New York : Guilford.
Nelson, B. (1994). 1001, ways to reward employees. New York : Workman.
Nichols, M. P., and Schwartz, R. C. (1991). Family therapy: Concepts and methods (Second edition). Needham Heights, MA : Allyn and Bacon.
O'Hanlon, B. and Weiner-Davis, M. (1989). Insearch of solutions. New York : Norton.
O'Hanlon, B. and Wilk, J. (1987). Shifting contexts: The generation of effective psychotherapy. New York : Guilford.
Peca-Baker, T. M. and Friedlander, M. L. (1989). Why are self-disclosing counselors attractive? Journal of Counseling and Development, 67 (5), 279-282.
Peele, S. (1989). The diseasing of America : Addiction treatment out of control. Lexington, MA : Lexington Books.
Pichot, T. (2001). Co-creating solutions for substance abuse. Journal of Systemic Therapies, 20 (2), 1-23.
Pichot, T. (2001). What's the big deal about solution-focused therapy, anyway? Professional Counselor, 2 (3), 39-41.
Pichot, T. (in press). Discovering the true expert of the therapeutic process. Professional Counselor,
Prochaska, J. O. and DiClemente, C. C. (1984). The transtheoretical approach : Crossing traditional boundaries of therapy. Malabar, FL : Krieger.
Prochaska, J. O. and Norcross, J. C. (1999). Systems of psychotherapy : A transtheoretical analysis (Fourth edition). Pacific Grove, CA : Brooks/Cole.
Prochaska, J. O., Norcross. J. C., and DiClemente, C. C. (1994). Changing for good. New York : Morrow.
Rando, T. A. (1984). Grief, dying, and death. Champaign, IL : Research.
Rogers, C. R. (1951). Client-centered therapy. Boston : Houghton Miffin.
Ropers, C.. R. (1957). The necessary and sufficient. conditions of therapeutic personality change.

Journal of Consulting Psychology, 21, 95-103.
Rosenberg, H. (1993). Prediction of controlled drinking by alcoholics and problem drinkers. Psychological Bulletin, 113, 129-I39.
Rosenthal, L. (1987). Resolving resistance in group psychotherapy. Northvale, NJ : Jason Aronson.
Rossman, M. L. (1987). Healing Yourself : A step-by-step program for better health through imagery. New York : Walker.
Roth, A. and Fonagy, P. (1996). What works for whom? A critical review of psychotherapy research. New York : Guilford.
Selekman, M. D. (1997). Solution-focused therapy with children. New Yor k: Guilford.
Shulman, L. (1992). The skills of helping: Individurals, families, and groups (Third edition). Itasca, IL : F. E. Peacock.
Smith, M. J. (1990). Program evaluation in the human services. New York : Springer.
Sournia, J. C. (1990). A history of alcoholism (N. Hindley and G. Stanton, Traps.). Cambridge, MA : Basil Blackwell.
Straus, M. (1974), Leveling, civility, and violence in the family. Journal of Marriage and the Family, 36, 13-29.
Tavris, C. (1982). Anger--the misunderstood emotion. New York : Simon and Schuster.
Topping, J. (Producer), and Thomas. B. (Director) (2000). 28 days [film]. Columbia Pictures.
Wanberg, K. W. (1992). A guidebook to the use of the adolescent self-assessment profile--ASAP. Available from the Center for Addiction Research and Evaluation, 5460 Ward Road, Suite 140, Arvada, CO 80002.
Wanberg, K. W. (1997). A user's guide to the adult substance use survey--ASUS. A vailable from the Center for Addiction-Research and Evaluation, 5460 Ward Road, Suite 140, Arvada, CO 80002.
Wegscheider, S. (1981). Another chance : Hole and health for the alcoholic family. Palo Alto, CA : Science and Behavior Books.
Weinbach, R. W. (1990). The social worker as manager. New York: Longman.
Werner-Wilson, R. J. J. (2000). Developmental systemic family therapy twith adolescents. Binghamton, NY : The Haworth Press, Inc.
Wolpe, J. (1969). The practice of behavior therapy. New York : Pergamon. (内山喜久雄監訳 (1971) 行動療法の実際. 黎明書房)
Wolpe, J. (1973). The practice of behavior therapy (Second edition). New York : Pergamon.

索　引

【あ行】

アセスメント，伝統的な薬物乱用治療の　15，「評価」も見よ
アメリカ先住民，エレインの事例研究における　232
あらゆることを質問する，機関のスタッフと　191, 194-195
アンカー・ポイント　32
アンカーを使ったスケールの解説　32
安全
　エレインの事例研究における——　233
　機関のスタッフと——　191, 195-196
　スケーリングと——　35-36
医学モデル　26
怒り
　SFグループセラピーにおける——　64
　SFTと——　21, 22, 43, 44, 45
　ジュリーの事例研究における——　223, 224, 225, 226
一歩後ろから導く　180, 182
嫌々ながら訪れたクライエント
　SFTと——　20, 43, 44
　再発予防と——　117-120
　——とミラクル・クエスチョン　28
永続計画，コニーの事例研究における　228
「エコロジー・チェック」　36
エレインの事例研究　231-233
エンパワメント，緊急時用車載工具セットと　116
「大きな絵」　212, 214
贈り物の介入の評価　104-105
親たちと未来からの電話　109-110

【か行】

解決構築の説明　26-27
解決指向の原則　27
開示，コニーの事例研究における　227
階層，チームの発展と　203-204
介入
　SFTと——　17, 39，「質問」も見よ
　解決されている問題と——　96
　代わりの質問と——　101-110
カオスの強制執行部，遊牧民の寓話における　235-236, 238
カオスの地，遊牧民の寓話における　235-238
「影」　213
「仮想の」結果，SFTと　26-27
家族，グループ・セッションの流れにおける　73
家族メンバー，青年期の治療における　140-144
環境，チームの——を創り出す　203-206
関係性，個人セッションの流れにおける　53-55
関係性の質問
　SFTにおける——　39-41
　家族の人たちと——　140-144
　個人セッションの流れにおける——　53-55
　青年期と——　137-140
感情
　グループ・セラピーと——　61-63
　ケリーの事例研究における——　229, 230
　発散としての——　187-188
「感情恐怖症」　62
甘草，遊牧民の寓話における　235-238
機関
　クライエントとしての——　174-179
　——と共同するための戦略　150-151, 154-155
　——においてSFスーパービジョンを構築する　191-199
　——における問題志向の治療　18-19, 22
　——のSFスーパービジョン　182, 184-185
　——へのSFTの取りいれ　25
儀式，ジムの事例研究における　220-221
基準
　機関のスタッフと——　191, 192-193
　チームの維持と——　215

「犠牲者の地位」 61
奇跡
　　機関のスタッフと―― 191, 192-193, 198-199
　　――の定義 97-98
　　――の文脈 51
期待と機関のスタッフ 191-192
機能不全，伝統的治療における 17
気分障害とSFT 218
希望
　　SFスーパービジョンと―― 185
　　SFTと―― 125, 144-145
「基本的なレシピ」 24
虐待被害者のSFT 125
境界性人格障害とSFT 217, 229
境界，チームの基準としての 207-208
共同治療，グループ・セッションの流れにおける 93
「強力な計画」 191, 199
緊急時用車載工具セットの介入
　　嫌々ながら訪れたクライエントと―― 117-120
　　SFTの段階における―― 120, 123-124
　　――の鍵となる要素 115-117
　　――の説明 113-115
クライエント
　　以前に経験した治療と―― 61-65
　　関係性の質問と―― 39-41
クライエント記録，SFTの 173-174
　　緊急時用車載工具セットの介入と―― 113-115
　　終結の決定と―― 171-173
　　スケーリング・クエスチョンと―― 33-36
　　成功の証拠と―― 160-165
　　違いの質問と―― 36-39
　　治療のゴールと―― 161-164, 166, 168-169, 170
　　――の賞賛 42
　　ミラクル・クエスチョンと―― 28-29
　　例外の質問と―― 29-32
グループ・スーパービジョン，SFスーパービジョンと 189-190
グループ・セラピー
　　グループ・セッションの流れにおける―― 65-66, 89, 90-93
　　青年期との―― 131-132
　　――とSFT 20, 21, 64
グループのテーマ，グループ・セッションの流れにおける 74-76, 78-79
グループの話し合い，グループ・セッションの流れにおける 86-87
グループ・リーダー，グループ・セッションの流れにおける 76-78
訓練，チームの維持と 214-215
敬意／評価，チームの標準と 206, 208-209
契約，ケリーの事例研究における 229
ケース・マネジメント，SFTの 157-159
決定の決断，SFスーパーバイザーの 185-186
ケリーの事例研究 228-231
限界設定，青年期の 131-137
好奇心，SFTにおける 17, 20, 180, 181
構造，青年期と 131
ゴール
　　SFスーパービジョンと―― 182-183, 186
　　SFTと―― 26, 33-34, 129
　　SFTの段階と―― 121
　　クライエントの治療における―― 161-164, 166, 168-169, 170
　　グループ・セッションの流れにおける―― 78
　　個人セッションの流れにおける―― 45-48, 57-58
　　紹介機関の―― 152
　　チームの発展と―― 206
個人治療計画 166, 170
個人的スーパービジョン，SFスーパービジョンにおける 187-189
個人的な治療
　　SFTと―― 20
　　個人セッションの流れにおける―― 45-60
　　青年期の―― 134
子ども
　　SFTにおける―― 126, 145-148
　　未来からの電話と―― 109-110
　　低年齢の―― 145-148
「コネクター」 74, 79
　　コニーの事例研究における―― 226-228
個別化された治療サービスに関する問題志向と解決志向 178
コミュニケーションとSFT 22, 150-151
根拠に基づくアプローチ 160
コントロール，グループ・セッションの流れにおける 74-75

コントロールの座の移行 53

【さ行】

再発予防
 SFTと―― 21, 111-112
 緊急時用車載工具セットと―― 117-120
 伝統的治療における―― 111, 112, 117
裁判所に命令されてきたクライエント
 セッションの流れと―― 45-47
 ――とSFT 22
 ――とミラクル・クエスチョン 28-29
サラ，グループ・セッションの流れにおける 67-68, 70-71, 74, 80, 81-82, 84, 88
山岳エキスパート，遊牧民の寓話における 236-239
時間の柔軟性とチームの発展 204
資源，緊急時用車載工具セットの 116-117
自己愛，コニーの事例研究における 226
自己愛性人格障害とSFT 217
自己開示についての感想 243-244
自己修正，チームの維持と 211-213
自殺の同定とスケーリング 34-36
質問 「ミラクル・クエスチョン」も見よ
 代わりの―― 101-110
 関係性の―― 39-41, 53-55, 138-144
 自問 69-74
 スケーリング（・クエスチョン） 33-36, 47-48, 51-58, 65, 83-86, 141-142, 144-145
 違いの―― 36-39, 47-48, 55-56
 導入の―― 66-67
 魔法の杖の―― 106-108
 例外の―― 29-32
ジムの事例研究 219-221
自問，グループ・セッションの流れにおける 69-74
「視野狭窄」 215
終結，SFTと 169-173
終結要約，機関のスタッフの 193
重症精神病 218
十分な情報に基づく決定 160
重要な他人
 SFTの段階と―― 120, 123
 グループ・セッションの流れにおける―― 66, 84-86
 個人セッションの流れにおける―― 55-56
宿題
 グループ・セッションの流れにおける―― 66, 87-88, 89
 個人セッションの流れにおける―― 58-60
ジュリーの事例研究 223-226
紹介機関との協力 150-151, 154-157
紹介元
 終結の決定と―― 169-173
 中立的な立場と―― 151-157
 見合い結婚としての―― 152
証拠，クライエントの成功の 160-165
賞賛
 SFTと―― 41-42
 グループ・セッションの流れにおける―― 90-91
正直さ，チームの標準としての 207
承認，SFTと 41
ジョー，グループ・セッションの流れにおける 70, 74, 81, 86-87
初心者の解決指向セラピスト 75
処方薬詐欺罪，ケリーの事例研究における 228-229
事例研究 217-234
 エレインの―― 231-233
 ケリーの―― 228-231
 コニーの―― 226-228
 ジムの―― 219-221
 ジュリーの―― 223-226
 ――とSFT 217
 トレーシーの―― 221-223
人格障害とSFT 217-218
人生グループ，青年期の 137
心的外傷後ストレス障害
 ケリーの事例研究における―― 229
 ――とSFT 217
信頼
 SFTの段階と―― 120-123
 エレインの事例研究における―― 232
 個人セッションの流れにおける―― 41-42
 紹介元の―― 154
 チームの標準と 206, 210
スーザン，グループ・セッションの流れにおける 72, 74, 81
スーパービジョン
 SFTと―― 22, 180-181
 解決志向スキルと―― 181-186
 ジュリーの事例研究における―― 224
 チームの維持と―― 210-211

チームの発展と—— 203-206
——とスタッフの定着率 199-200
——についての感想 244-245
——の構造 186-190
——を開始するための原則 191-199
スキル
　緊急時用車載工具セットと—— 116
　ミラクル・クエスチョンと—— 103
スケーリング
　SFスーパービジョンにおける—— 184-185
　SFTの段階と—— 120
スケーリング・クエスチョン
　SFTにおける—— 33-36
　家族の人たちと—— 141-142
　グループ・セッションの流れにおける—— 65, 83-86
　個人セッションの流れにおける—— 47-48, 51-58
　——と希望 144-145
　個人セッションの流れにおける—— 47-48, 51-58
　終結と—— 169-171
　——の説明 32-33, 33-35
スタッフ，SFスーパービジョンと 182, 186, 193-194
ストレス
　SFTと—— 21
　ケリーの事例研究における—— 230-231
「精神衛生上の留置」，ジュリーの事例研究における 223
精神障害とSFT 218-219
性的虐待
　ケリーの事例研究における—— 229
　コニーの事例研究における—— 227
性的虐待の治療とSFT 217
青年期
　逆説的な人々としての—— 126-127
　——とSFT 21, 125-126, 127-128, 113-137
　——に関する関係性の質問 137-140
　——に関する前提への挑戦 128-131
　——についての感想 243, 245
　——の発達課題 127
　——へのタイムマシンの介入 104
セッションの終わりまで早送りの介入の評価 105-106
セッションの流れ

個人治療の—— 45-60
薬物乱用グループの—— 21, 65-93
説明責任
　SFスーパーバイザーの—— 185
　——についての感想 243
セラピスト
　SFTについての感想と—— 240-247
　SFTによって得たものと—— 42-43
　SFTの組み入れと—— 24-25
　グループ・セッションの流れにおける—— 75-76，「グループ・リーダー，グループ・セッションの流れにおける——」も見よ
　グループ力学 69
　青年期の患者と—— 128 131-132 134-137
　——とミラクル・クエスチョン 28, 96
セルフ・アンカー 32
前提についての感想 243, 244
「専門家の勧告」，SFケース・マネジメントにおける 157-159
戦略計画策定，ミラクル・クエスチョンと 183-184
双極性障害，トレーシーの事例研究における 221
喪失
　グループ・セッションの流れにおける—— 67-68, 70-71, 73, 77, 78
　ジムの事例研究における—— 219
　薬物乱用のクライエントと—— 44
総体的な見方 55
即時性
　特性ショッピングと—— 108-109
　ミラクル・クエスチョンの—— 100
即席のスーパービジョン，SFスーパービジョンにおける 190
ソリューション・フォーカスト・セラピー（SFT）
　介入と—— 17, 39, 41-42，「ミラクル・クエスチョン」も見よ
　代わりの介入と—— 101-110
　関係性の質問と—— 39-41, 53-55, 138-144
　——ケース・マネジメント 157-159
　限界設定と—— 131-137
　子どもたちとの—— 126, 145-148
　個別化されたサービスと—— 178
　自問と—— 69-74
　スーパービジョンと—— 180-200

索引　263

スケーリング・クエスチョンと──
　33-36, 47-48, 51-58, 65, 83-86, 141-142,
　144-145
スケーリングと── 32, 33-36
青年期との── 125-126
正の強化と── 41-42
──チーム　240-247
チームの維持と── 22, 202-203, 210-
　216
チームの発展と── 22, 202-203, 210-
　211
違いの質問と── 36-39, 47-50, 54-56
治療計画と── 177
導入の質問と── 66-67
ドメスティック・バイオレンスと──
　16, 223
──における変化　49-50
──に対する障害　17-20, 217
──についての感想　240-247
──についての文献の欠如　19
──によって得たもの　42-43
──の基本的な教え　17, 21, 27
──の段階　120-124
評価と── 177
未来への焦点合わせと── 27, 62, 68,
　78, 79-80, 117
例外の質問と── 29-32
──を組み入れるテクニック　24-25

【た行】

大うつ病　「抑うつ，ジムの事例研究にお
　ける」も見よ
　コニーの事例研究における── 226
　──とSFT　217
対処技能と緊急時用車載工具セット　115
代替プログラム
　ケリーの事例研究における── 228-
　　229
　ジムの事例研究における── 219-220
タイムマシンの加入の評価　104
他機関とのコミュニケーションとSFT　22,
　150-151
脱感作法，トレーシーの事例研究における
　222
妥当性，アンカーされたスケールの　32
旅路についての感想　242-243
段階，解決指向になることへの　25
探求・発見
　SFTの段階における── 120

紹介機関との── 152
特性ショッピングによる── 108
ミラクル・クエスチョンにおける──
　100-101
チームについての感想　244-245
チームの維持，SFTと　22, 202, 203-206,
　210-216
チームの奇跡，チームの維持と　213
チームの境界，基準としての　207-208
チームの発展，SFTと　22, 202, 203-206
チームの標準，SFTと　206-210, 213
チームメンバー，新しい　213-215
違いの質問
　SFTにおける── 36-39, 50
　個人セッションの流れにおける──
　　47, 50, 54-55, 55-56
「注目する」宿題　59
中立的な立場
　エレインの事例研究における── 233
　ジュリーの事例研究における── 225
治療関係，伝統的治療における　16
治療計画
　SFTにおける── 165-169
　問題志向と解決志向の── 177
　問題志向の── 164-165
治療的アナロジー　144-145
治療的な賞賛，グループ・セッションの流
　れにおける　92
治療的な結びつきについての感想　244
治療的なメッセージ，グループ・セッショ
　ンの流れにおける　92
強さに基づくモデル　63
「抵抗するクライアント」　44
ディ・シェイザー，スティーブ
　家族システムに関して　41
　期待に関して　193
　賞賛に関して　90
　違いに関して　50
　──のSFTでの役割　19, 28
　フィードバックに関して　88-90
　「不規則な」例外に関して　31
　ミラクル・クエスチョンに関して　97,
　　121
ディヤング，ピーター
　ネガティブな感情に関して　62
　──のSFTでの役割　28
　ミラクル・クエスチョンに関して　97
　抑圧された感情に関して　61
テーマ　69

統合失調症とSFT 217
導入
　　グループセッションお流れにおける
　　　——68
導入の質問，グループ・セッションの流れ
　　における 65, 66-69
　　　魔法の杖による介入と—— 106-107
同僚とSFT 18
同僚の関係，チームの維持と 211
道路のでこぼこ
　　緊急時用工具セットと—— 113-115, 115-117
　　グループ・セッションの流れと——
　　　73-74, 74, 77, 79, 83, 86, 92
特性
特性ショッピングの評価 108-109
　　タイムマシンと—— 104
　　魔法の杖の質問と—— 106-108
　　ミラクル・クエスチョンと—— 103
匿名断酒会の未来への焦点合わせ 112
ドメスティック・バイオレンス
　　ジュリーの事例研究における—— 223
　　——とSFT 16
トレーシーの事例研究 221-223

【な行】

内容の知識に関する問題志向と解決志向
　176
「流れ」，SFTの 21, 44
尿検査，SFケース・マネジメントと 158, 159

【は行】

バーグ，インスー・キム
　　紹介元に関して 151-152
　　ネガティブな感情に関して 62
　　——のSFTでの役割 19, 28
　　「フランス語を話す」ことと—— 151
　　「プロセス賞賛」と—— 41
　　ミラクル・クエスチョンに関して 97
　　抑圧された感情に関して 61
「発散」 187-188
パニック障害とSFT 217
パニック発作，トレーシーの事例研究にお
　ける 221-222
悲嘆
　　グループ・セッションの流れにおける
　　　—— 73, 78
　　ジムの事例研究における—— 219-220

ビッキー，グループ・セッションの流れに
　おける 71, 74, 77, 81, 83
ビデオの介入，ケリーの事例研究における
　230
否認，伝統的な治療での 17
日々のグループ・プロセス，SFスーパービ
　ジョンにおける 190
評価
　　SFスーパービジョンと—— 185
　　チームを維持するための—— 210-211
　　——についての感想 243
　　問題志向と解決志向の—— 177
評価用質問紙，SFケース・マネジメントに
　おける 159, 160
不安，トレーシーの事例研究における
　221-223
フィードバック
　　機関のスタッフの—— 191, 197
　　グループ・セッションの流れにおける
　　　—— 66, 88-90
　　チームの維持と—— 214
　　チームの発展と—— 207, 210
「フランス語会話術」 150-179
ブリーフ・ファミリー・セラピー・センター
　　——の訓練用ビデオ 19
　　ミラクル・クエスチョンと—— 28
ブルージュ・モデル，薬物乱用治療の 161
「プロセス賞賛」 41
文化的感受性
　　エレインの事例研究における——
　　　232-233
　　——とSFT 28
変化
　　グループ・セッションの流れにおける
　　　—— 72
　　個人セッションの流れにおける——
　　　57-58
　　ジュリーの事例研究における—— 225
　　——とSFT 49-50
　　——と違いの質問 37
　　——の困難さ 31
法律上の責任，SFTと 228
法律上の問題，グループ・セッションの流
　れにおける 73

【ま行】

「マスター・レシピ」 21, 23-24
間違い
　　スーパービジョンにおける—— 195-

196
　　チームの維持と―― 215
　　チームの発展と―― 205
マックス，グループ・セッションの流れにおける　71-72, 74, 81, 83, 85-86
マネジメント，SFTと　180-181
魔法の杖の評価　106-108
魔法のドアの介入の評価　102, 109
魔法望遠鏡，遊牧民の寓話における　237-239
魔法をかける介入　104-105
見合い結婚としての紹介元　152
「三つのD」，伝統的な治療と　17
ミラー，スコット
　　――のSFTでの役割　19
　　ミラクル・クエスチョンに関して　121
未来からの手紙　241
未来からの電話介入法の評価　109-110
未来への焦点合わせとSFT　27, 62, 68, 78, 79-80, 117
ミラクル・クエスチョン　95-110
　　SFスーパービジョンにおける――　183, 184
　　SFTにおける――　19, 21, 28-29
　　SFTの段階と――　120-121
　　エレインの事例研究における――　232
　　グループ・セッションの流れにおける――　65, 78-82
　　個人セッションの流れにおける――　48-50
　　コニーの事例研究における――　227
　　ジムの事例研究における――　220
　　ジュリーの事例研究における――　226
　　――についての原典　28
　　――の応用　101, 103
　　――の基本的な要素　97
矛盾，ジュリーの事例研究における　223-224
面接，SFケース・マネジメントにおける　159, 160
燃え尽き
　　チームの発展と―― 205
　　伝統的な薬物乱用治療と　16
　　――とSFT　18
　　――と共同治療　93
　　――についての感想　245-246
モデリング
　　SFスーパービジョンにおける――　182

チームの発展と―― 203, 204
物好き魔法使い，遊牧民の寓話における　237-239
問題解決 95
問題解決原則　63
問題志向アプローチ　150
　　――グループ　61
　　個別化されたサービスと――　178
　　主導権争いと――　95
　　治療計画と――　177
　　――と機関のアプローチ　18
　　内容の知識と――　176
　　――の説明　26
　　評価と――　177

【や行】

約束の地，遊牧民の寓話における　235-239
薬物乱用
薬物乱用グループ，SFTと　21
　　グループ・セッションの流れにおける――　66-93
　　グループ・セッションの流れの概観と――　65-66
薬物乱用治療
　　SFTと　16-17, 20
　　事前に決定された話題と――　175-179
　　伝統的――治療　17
　　――のブルージュ・モデル　161
　　――の理論の欠如　15
　　――とグループ・セラピー　64
薬物乱用の治療とSFT　218
遊牧民の寓話　235-239
ユーモア，青年期の　130
有用性，青年期へのグループの　133-136
抑うつ，ジムの事例研究における　219

【ら行】

リカート・スケールの説明　32-33
離職
　　SFTと――　18
　　機関スタッフの――　199-200
　　共同治療者の――　93
　　伝統的薬物乱用治療と――　16
例外
　　SFTと――　27, 29, 31-32
　　グループ・セッションの流れにおける――　65, 82-83
　　個人セッションの流れにおける――　50-51

スケーリング・クエスチョンと──　33
例外の質問とSFT　29-32
ロイス，ノーム
　　　紹介元に関して──　151-152
　　　──のSFTでの役割　19
労働環境，チームの発展と　203, 204-206

労働倫理，チームの標準と　206, 209-210

【わ行】

「ワクチン志向」療法　25
話題
　　　──とテーマ　72-73
　　　薬物乱用治療と──　175-179

監訳者略歴

三島　徳雄（みしま・のりお）

1949年	八幡市（現　北九州市八幡東区）に生まれる
1975年	京都大学医学部卒業
1976年	九州大学医学部心療内科入局
1992年	医学博士
1993年	産業医科大学産業生態科学研究所精神保健学教室講師
2000年	同助教授
2006年より	医療法人(社)聖恵会　池見記念心療内科クリニック院長

主な著書

看護に活かす積極的傾聴法──こころが通い合うコミュニケーションをめざして──
（編著，メディカ出版）

積極的傾聴法を学ぶ──発見的体験学習の実際──（共著，中央労働災害防止協会）

解決志向アプローチ再入門
臨床現場での効果的な習得法と活用法

2008年5月15日　印刷
2008年5月25日　発行

著　者　テリー・ピショー
　　　　イボンヌ・M・ドラン

監訳者　三　島　徳　雄

発行者　立　石　正　信

印刷・平河工業社　　製本・河上製本

発行所　株式会社　金剛出版
〒112-0005　東京都文京区水道1-5-16
電話03-3815-6661　振替00120-6-34848

ISBN978-4-7724-1025-0 C3011　　　　©2008, Printed in Japan

解決へのステップ
アルコール・薬物乱用へのソリューション・フォーカスト・セラピー
I・K・バーグ，N・H・ロイス著／磯貝希久子監訳
Ａ５判　240頁　定価3,990円

　アルコール・薬物依存症をはじめとして，治療に対する動機づけが低く特別なアプローチを要すると言われるクライエントに，ソリューション・フォーカスト・セラピーを用いて解決を構築する方法を，ステップ・バイ・ステップで丁寧に記述。クライエントとの最初のコンタクトから終結に至るまで，豊富な事例とともに「キーポイント」「臨床現場からの質問」「臨床現場からのヒント」といった数多くのコラムを配し，読者を一歩一歩道案内してくれる。

ソリューション－フォーカスト・アプローチ
アルコール問題のためのミラクル・メソッド
Ｓ・Ｄ・ミラー，Ｉ・Ｋ・バーグ著／白木孝二監訳
Ａ５判　196頁　定価2,940円

　本書では，アルコール問題への実際的で，革新的，効果的な治療の在り方を取り上げているが，ソリューション-フォーカスト・アプローチ（SFA）の基本的な手引きとなっているため，摂食障害，うつ状態，不登校，さまざまな依存など，多様な問題に読み替えて利用することができる。本書を治療や援助に役立てることはもちろん，問題を抱えている人自身に実行してもらうワーク形式で書かれているため，クライエントやその家族も，セルフヘルプ・ブックとして十分活用できるだろう。

家族支援ハンドブック
ソリューション・フォーカスト・アプローチ
インスー・キム・バーグ 著　磯貝希久子 監訳
Ａ５判　300頁　定価4,620円

　本書は，困難な問題に取り組んでいるセラピストのために，面接の進め方とそのハウ・ツー，さまざまな状況への対応のアイデアを具体的にかつ事細かに紹介したワークブックとして作られた。現実的な解決のイメージを作り，日常生活の中の小さな例外を見つけ，それらを基に解決を築き上げてゆくプロセスが，危機的な問題や状況への援助に力を発揮することを示している。

価格は消費税込み（5％）です

子ども虐待の解決
専門家のための援助と面接の技法
I・K・バーグ, S・ケリー著／桐田弘江・玉真慎子・住谷祐子・安長由起美訳
Ａ５判　300頁　定価4,410円

　本書は，児童相談所をはじめとする児童援助福祉機関とそのスタッフのために，効果的な子ども虐待とネグレクトへの対応と援助方法を，開発，提言したものである。「ネグレクト」「性的虐待」「物質乱用」「自分が悪いと思ってない虐待者」など多様な事例への対応，援助方法や面接技法が記されているだけでなく，職場のインテイク・ワーカーやスーパーバイザー，所長，外部機関，通報者，コミュニティなど，児童福祉機関を支えるさまざまな資源への多面的な提言もなされる。

子どもたちとのソリューション・ワーク
I・K・バーグ, T・スタイナー著／長谷川啓三監訳
Ａ５判　280頁　定価4,410円

　本書は，解決志向短期療法で知られるインスー・キム・バーグと，経験豊かな児童精神科医テレサ・スタイナーによる子ども臨床のための実践的ハンドブックである。スケーリングやミラクル・クエスチョンなどの解決志向短期療法におなじみのテクニックについても触れられているばかりでなく，臨床現場で有効なゲーム各種，パペットによる会話，治療動機の低い子どもとの面接，言語的コミュニケーションがうまくとれない幼児などと関わり方といった多くのノウハウを詳述している。

解決の物語　希望がふくらむ臨床事例集
I・K・バーグ, Y・ドラン著／長谷川啓三監訳
Ａ５判　208頁　定価3,570円

　本書は，アメリカはもとより，ヨーロッパ諸国，アジア，そして日本からの実践者たちによって解決された，さまざまな病いや障害，嗜癖，ドメスティック・バイオレンス，いじめ問題など31のソリューション・フォーカスト・アプローチの事例をまとめたものである。SFAの重要なキー概念であり，臨床テクニックでもある，「ミラクル・クエスチョン」「例外探し」「スケーリング・クエスチョン」「コンプリメント」など章ごとに，解説とともにそれぞれのケースが呈示されており，無味乾燥なマニュアルにはない，色鮮やかな短期療法の世界が味わえるだろう。

価格は消費税込み（5％）です

みんな元気になる
対人援助のための面接法
解決志向アプローチへの招待

相場幸子・龍島秀広編／解決のための面接研究会著
Ａ５判　208頁　定価2,940円

　本書は対人援助職の心理面接・相談で困っている方に，現場の生きたコツを伝授しようとできあがったものです。「解決志向アプローチ」を元に，さまざまな専門機関，相談窓口，臨床場面で磨かれていったテクニックを惜しげもなく披露しました。また，初心者のころの気持ちを著者たちは覚えていますので，熟練者が書いた手引きや概説書を読んでもなかなか理解しにくいものが，初心者でもわかるよう初心者の視点から描かれています。

精神障害への解決志向アプローチ
ストレングスを引きだすリハビリテーション・メソッド

Ｔ・ローワン，Ｂ・オハンロン著／丸山晋監訳，深谷裕訳
Ａ５判　160頁　定価2,730円

　解決志向アプローチは，クライアントの持つ健康な側面や能力，可能性を強調し，彼らのストレングスを引きだすことに目標を置く。そのために，個人の尊厳を大切にし，希望の種・変化の種をともに探す姿勢が不可欠であること，症状への対処に役立つ手段を見つけること，問題が起こっていない時は何が違っているかを観察すること，個人を診断名から切り離して考えること，クライアントや家族と協働し，当事者としての専門性を生かすことなどが，効果的な実践メソッドとして明解に述べられている。

軽度発達障害へのブリーフセラピー
効果的な特別支援教育の構築のために

宮田敬一編
Ａ５判　220頁　定価3,360円

　本書は，特別支援教育の最前線でブリーフセラピー・モデルを実践している事例をはじめ，子どもたちに関わる人々を支えることで新たな進展をもたらした事例など，発達障害児への効果のある支援の在り方を，具体的にしかもわかりやすく提示している。未来に視点をおいて子どもたちの持っている能力を引き出し，変化と解決を喚起するブリーフセラピーの考え方と技法は，特別支援教育分野ですぐに実践できるヒントを与えてくれるだろう。

価格は消費税込み（5％）です

ブリーフセラピー入門
宮田敬一編
Ａ５判　244頁　定価3,885円

　ブリーフセラピーの基本的な考え方とさまざまな技法の実際がそれぞれ実践の中で活用している代表的な臨床家，研究者によってわかりやすく簡明に解説されている。
　さらにその具体的な事例が生き生きと描かれているので，過去の問題を問わず，現在とその解決に焦点を当てるといった，これまでの心理療法の発想とは全く趣を異にする新しい世界を，読者は生々しく追体験することができる。

セラピーをスリムにする！
ブリーフセラピー入門

吉川　悟著
Ａ５判　200頁　定価2,940円

　多くのクライエント＝ユーザーは一日でも早く，今抱えている心理的困難が解消することを望んでいる。その期待にそって，セラピストのための目標や理論のための技法をダイエットしてゆけば，セラピーはおのずとスリムでブリーフになる……そのような観点から著者は，現場で本当に役に立つ，より効果的・効率的なセラピーの進め方を惜しみなく披瀝している。開業臨床で培った現場感覚と現場第一主義の臨床家としての本音にも，多くの読者は頷かされることだろう。

ブリーフセラピーの再創造
願いを語る個人コンサルテーション

Ｊ・Ｌ・ウォルター，Ｊ・Ｅ・ペラー著／遠山宜哉，他訳
Ａ５判　248頁　定価3,990円

　本書はクライエントの多様なニーズに合うフレキシブルな方法論であるポストモダン・アプローチと，経済的で効率的な技法論であるブリーフセラピーとの融合をはかった，一番新しい「ブリーフセラピー」の入門書であるが，近年のブリーフセラピーやナラティヴ・セラピーの論文で必ずといっていいほど取り挙げられている重要な文献である。二人の地道でしっかりと地に足のついた臨床から得られた生きた知見は本書の中に息づいており，心理面接のクオリティをあげたいと考える臨床家に必読である。

価格は消費税込み（5％）です

精神療法の工夫と楽しみ
原田誠一著　「臨床の場で現実に役に立つ精神療法」という視点から、さまざまな重要テーマについて論及したアイディア溢れる1冊。　3,780円

心理療法・失敗例の臨床研究
岩壁茂著　心理療法の失敗と治療関係の立て直しについての、実践と理論の両面から検討されたオリジナリティ溢れる臨床研究書。　4,200円

女性の発達臨床心理学
園田雅代・平木典子・下山晴彦編　さまざまな女性特有の心身の変化とその背後にあるこころの課題や葛藤を、生涯を通じた発達の視点からとらえる。　2,940円

説得と治療：心理療法の共通要因
J・フランク，J・フランク著　杉原保史訳　心理療法が共有する有効成分は何なのかという、心理療法における永遠のテーマを扱った名著の邦訳！　5,670円

ナラティヴ・プラクティスとエキゾチックな人生
M・ホワイト著　小森康永監訳　「外在化する会話」、「失敗会話マップ」といったナラティヴ・セラピーの実践がわかりやすく解説された最新論文集。　3,780円

ADHDへのナラティヴ・アプローチ
ナイランド著　宮田敬一・窪田文子監訳　今日のADHD診断の急激な増加や、数多く行われる安易な投薬治療の現状に、鋭く疑問を投げかける書。　3,360円

よくわかる！短期療法ガイドブック
若島孔文・長谷川啓三著　MRI派と解決志向派を統合したブリーフセラピーのガイドブック。さまざまなコミュニケーション技法を実践的な形で示す。　2,625円

臨床心理学
最新の情報と臨床に直結した論文が満載
B5判160頁／年6回（隔月奇数月）発行／定価1,680円／年間購読料10,080円
（送料小社負担）

ナラティヴと心理療法
森岡正芳編　臨床心理におけるナラティヴをユング派的な物語論から思想的最前線にある構成主義まで多岐にわたって考察した論著を集めた。　2,940円

改訂増補 統合失調症患者の行動特性
昼田源四郎著　統合失調症をわかりやすく解説し好評を得た初版に、国際障害機能分類の解説、現場での活用の可能性への考察を加えた改訂増補版。　3,780円

虐待サバイバーとアディクション
K・エバンズ，J・M・サリバン著　斎藤学監訳　白根伊登恵訳　多様な心理療法とAAアプローチを組み合わせ展開される統合的・実用的治療プログラム。　3,780円

医療心理学実践の手引き
乾吉佑著　医療現場に力動的心理療法の視点を導入し、よりよい支援の方法が具体的に示されている。医療現場にかかわるすべての人に必読の一冊。　3,150円

子どもたちとのナラティヴ・セラピー
M・ホワイト，A・モーガン著　小森康永・奥野光訳　子どもたちやその家族とのセラピーの実践とアイデアが惜しみなく盛り込まれた1冊。　2,730円

解決志向ケースワーク
クリスチャンセン他著　曽我昌祺他監訳　再発予防モデルとソリューション・フォーカスト・モデルを統合した新しいケースワーク・モデルを提唱。　3,360円

ブリーフ・セラピーの原則
クーパー著　岡本吉生他訳　ブリーフサイコセラピーのさまざまな学派の基本的な考え方と実践で役立つ多くのヒントをコンパクトに紹介。　2,520円

精神療法
わが国唯一の総合的精神療法研究誌
B5判140頁／年6回（隔月偶数月）発行／定価1,890円／年間購読料11,340円
（送料小社負担）

価格は消費税込み（5％）です